真実は
これ
なんだ!

40歳からの外反母趾は「足ヘバーデン」だった!

●これは、一般的な外反母趾ではないので間違えないでください。その正体は「足ヘバーデン」だったのです。

●手の第1関節が太く変形する「ヘバーデン結節」が遠く離れた足に転移（転移仮説）した状態や、手よりも先に足から始まったひどい外反母趾を「仮称：足ヘバーデン」と呼んでいます。

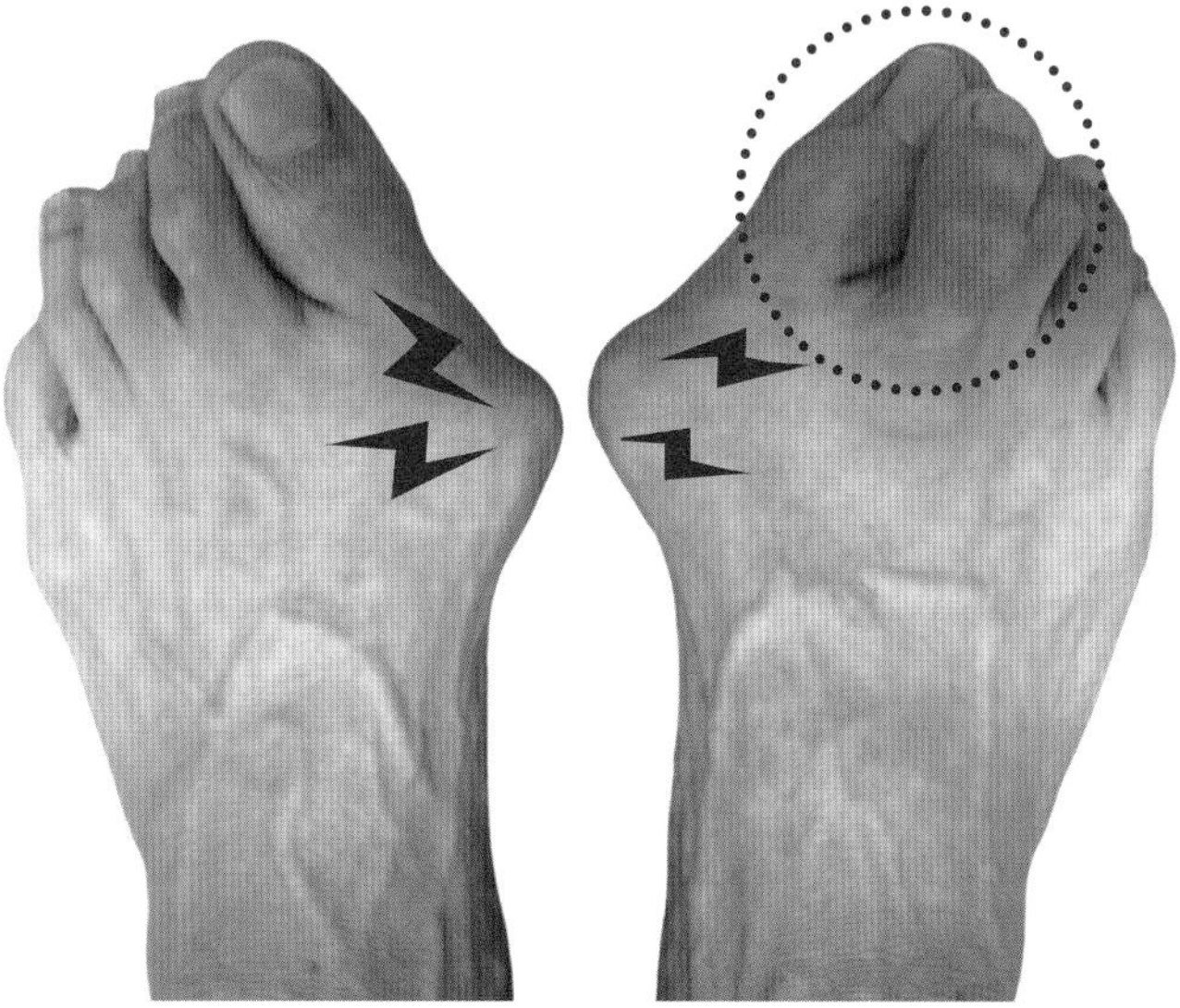

「足ヘバーデン」の特徴

① 親指と爪が外側にねじれたひどい外反母趾で、何か変!?
② 悪化してくると、親指が第2指の下に入り込んだり、圧迫している
③ 親指の変形が左右で異なり、角度も鋭角に曲がっている
④ 甲の高さや足の横幅が左右で異なっている。扁平足にもなっている
⑤ 足裏に分厚いタコ（胼《べん》胝《ち》腫《しゅ》）ができている
⑥ 親指の付け根（母指球部）の骨が太くなっている
⑦ 親指が固まっていて上下に曲がらない、踏ん張って歩けない、「強剛《きょうごう》母《ぼ》指《し》」と診断されている
⑧ どんなに靴を変えても痛い、足全体が痛むので困っている
⑨ どこへ行っても何をしてもよくならないので、イライラしている
⑩「関節リウマチ」及び、その他の病気やケガとは区別する

「足ヘバーデン」の関連症状　第2指付け根の痛み

（➡ P53 参照）

- 手のヘバーデン結節が遠く離れた足に発症
- 親指の変形が左右で異なる
- 変形の角度も鋭角で曲がっている

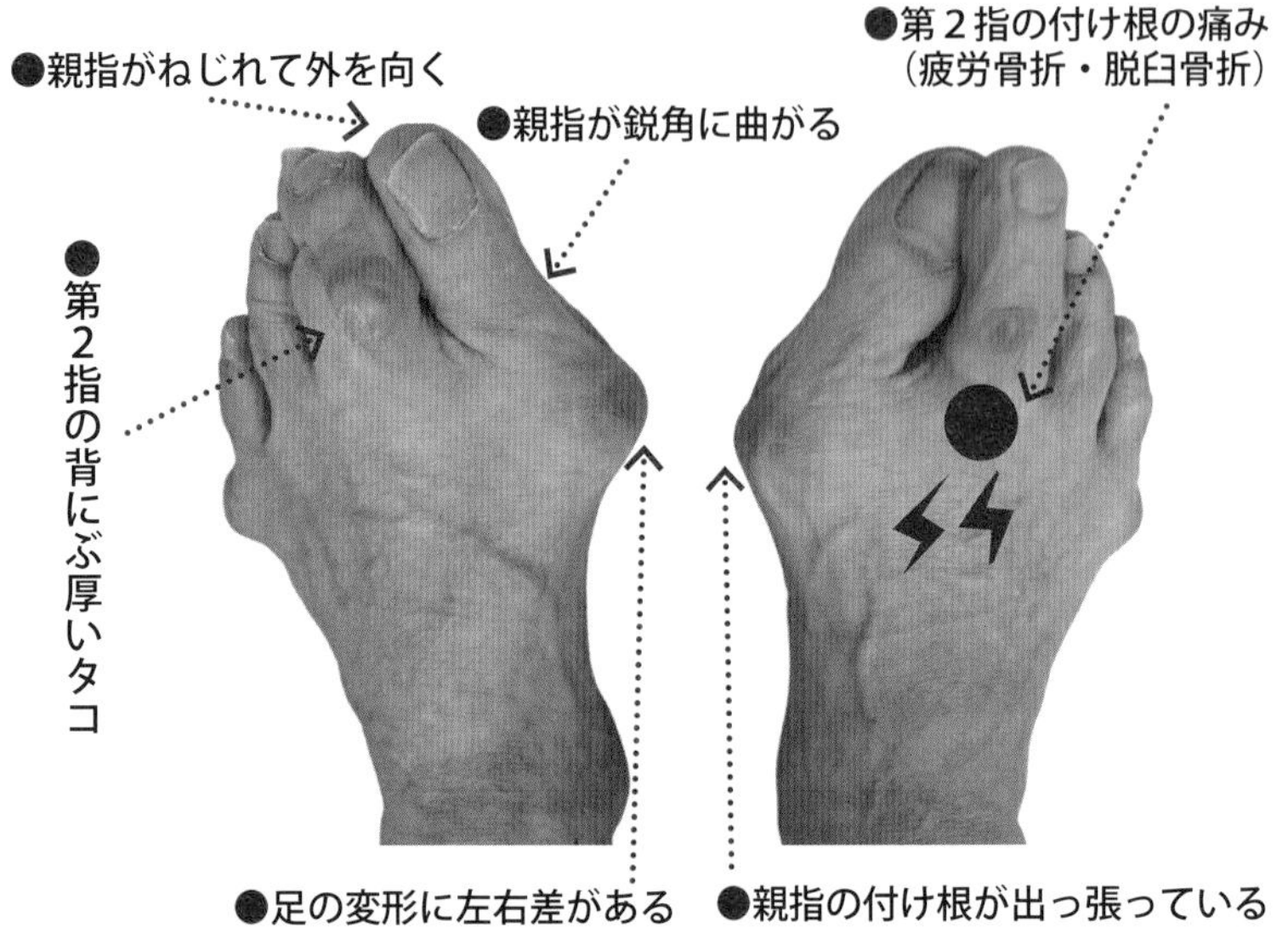
●親指がねじれて外を向く
●親指が鋭角に曲がる
●第2指の付け根の痛み（疲労骨折・脱臼骨折）
●第2指の背にぶ厚いタコ
●足の変形に左右差がある
●親指の付け根が出っ張っている

「足ヘバーデン」の関連症状　甲の高さの左右差やモートン病

（➡ P57 参照）

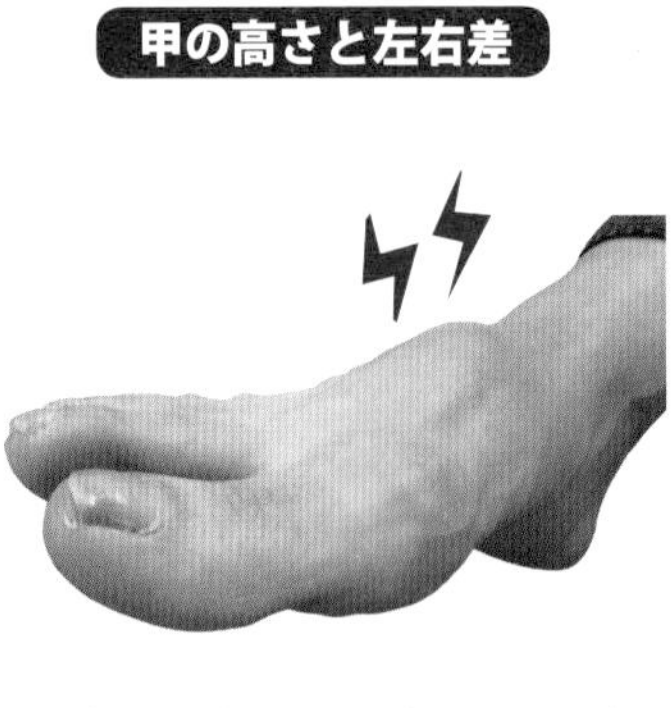
甲の高さと左右差

- 甲が靴に当たると痛む、しびれる
- 悪化すると、歩行痛が著しくなる

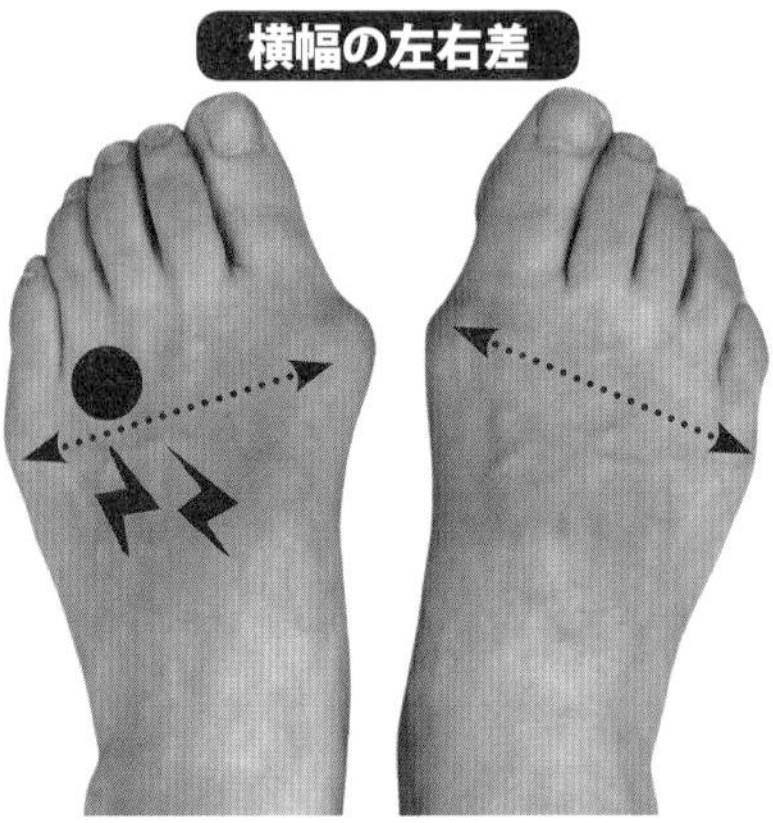
横幅の左右差

- 「モートン病」と診断されている
- 横幅と足の大きさに左右差があり、靴選びに困る

「足ヘバーデン」の関連症状　分厚いタコや爪の変色

（➡ P60・P79 参照）

■足裏に分厚いタコ（胼胝腫《べんちしゅ》）

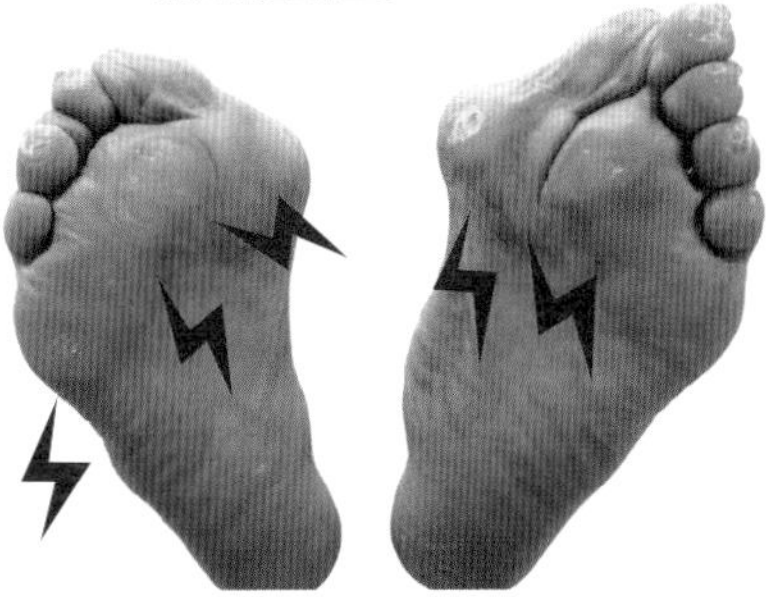

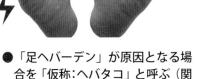

●「足ヘバーデン」が原因となる場合を「仮称：ヘバタコ」と呼ぶ（関節リウマチとは区別している）
●タコが異物となって歩くと痛い

■爪が黒く変色

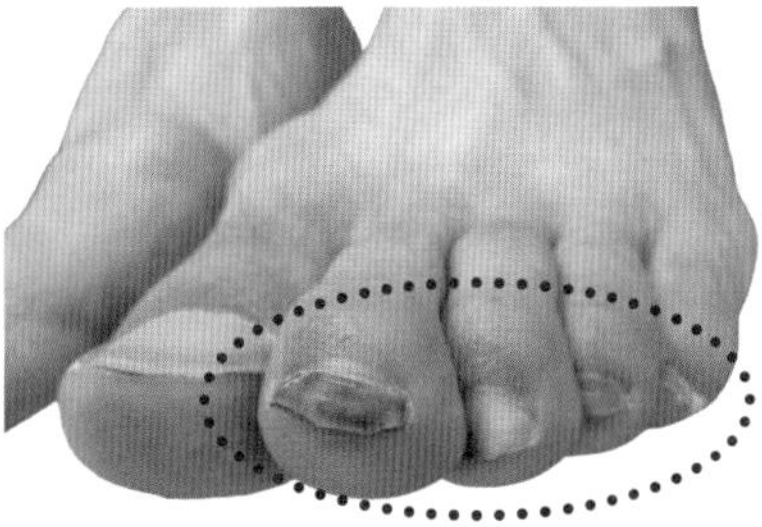

●「足ヘバーデン」が原因。「指先が靴の中で圧迫され黒くなった爪を「仮称：足ヘバ黒爪」と呼ぶ

「足ヘバーデン」の関連症状　強剛母指《きょうごうぼし》と診断されている

（➡ P43 参照）

●親指が固まってい運動可動域が極端に狭く、上にも下にも動かない。踏ん張って歩けず、歩行に支障がある

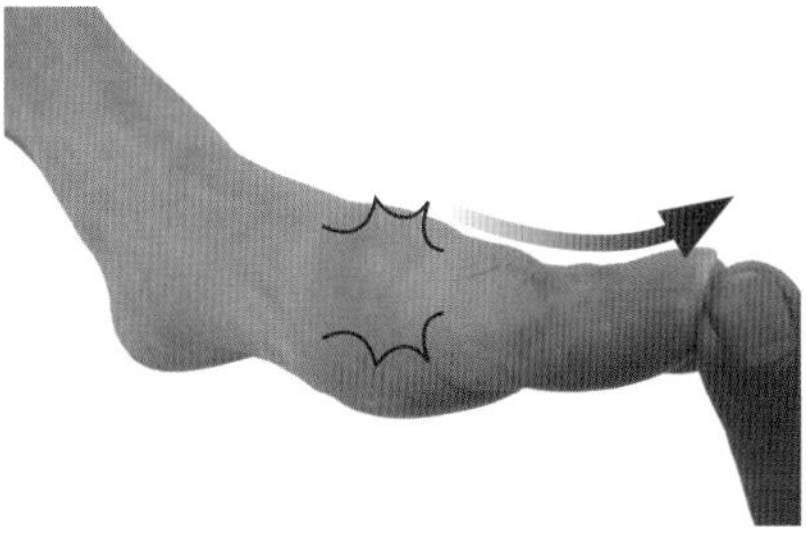

●上に動かない

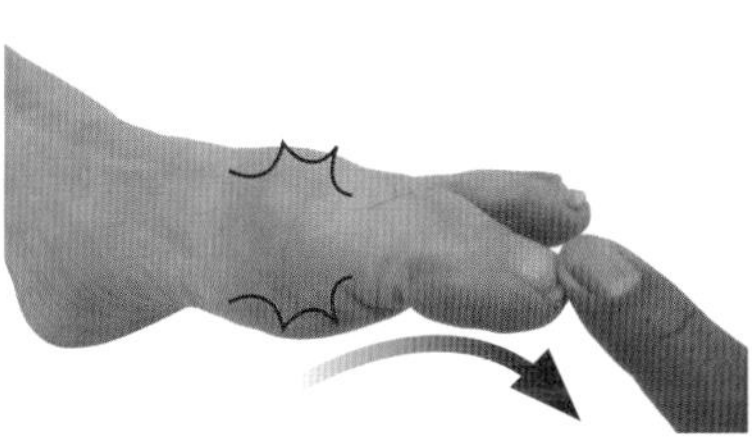

●下に動かない

これなんだ！ 40歳からの外反母趾は「足ヘバーデン」だった！

- ヘバーデン結節（変形性関節症）は他の関節にも〝転移〟（全身性）
- 「首ヘバーデン」（頚椎症）
- 「背部ヘバーデン」（身長の短縮）
- 「腰ヘバーデン」（腰椎狭窄症）

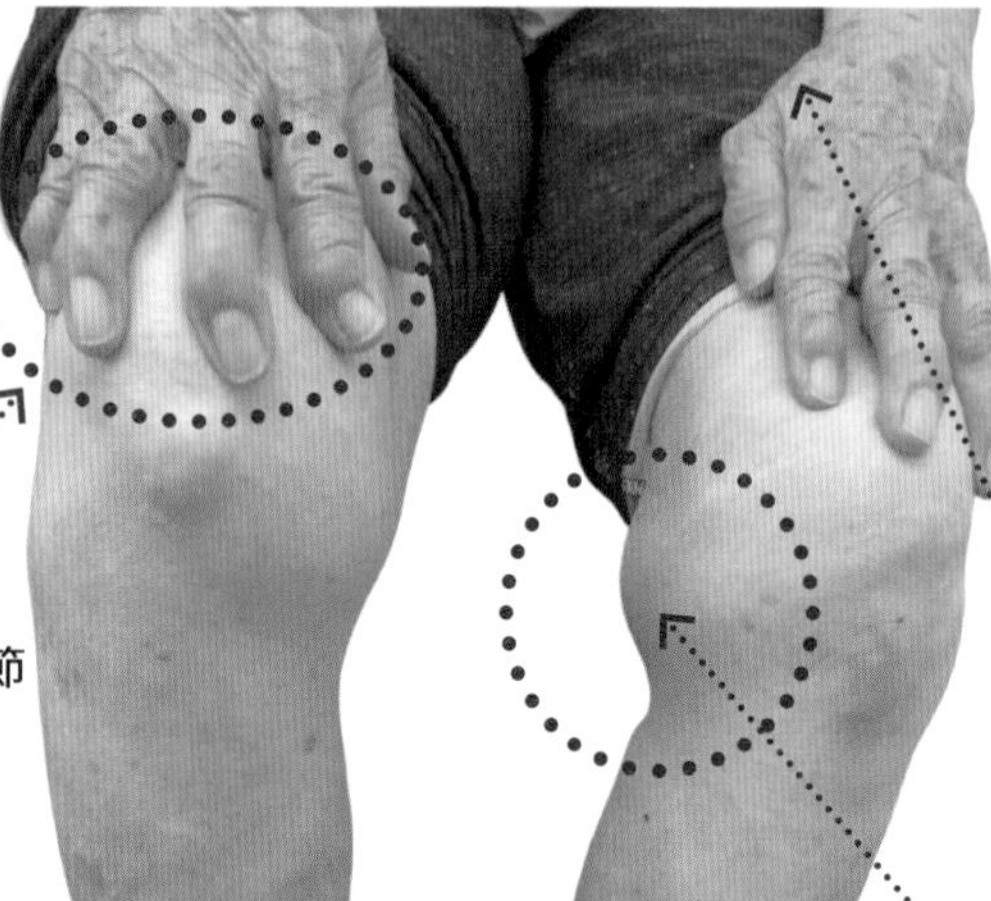
●ヘバーデン結節
●「ＣＭ関節ヘバーデン」はヘバーデン結節がＣＭ関節へ転移したもの
●「ひざヘバーデン」はヘバーデン結節がひざへ転移したもの
●足関節の痛みと腫れを伴う「足関節ヘバーデン」
●足のさまざまな痛みも引き起こす

“転移” を見分ける3つのポイント

☑ ひとつでもあてはまれば可能性あり

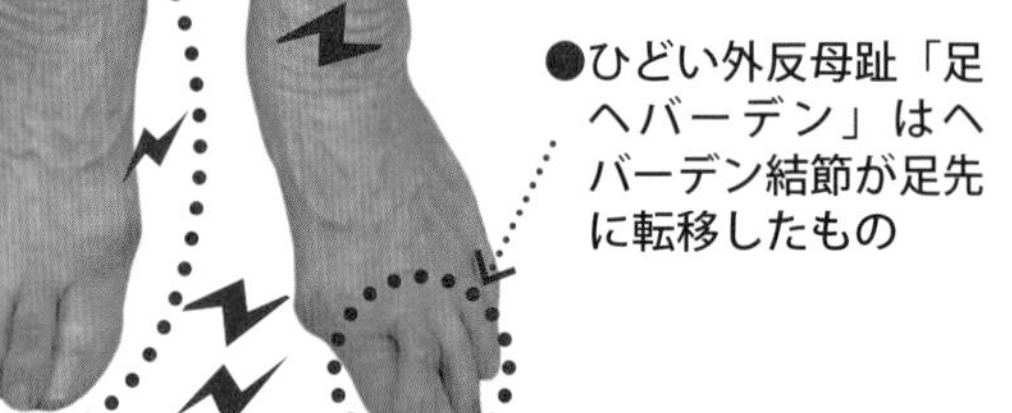
親指が外側を向く
出っ張り
指先の変形
【足ヘバーデン】
【CM関節ヘバーデン】
【ヘバーデン結節】

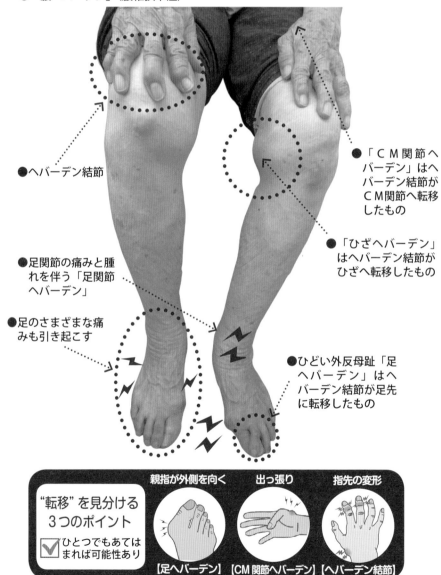

これなんだ！ 40歳からの外反母趾は「足ヘバーデン」だった！

“転移”を見分ける3つのチェック方法

（➡ P30 参照）

チェック 1 手の第1関節が変形する「ヘバーデン結節」がないか？

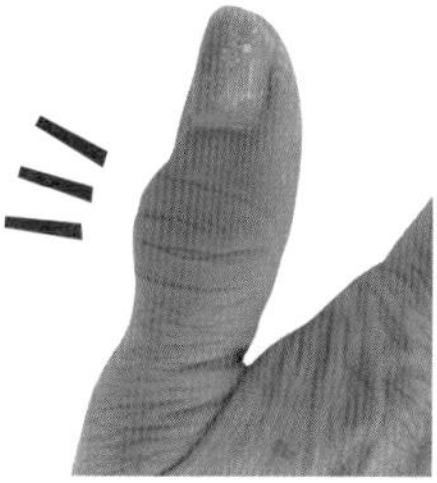

●親指から始まった
ヘバーデン結節

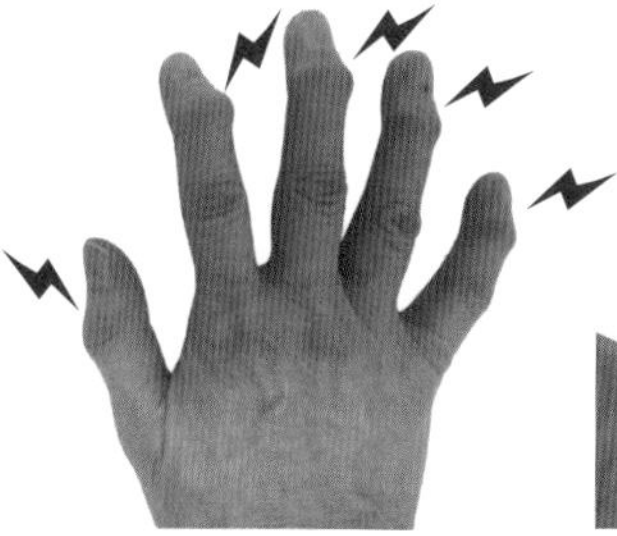

●すべての指が 10 ～
15 年かけて変形

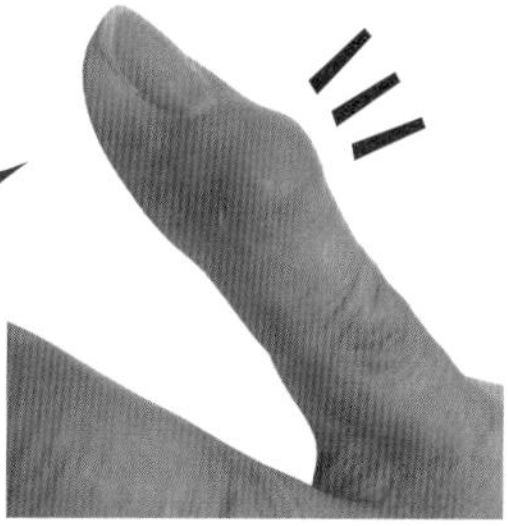

●小指から始まった
ヘバーデン結節

チェック 2 親指の付け根が出っ張り痛む「ＣＭ関節ヘバーデン」がないか？

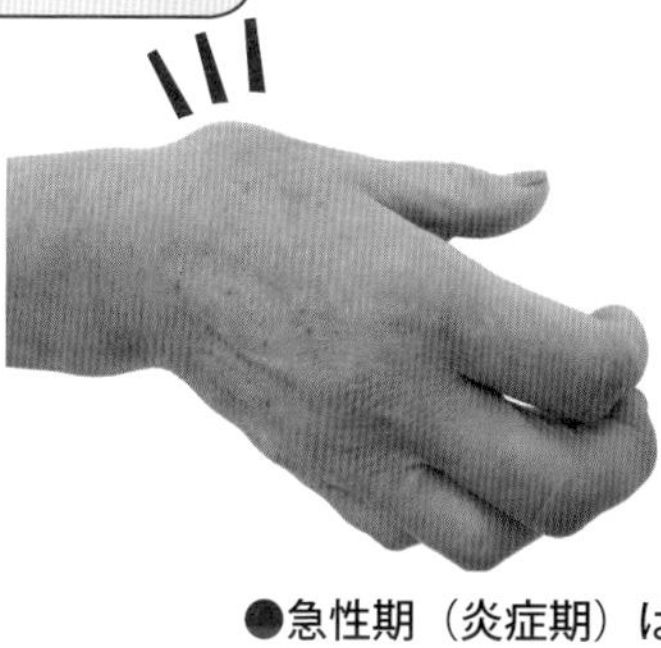

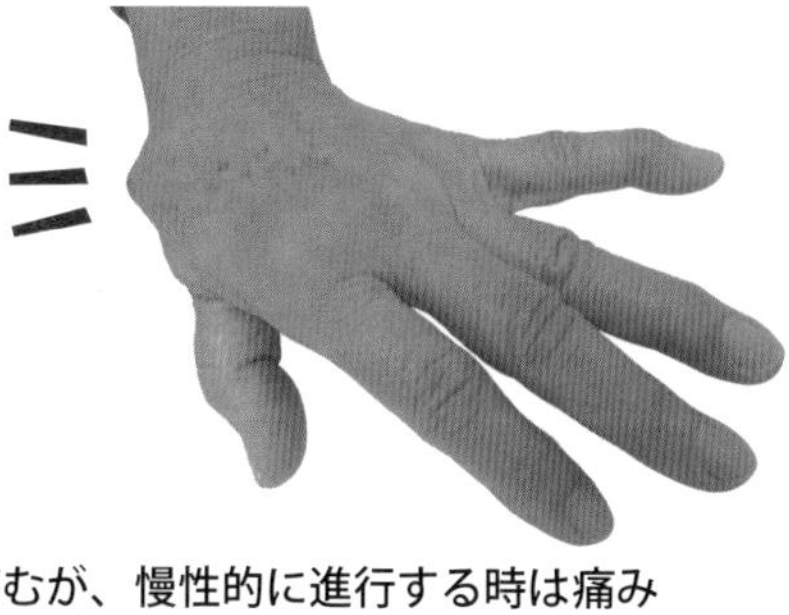

●急性期（炎症期）は痛むが、慢性的に進行する時は痛み
はなく、悪化すると亜脱臼する

チェック 3 ヘバーデン結節が足に転移したひどい外反母趾「足ヘバーデン」がないか？

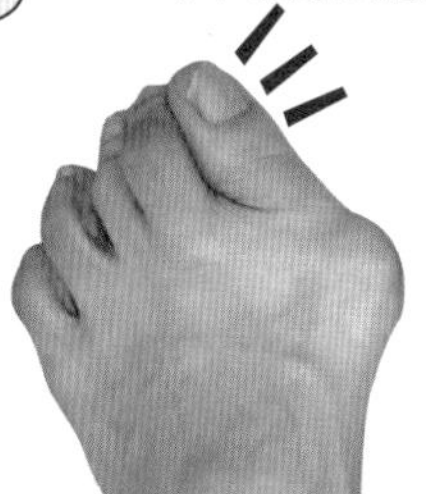

●足の親指が外方向へねじ
れて（回内位）変形する

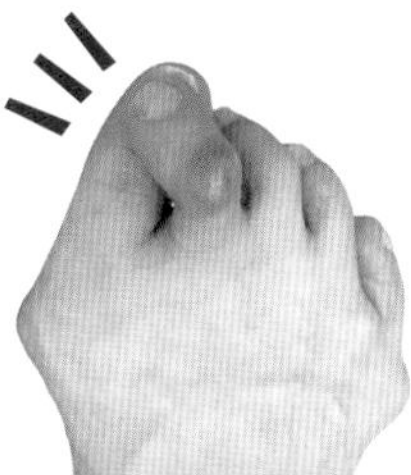

●足の親指がねじれながら、
第２指の下に入り込む

これなんだ！ 40歳からの外反母趾は「足へバーデン」だった！

【足の痛み・悩み専門】カサハラ式足裏バランステーピング法

（➡ P46 参照）

●ひどい外反母趾「足へバーデン」●

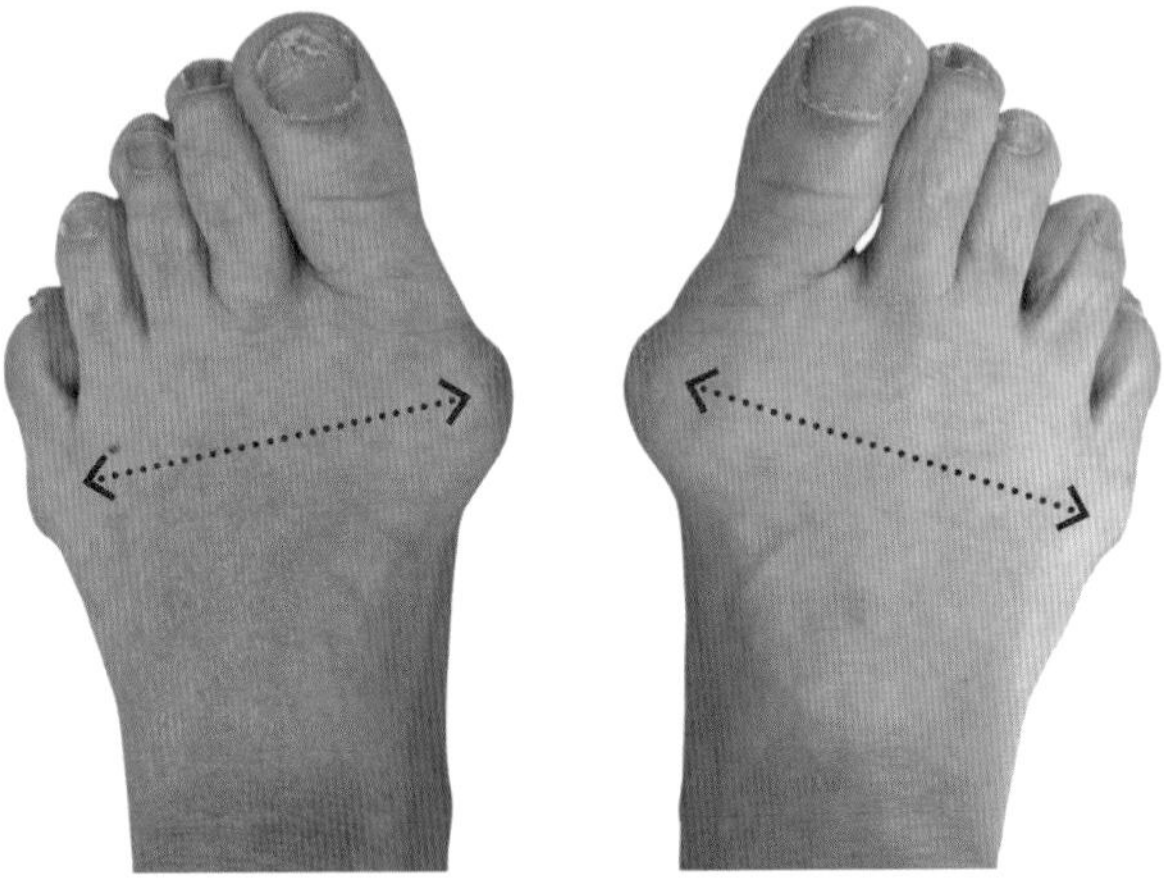

カサハラ式テーピングで足裏のバランスを整える

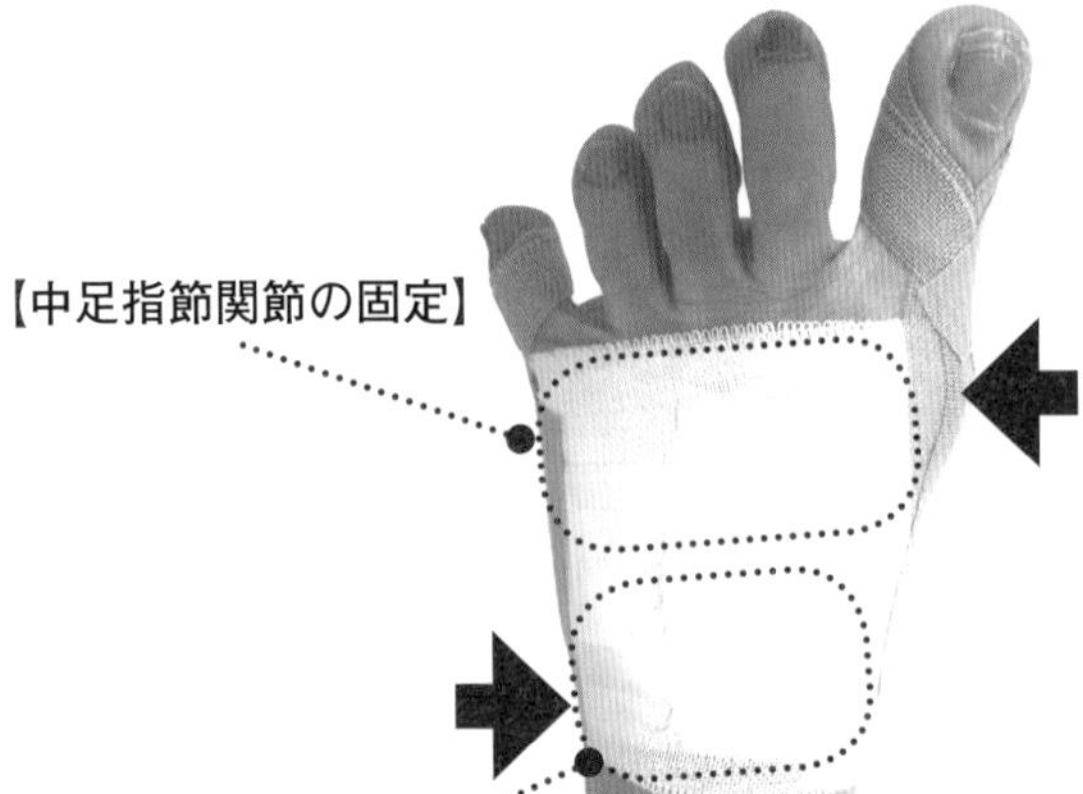

「足バンデージ包帯」を巻く

先に足の甲部分に伸びない綿包帯で固定してからテーピングを行う

↓

巻いたその瞬間から、痛みもなく普通に歩けて治り始める

これなんだ！ 40歳からの外反母趾は「足ヘバーデン」だった！

【完成図】カサハラ式足裏バランステーピング法

（➡ P46 参照）

■ Before

● After

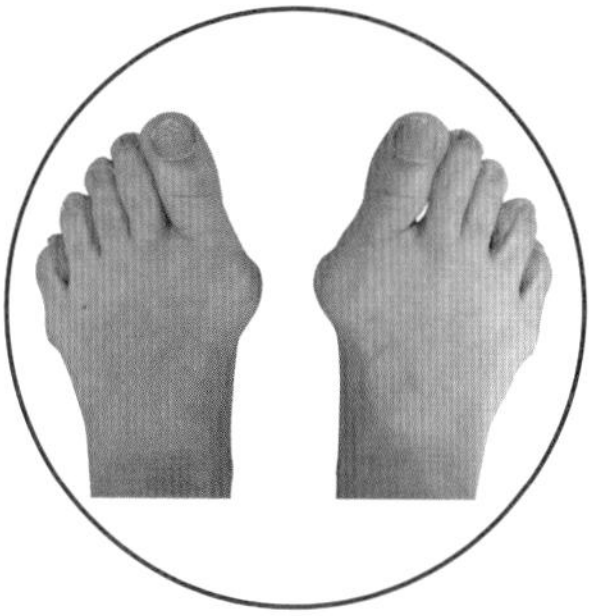

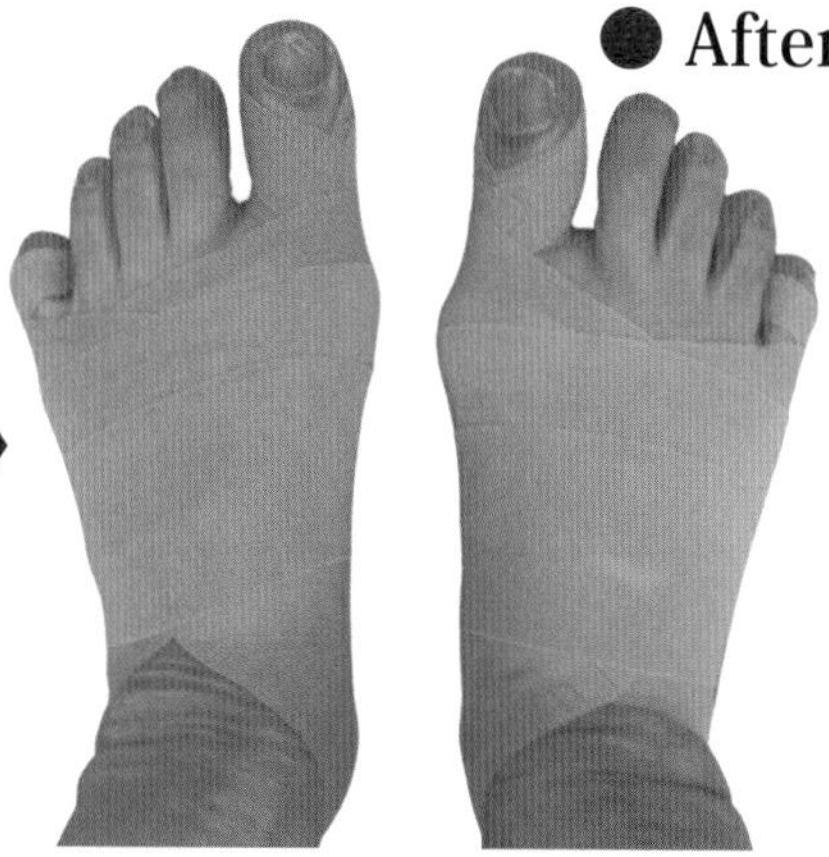

痛みが著しい場合は「足首固定」を追加して患部に加わる負荷重を軽減させる

●側面図

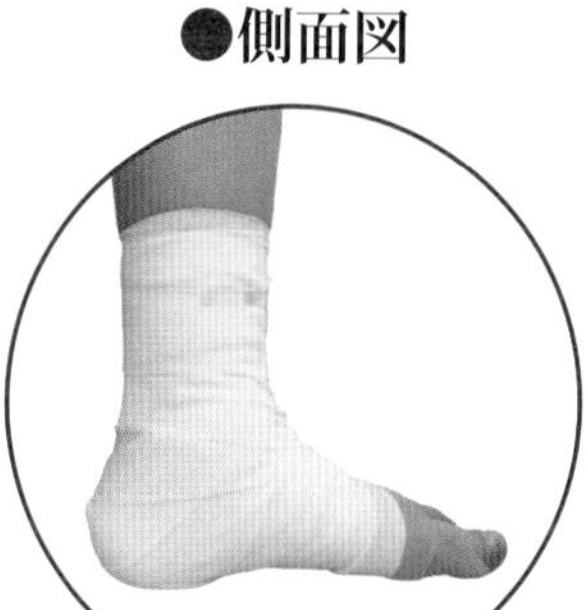

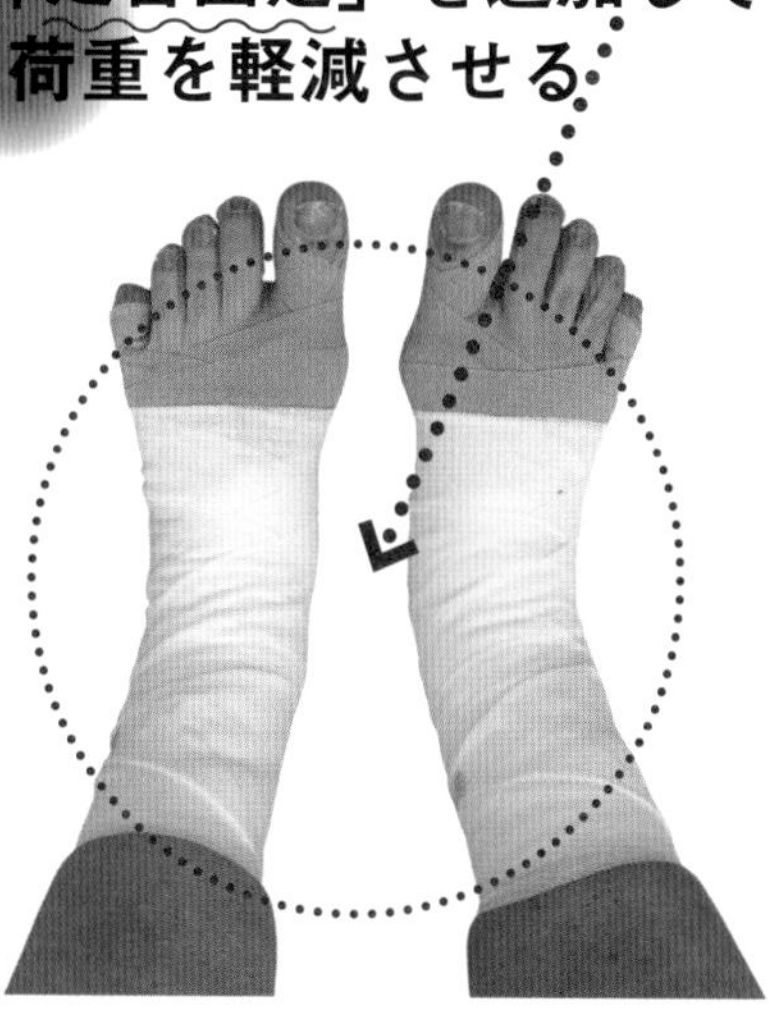

●その場から痛みもなく普通に歩け、今日から治り始める

これなんだ！ 40歳からの外反母趾は「足へバーデン」だった！

【テーピングの代わりになるサポーターで自分で改善】

【指が重ならない人向け】「室内用」

●3本指靴下との併用で、横幅を強力サポート

【初期・中期対応】

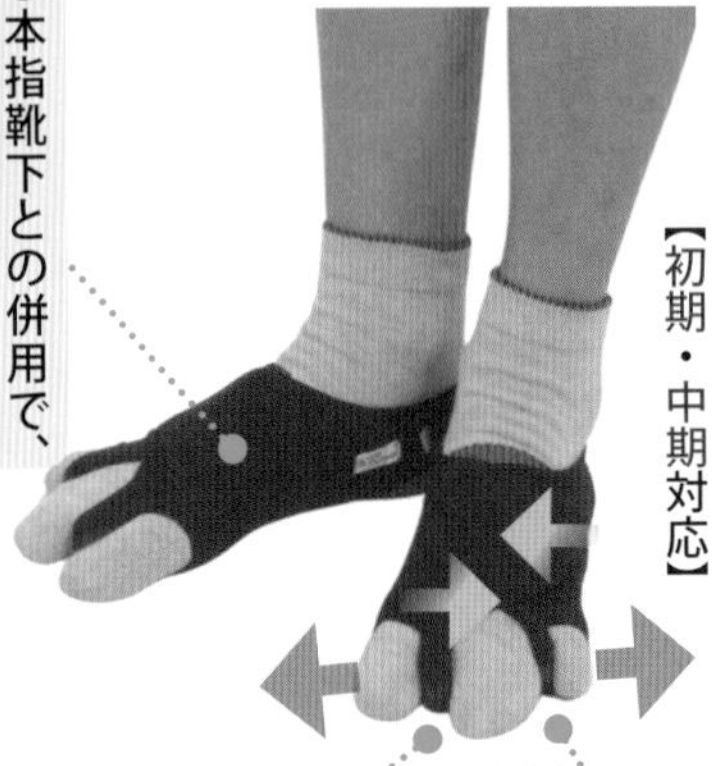

●親指と小指を広げる「指間パッド」タイプ

【靴が履ける】

●テーピング機能が編み込まれて横幅を締める

●足裏のバランスを整えて正しい歩行を促す

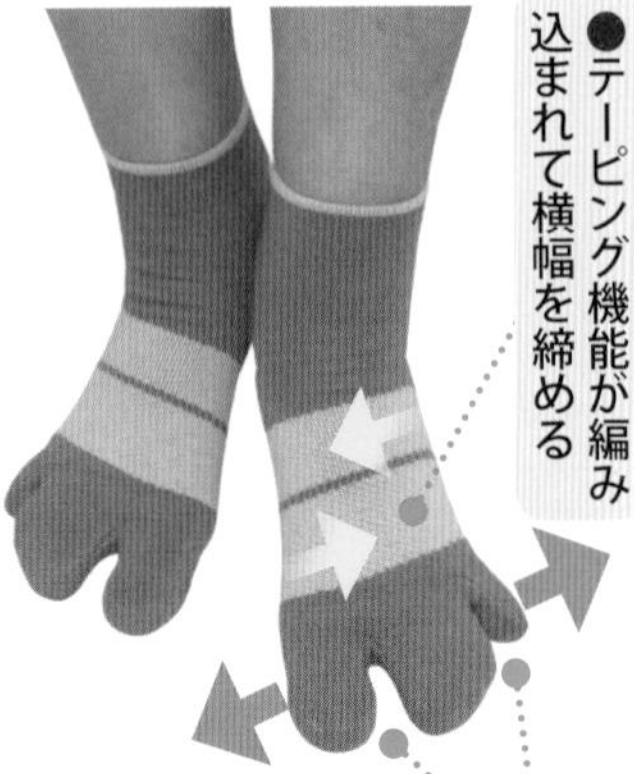

●親指と小指を分けると指が開いて踏ん張れる

【指が重なる人向け】「室内用」

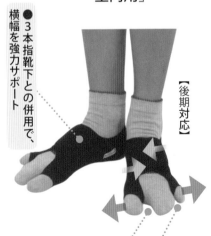

●3本指靴下との併用で、横幅を強力サポート

【後期対応】

●指は「筒型」形状でどんな足にも対応

【免震インソールで過剰な衝撃とねじれを吸収無害化】

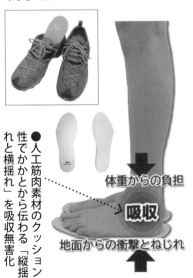

●人工筋肉素材のクッション性でかかとから伝わる「縦揺れと横揺れ」を吸収無害化

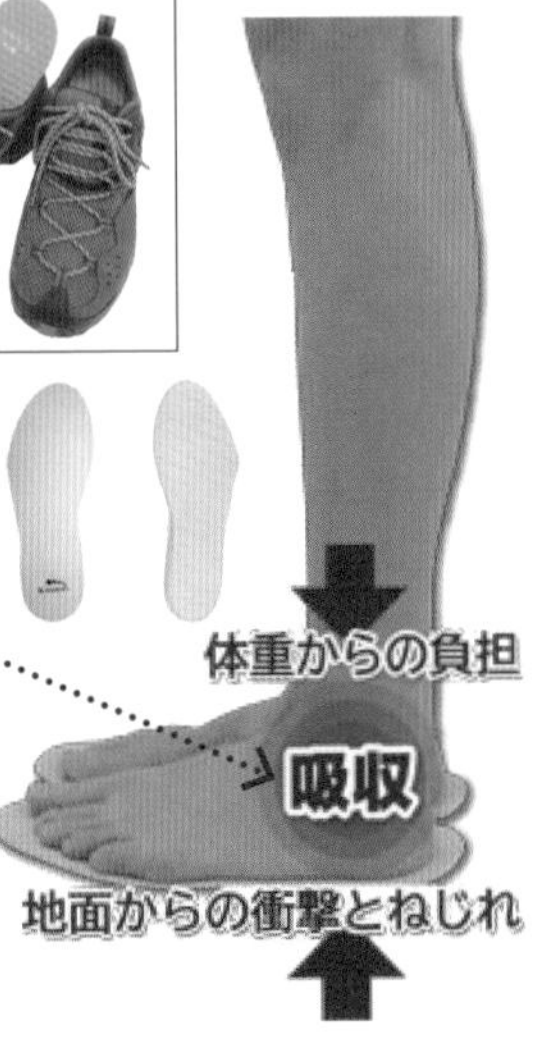

40歳からの外《がい》反《はん》母《ぼ》趾《し》は「足ヘバーデン」だった！

足の痛みの9割は
「これ」が原因です！

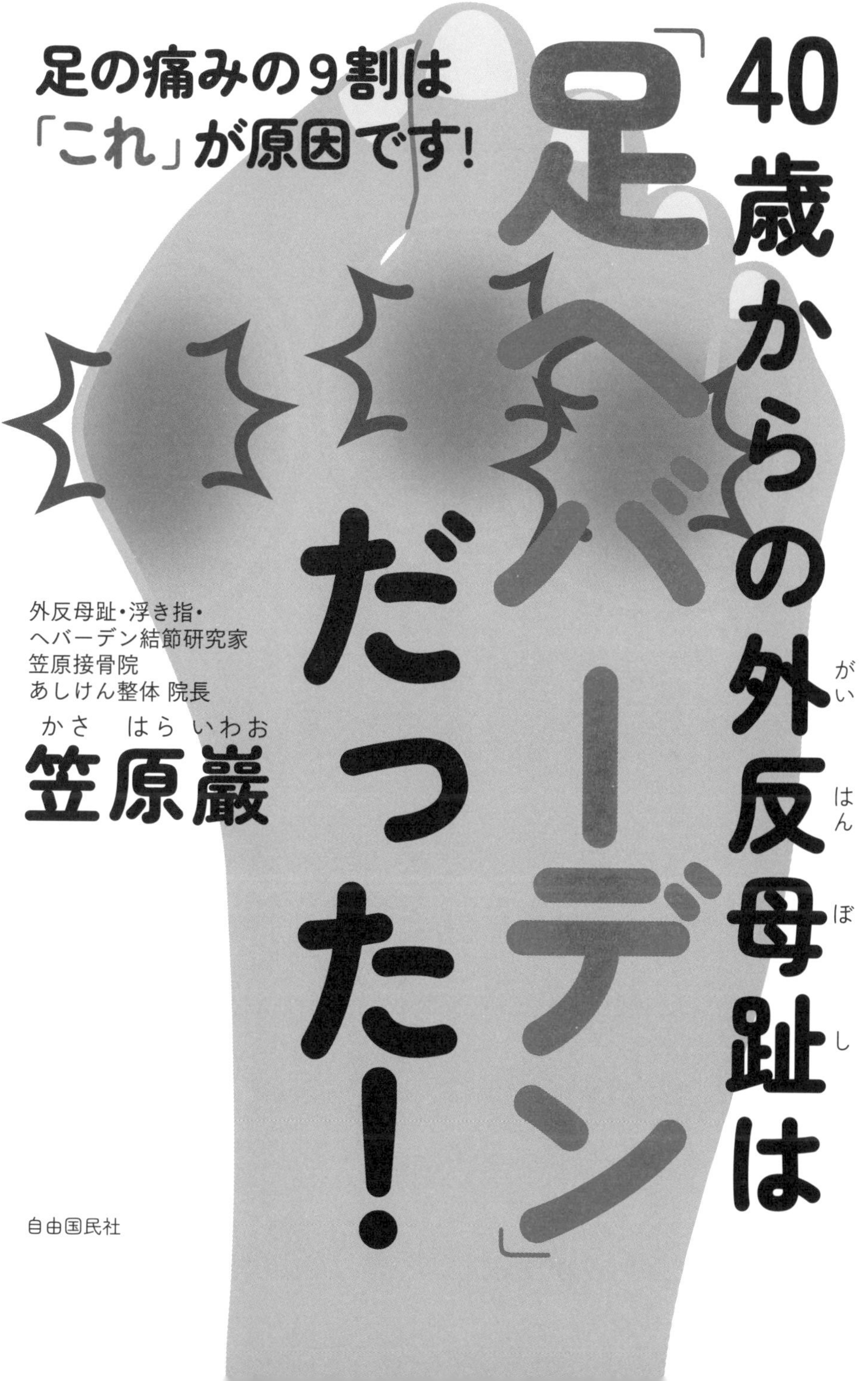

外反母趾・浮き指・
ヘバーデン結節研究家
笠原接骨院
あしけん整体 院長
笠《かさ》原《はら》巖《いわお》

自由国民社

はじめに…世界中の人が「外反母趾」を間違えている！

1　今日から外反母趾の常識が変わる

あなたも自分の外反母趾を一般的な外反母趾と思い込んでいるのではないですか？　実は世界中の人が間違った判断をしているので、「仮称：足へバーデン」に気づかないのです。

特に、40歳以降の女性の外反母趾に、大きな間違いがあるのです。「一般的な軽い外反母趾」と、「だんだんひどくなる外反母趾「仮称：足へバーデン」とはまったく違う別ものですが、これがいまだに区別されていません。40歳以降の外反母趾や足のさまざまな痛みで医療機関へ行く人のほとんどが、年々進行・悪化していく「仮称：足へバーデン」であり、またその関連痛だったのです。

この「仮称：足へバーデン」とは、手の指先の第一関節が太く変形するへバーデン結節が足に「転移（転移仮説）」（「転移する」という仮説→以下「転移」と表記）したひどい外反母趾なのです。「手」と「足」は離れていて、遠い位置にあるため関係性に気づきにくいので、世界共通の問題であるにもかかわらず周知されていないのです。「足先に転移すると、ひどい外反母趾「仮称：足へバーデン」へと進行・悪化してしまう」ということは、皆さんも初めて聞いたと思うのです。そのくらい区別されていない、そして治療法も大きく異なることが知られていないので治すことができなかったのです。今日からあなたも外反母趾の常識が変わると思います。

これまで、この「仮称：足へバーデン」の症例に関する報告や研究発表を見つけられないので、やむなく「仮称：足へバーデン」（以下「足へバーデン」と表記）と呼んでいるのです。その目的は、多くの人に真実をわかりやすく知っていただきたいという思いや、一刻も早く知らせなければこのまま患者さんに不利益を与え続けてしまうという焦りがあるからです。新しい情報として「足ヘバーデン」を知ることで早めの対策ができ、進行や悪化を高い確率で防ぐことができるのです。

正式には、「変形性中足指節関節症」と呼ぶのが適切だと思いますが、これでは長くて覚えづらく、またヘバーデン結節との関係性もわかりにくいので、「足ヘバーデン」と呼んでいるのです。

2 ヘバーデン結節（変形性関節症（炎））は転移する

もうひとつ、あえて「転移」という表現は癌《がん》などの病気以外適切ではなく、馴染みのない表現で抵抗がある、ということは十分承知していますが、まるで癌の増殖や転移とよく似て、全身に広がることをわかりやすく多くの人に知っていただきたいという思いが勝り、あえて「転移」するという手段を用いて警告しているのです。なぜなら、手に発症するヘバーデン結節は足にも「転移」し、ひどい外反母趾「足ヘバーデン」になってしまうほか、そこからさらに足関節やひざ関節、股関節、腰部、背部、頚部、肩関節にも「転移」し、ヘバーデン結節が隠れた原因となる「変形性関節症（炎）」を起こしているからです。この重要な真実が見落とされているのです。

また、ヘバーデン結節は手よりも先にこれらの関節から発症し、最後に手に起こる場合もあります。ですから、このように手のヘバーデン結節や「足ヘバーデン」がある人は、すでに複数の関節に慢性痛が同時に起きているのです。また、首への転移が隠れた原因となる頚椎症による首こり、肩こり、頭痛、めまい、不眠などを伴う自律神経失調やうつ状態を併発している人も多く見られます。このへバーデン結節（変形性関節症（炎））は全身に広がるという事実が理解されていないため、一般的なすり減りによる「変形性関節症（炎）」という症名でひとくくりにされている場合が多いようです。そもそもへバーデン結節（変形性関節症（炎））は手だけのものという考え方がおかしいのです。

3「足へバーデン」は足から先に発症する場合がある

40歳以降の女性は、最初わずかな外反母趾、浮き指、扁平足などバランスの悪い足から発症する場合も多く見られます。それを補い、体の上部にアンバランス（ズレ・ゆがみ）が発生し、そこへへバーデン結節の転移が加わります。それが隠れた原因となって、複数の関節に同時に慢性的な「変形性関節症（炎）」が発症し、年々悪化や重症化していきます。このような人が大変多いにもかかわらず理解されていないのです。理解することによって、いつも元気で健康寿命の長い人と、逆にいつも痛みや不調で悩まされ、介護が必要となり、健康寿命が短くなってしまう人との差もわかってきます。

「変形性関節症（炎）」の原因は細かく分けると十種類以上ありますが、検査ではっきりとした原因を特定できない場合は、最も多いへバーデン結節が足に転移した「変形性関節症（炎）」、「足へバーデン」を最初に疑うことが必要です。

4 へバーデン結節は他の関節にも原因不明の痛みを起こす

ヘバーデン結節は関節リウマチとは異なるものですが、関節リウマチと同じように関節や軟骨がもろく、関節が破壊されやすい、という特徴が共通点になっています。

関節や軟骨がもろい、破壊されやすいということは、わずかな外力でも軽い捻挫や原因不明の「変形性関節症（炎）」を起こしてしまいます。

5「足ヘバーデン」は人類共通、世界共通の病気

時代の変化、医療の発展、そのスピードから見た場合、この新しい判断ができていないと、適切な治療ができない、医療としても成立しないのです。よって一般人はもとより、伝統医療に携わる治療家は全身に広がるヘバーデン結節（変形性関節症（炎））を詳しく知らないと治せないばかりか、自覚がないまま医療ミスにつながってしまう恐れもあります。この知識と治療法を知ることが、人類にとって必要不可欠の時代になってきたのです。

6 差を追求しないのは空論で医療の落ち度

この考え方は伝統医療や「未病学」に欠かせない理論であり、今までの矛盾や疑問が一気に解けると思います。これまですり減り、老化、気のせい、使い過ぎ、原因不明と曖昧にしてきた症状に対し、ヘバーデン結節（変形性関節症（炎））を加えて判断することで、初めて納得できるのです。①痛みが起こる人と起こらない人との「差」、②変形性関節症が起こる人と起こらない人との「差」、③

同じ治療をしたにもかかわらず治る人と治らない人との「差」、この差を追究しないのは空論であり、落ち度なのです。これを解明した「重力とのバランス医療」により伝統医療の革命と「未病学」の確立がなされ、治療技術も飛躍的に進歩させることができるのです。

7 しがらみや先入観を捨てて自ら理解を深め、世界に知らせよう

本書の内容は新しい表現や言葉はもとより、今までの常識や先入観を覆《くつがえ》すことが多々あります。いろんなしがらみにとらわれながらも、自分は正しい道を歩いているという確信を持っていますが、医療関係者には大きな反響を与えてしまいます。当然その反動として、それなりの反撃や混乱を覚悟しなければなりません。新しい真実を恐れ、たとえそれが社会に役立つ内容であっても、人はそれを妨げようとする心が働いてしまうものなのです。人は理解できないものをまず否定し、それを攻撃しがちですから、誤解を解く努力をしているのです。私は足の研究家です。「足と健康との関係」を追究して50年、その中で知り得た真実を世界に向けて発信しています。読者の皆さんは自分の体に照らし合わせ、「足ヘバーデン」の真実をわかろうとしてください。足の痛みや関節の不調で悩んでいる人々を覚醒させるのは、常に真実のみだからです。これぐらい強く言わないと、伝統医療の革命と「未病学」の確立を進めることができないと、私は覚悟しているのです。自分で未病のうちに改善・寛解する知識が身につくことで、要介護者にならず健康寿命の延伸に繋がるからです。その結果として、運動器系（ロコモティブシンドローム）に関しては50％の医療費削減が可能になると考えています。

COTENTS

第3章◆「足ヘバーデン」の悩みと疑問にすべてお答えします

第4章◆ヘバーデン結節はバランスの悪い関節に転移する

第5章◆「足へバーデン」は世界共通と叫ぶ！

第1章

40歳からの外反母趾は「仮称：足ヘバーデン」

「私の外反母趾、何か変だ！」

「外反母趾」って、こんなに曲がってしまうもの？

あなたは、ひどく変形した「外反母趾」に「何か変だ！　何かが違う！」と感じていたのではないですか？

外反母趾の名は知っていても、その真実はよく知られていないことが多く、早期の改善法ができていないと私は感じています。

手のヘバーデン結節が遠く離れた足に発症した、ひどい外反母趾「足ヘバーデン」は単に足だけの問題ではなく、そこから原因のはっきりしないさまざまな慢性痛や変形性関節症（炎）を起こし、その関係性は90％以上の割合で一致します。

これこそ、他では得られない極めて重要な情報なのです。

「仮称：足へバーデン」を知らないと健康でいられない

「仮称：足へバーデン」――初めて聞いた方がほとんどだと思います。そして、これはとても重要なことなのです。

これまでの長年の治療経験から、通常の外反母趾とはまったく異なり、ひどく変形してしまう外反母趾を、私は仮称として「足へバーデン」と呼んでいます。

この真実を「知らなかった」「まったく気づかなかった」という声がほとんどで、「今やっと本当のことがわかった」「今までの疑問がやっと解けた」という人ばかりです。繰り返し説明していくことで、あなたも次第にこの真実を理解することができるようになると考えています。

40歳以降の女性で、一般的な外反母趾と思い込んでいる人のほとんどが、この仮称「足へバーデン」だったのです。仮称「足へバーデン」とは、手の第一関節（DIP関節）が太く変形したり痛む「へバーデン結節（変形性関節症）」が、**足に「転移（転移仮説）」（「転移する」という仮説・以降「転移」と表記）**したり、または**足から発症**して、年々悪化していく外反母趾のことです。

「へバーデン結節」は手の第一関節だけの変形と思い込んでいる人がほとんどですが、実は足に転移したり、また手には発症せず、先に足から始まる場合も含めて仮称「足へバーデン」（外

反カサハラ結節）とオリジナルな名称で呼んでいるのです。

残念ながら「足へバーデン」の真実について、詳しい報告や研究発表を未だに見つけることができません。

ですから、私はやむなくこれを「仮称：足へバーデン」（外反カサハラ結節）と名付けることで、多くの人に知ってもらい、そして悪化・重傷化させないようにと繰り返し警告しているのです（以降「足へバーデン」と称する）。

この真実を知ることで、多くの人たちが未病のうちに改善することができると考えています。

自分の手と足をよーく観察してください。

足へバーデン

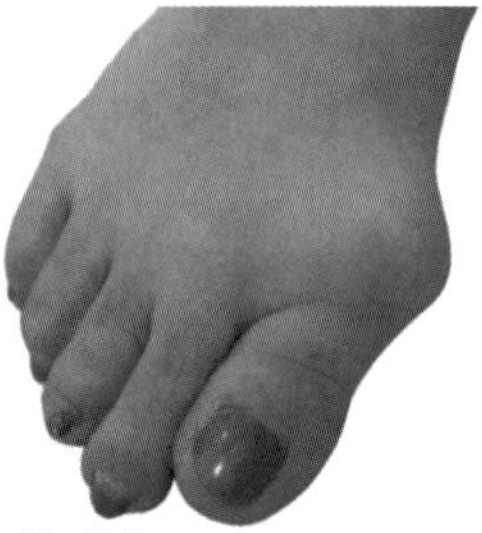

【初期】
５０代　女性
親指がねじれている

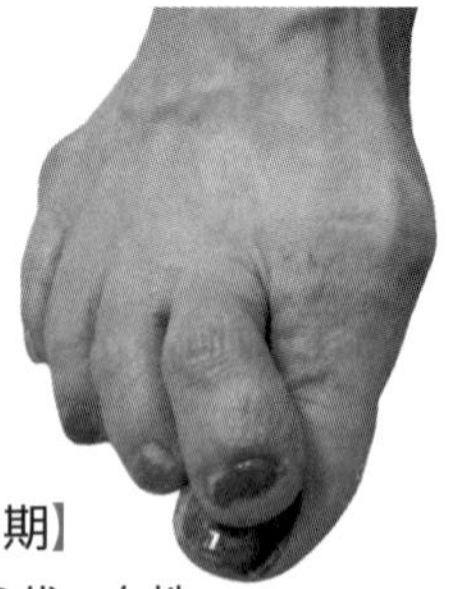

【中期】
７０代　女性
親指が第２指の下に入り込む

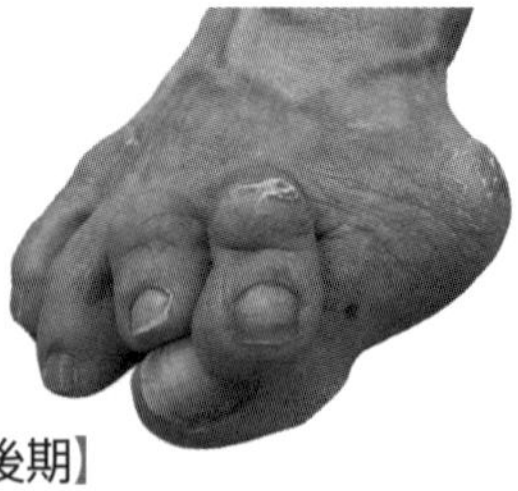

【後期】
６０代　女性
親指が第２指、第３指の下に入り
鋭角に変形。足裏にも分厚いタコ

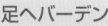

へバーデン結節は手の第一関節（ＤＩＰ関節）が変形するのに対し、「足へバーデン」は足指の付け根にある中足指節関節（ＭＴＰ関節）を中心に変形が起こります。そして、年々進行・悪化していくという特徴があります。

これに比例して、すでに多くの人が足のさまざまな痛みや「ひざ」「股関節」「腰」「背部」「首」のどれか、あるいは複数の関節に慢性痛や骨の変形があり、治らなくて困っているはずです。

へバーデン結節は全身に転移または発症し、特に運動器系の関節に次々と原因不明のはっきりしない痛みや「変形性関節症（炎）」を起こしていきます。この新しい事実を知らないと、一般の人はもとより医療に携わる者として不完全であり、患者さんに不利益を与えてしまいます。

また、医療関係者や伝統医療を行う者は、「現実に起こっているへバーデン結節は全身の関節に転移する」という真実ともうひとつ、足に転移すると年々悪化するひどい外反母趾「足へバーデン」になる、という真実を知らないと「適切な治療ができない」「手遅れになってしまう」「許されない」という時代なのです。

へバーデン結節は全身性、または同時性であるということを多くの人に知ってもらいたいという思いから、あえて「転移する」という表現を使って警告しているのです。

この知識不足の結果として誤診や不適切な治療で終わり、いつまでもよくならないのと同時に、患者さんに大きな不利益を与えているのです。そのため多くの人が長期間治療したにもかかわらず、治らないで逆に悪化・重症化させています。ですから治療する側も患者さん側も「足ヘバーデン」を知らないと、健康でいられないのです。

これらの真実を本書に照らし合わせ点検する必要があります。なぜなら気づかないまま医療ミスを起こしたり、また固定をしない対症療法や癒し的・気休め的な行為で終わってしまい、結果的に改善することなく、健康寿命が短くなると同時に、要介護者になってしまう割合も約八倍高くなると推測しているからです。

真実を知るにはまず、自分の足をよく見て「足ヘバーデン」の特徴を点検することです。少しでも一致することがあれば、それを見過ごしたり否定するのではなく、一つひとつの特徴をよく理解して、この真実を受け止めていただきたいのです。

40歳からの外反母趾はヘバーデン結節が足に転移したもの

「ヘバーデン結節は足先にも転移する」は「新説」と考えてください。驚きをもって聞く人がほとんどなので、繰り返し説明する必要があると思います。

足に転移すると、足指の付け根にある中足指節関節が変形する、ひどい外反母趾になり、次第に進行・悪化していきます。

しかしこのことがまったく知られていないため、初めて聞く人がほとんどだと思います。繰り返しますが、**40歳以降の女性は、もう一度自分の手と足をよーく見てください。**

手と足の両方に変形があることに多くの人が気づくはずです。

片方の足から始まる場合が多いので、変形にも左右差があるはずです。

今までの先入観や常識が大きく変わると思います。なぜならほとんどの人が一般的な外反母趾と「足へバーデン」とを区別できず、混同し、医療関係者も迷っているからです。

そのため適切な治療が早目にできず、放置状態になり、悪化させています。ほとんどの人たちは何をどうしたらよいのかわからず、しばらく様子を見ているうちに悪化させてしまったり、中には「手術」と言われ怖くなり、そのまま放置してしまい増々悪化させている、という現実があるのです。

40歳以降で外反母趾と気づいたら、まず最初に「足へバーデン」を疑うのです。

医療関係者がこの事実を知ったらこの分野の医療も大きく変わり、早期となる未病のうちに改善させることができたり、また患者さんの医療知識も飛躍的な進歩を遂げることができ、自分でも改善できると思うのです。

ひどい外反母趾「足へバーデン」の特徴

６０歳以降では、手のへバーデン結節と、「足へバーデン」が 90%の割合で一致

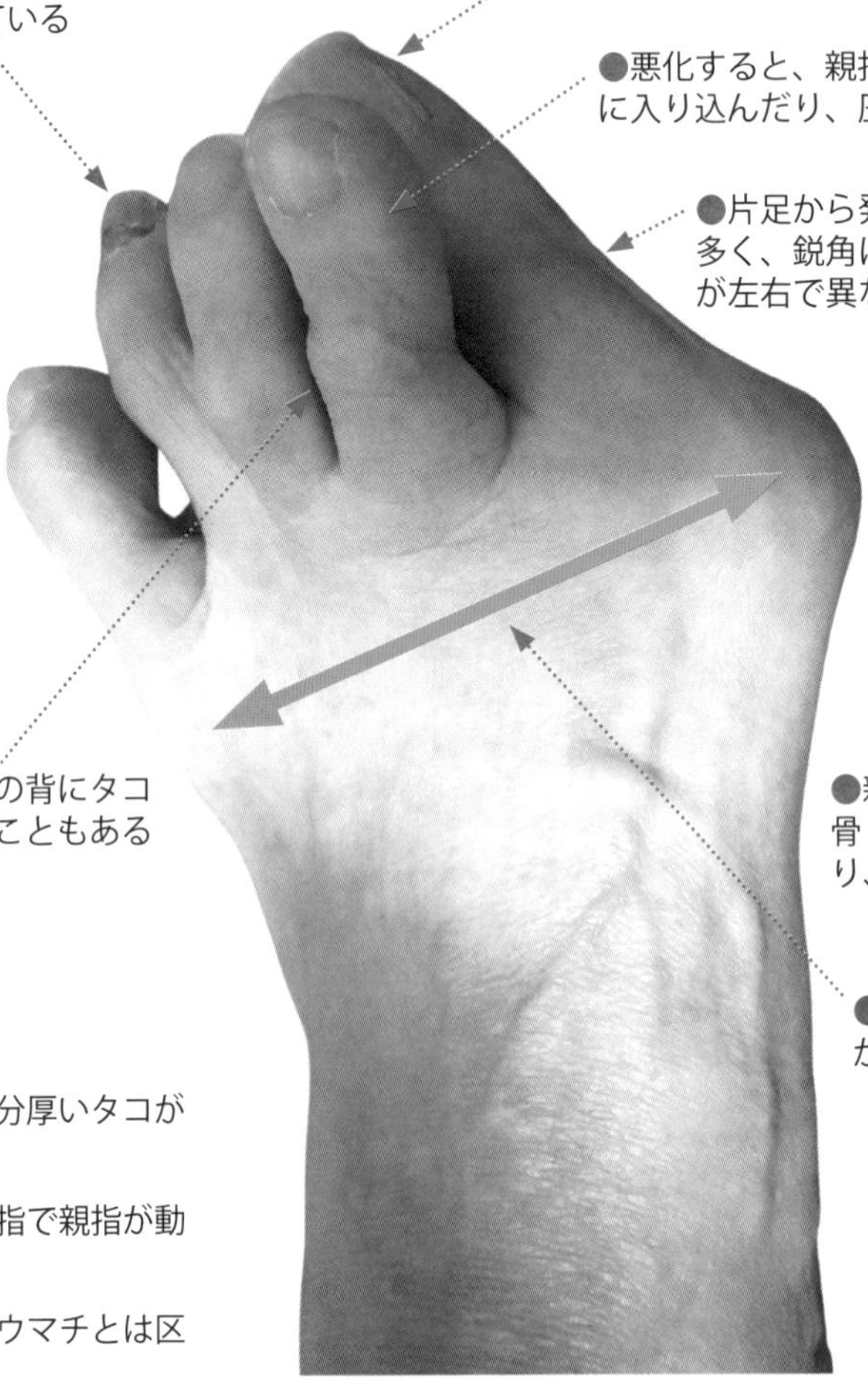
●爪が黒っぽく変色している
●親指と爪が外方向へねじれる
●悪化すると、親指が第２指の下に入り込んだり、圧迫している
●片足から発症する場合が多く、鋭角に曲がり、変形が左右で異なる
●第２指の背にタコができることもある
●親指の付け根の骨が反対の足より、分厚い
●横幅の左右差が大きい

●足裏に分厚いタコがある

●強剛母指で親指が動かない

●関節リウマチとは区別する

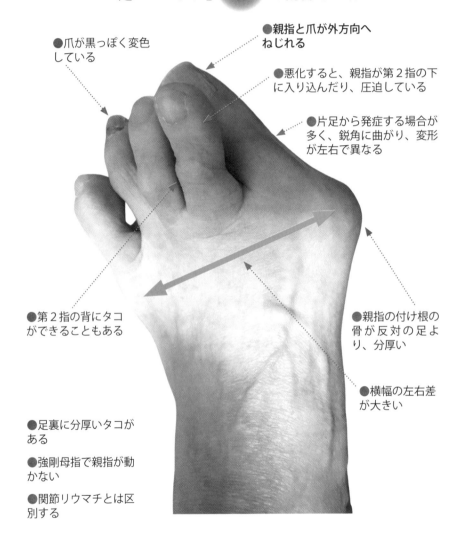

手の第一関節が変形するへバーデン結節とは何か？

■手のへバーデン結節は第１関節が変形する

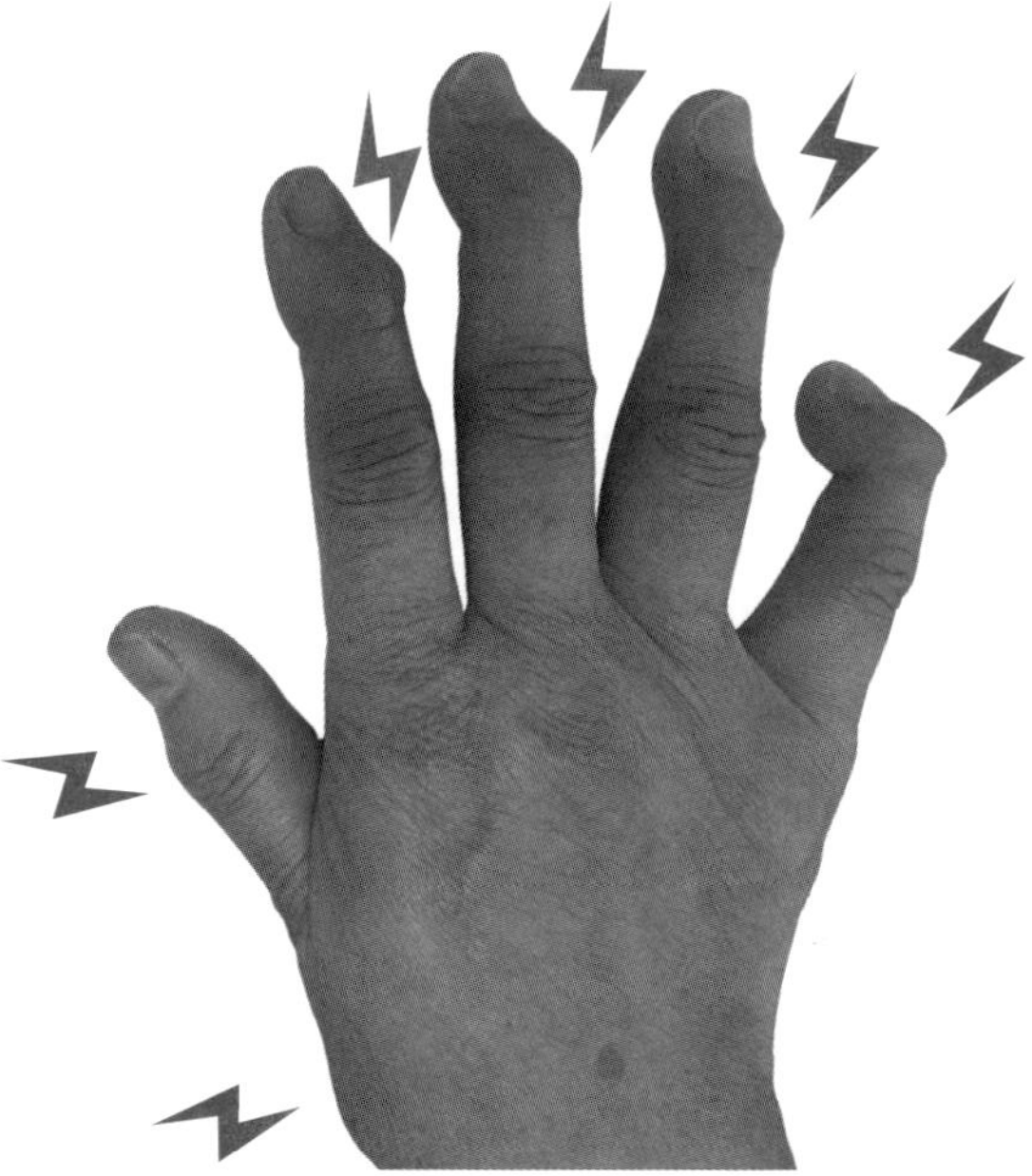

●手のへバーデン結節　60代　女性
最初の1本から始まり、10年位で全部の指が太く変形。途中痛い時期もあったが、だましだまし過ごしていたら痛みはなくなり変形が進んだ。昔は細い指だったと嘆く。

「へバーデン結節」とは何かを最初に知る必要があると思います。手の第一関節（ＤＩｐ関節）が太く変形し時々痛む症状で、最初は一本の指から始まり、十年～十五年をかけて全部の指に転移し、年々その変形が進行、悪化して横に曲がってしまいます。

「関節リウマチ」とは異なりますが、手の第一関節以外全身の関節にも関節リウマチに似た症状を呈します。

へバーデン結節は30歳代でも見ら

れますが、多くの場合40歳代以降の女性に圧倒的に多く見られます。**男性でも一割くらい見られるのですが、男性の場合は手より先にひどい外反母趾「足へバーデン」が見られるほか、足全体やひざ・腰などから始まる場合が多いので見落とされて、気づかない場合がほとんどなのです。**

へバーデン結節という病名の由来はイギリスの内科医、ウィリアム・へバーデン氏が初めてこ

●手のへバーデン結節は足にも転移する

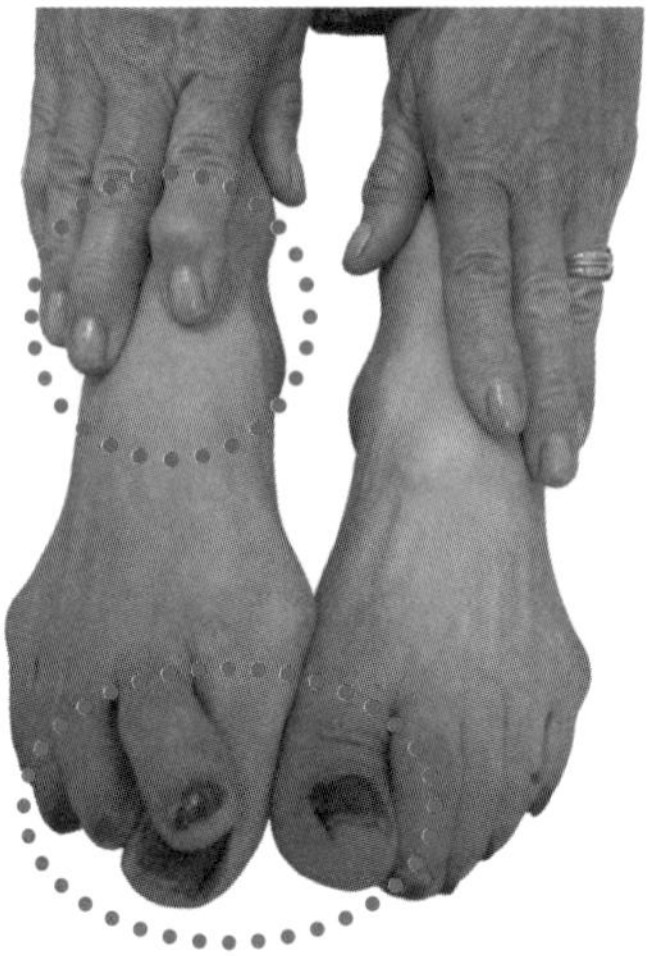

●70代　女性　（めまい、難聴）
手の人差し指にへバーデン結節がある。さらに、足にはひどい外反母趾「足へバーデン（中期）」が見られ、手と足の変形が一致。頭痛、肩こり、めまい、腰痛がある。左足は巻き爪になっている。

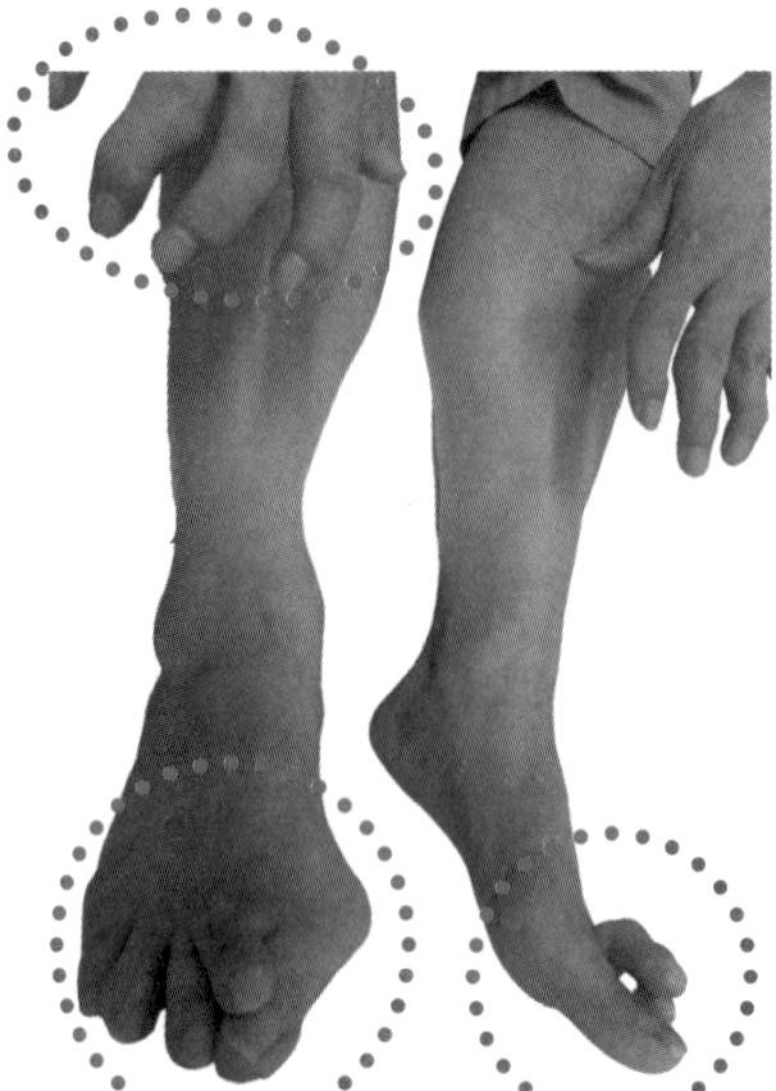

●60代　男性
男性のへバーデン結節であるが、足にもひどい外反母趾「足へバーデン」がみられる。ひどい首こり、肩こりと自律神経失調を訴えている。

の症状を報告したことから、へバーデン結節と呼ばれるようになりました。

急性の場合は腫れ（炎症）と共に痛みがありますが半年から一年くらいで治まり、安心していると他の指へ次々と同じような痛みと変形が起こるので、あえて「転移」と表現しています。

慢性的に進行していく場合は症状が軽く、痛みも少ないので気づかないこともあります。

慢性的であっても結果的には同じような変形が起こります。


いずれも整形外科でへバーデン結節と診断されても原因不明で、治療法もないと軽くあしらわれてしまう場合が多いようです。

そのため多くの人は手のことだけと思い込んでしまい、足やひざなどほかの関節へ転移することなどまったく知らないのです。へバーデン結節を軽く考えそのまま放置してしまい、指が横に曲がるなど著しい変形へと進行・悪化させてしまいます。


普段、「草むしり」や「食器を取ろうとして指が当たってしまった時」、「ペットボトルなどのフタを開ける時」などで、突き指や捻挫を繰り返すことによって変形が進んでいきます。

指先が横に曲がったり、大きく変形すると人の目が気になり、「人前に手を出すのがはずかしく、引け目を感じている」人も多くいます。

［こんな症状があると要注意］

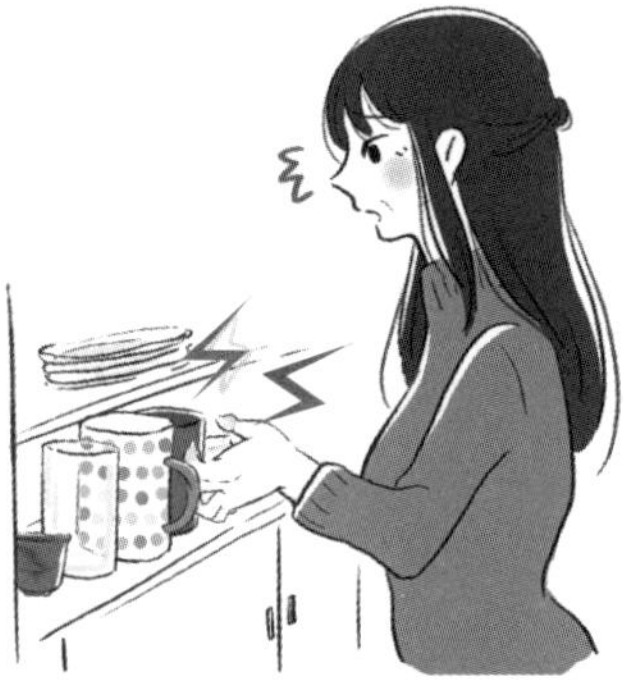

② 変形した指をぶつけると痛む

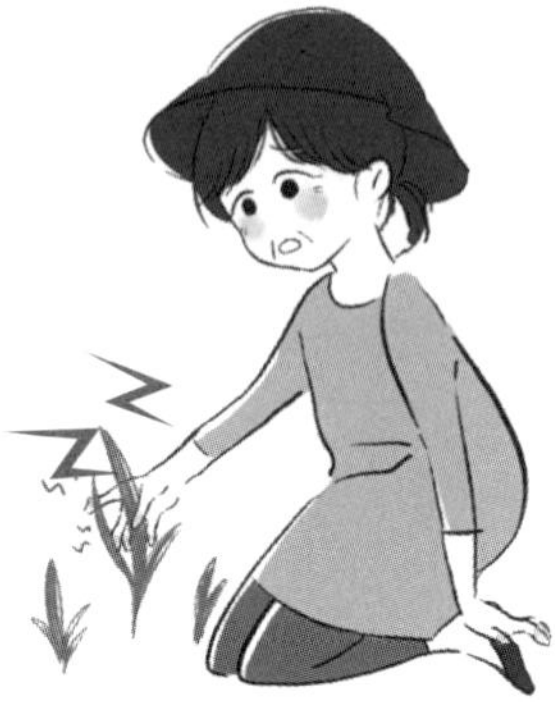

① 草むしりや手仕事の後に痛む

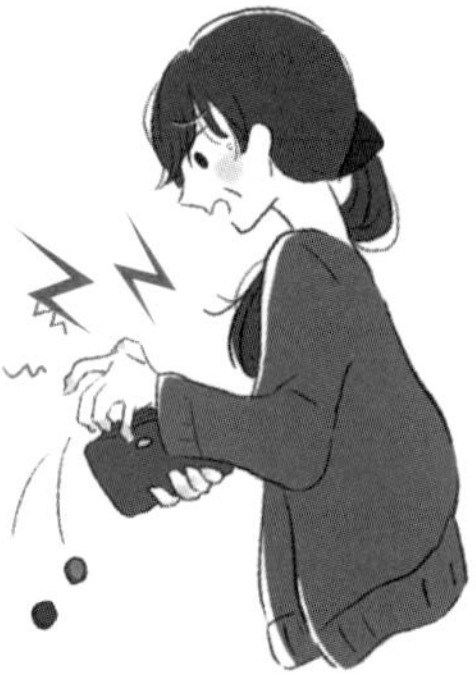

④ レジでお金をうまくつかめない

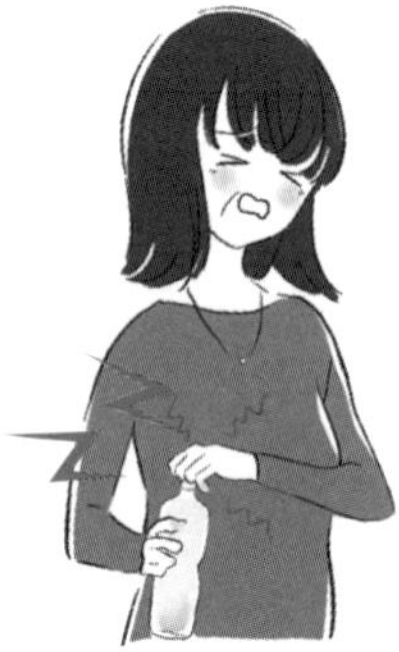

③ ペットボトルのふたを回す時に痛む

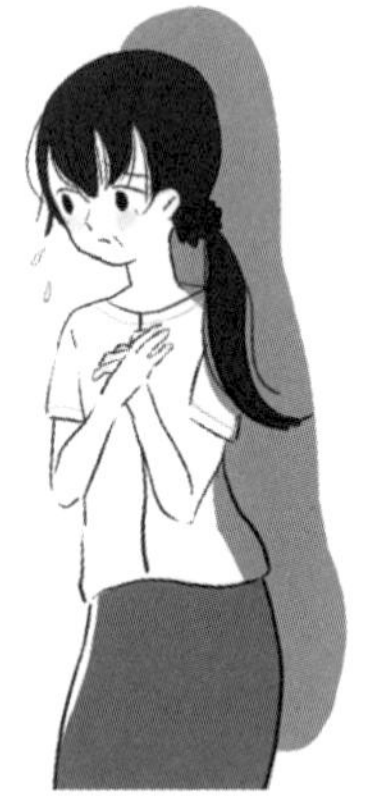

⑤ 手を見せるのが恥ずかしい

へバーデン結節は「齢のせい」「老化現象」「使いすぎ」などで発症するものではないのです。

ですから、早めに名刺や菓子箱に使用されているような厚紙をカットし、指の手掌部側（爪の反対側）の第一関節を支えるようにして、その上からテープなどで弱めに固定し、症状の悪化を防ぐことが大切です。

簡単な方法としては、専用の「指先へバテープ」で固定すれば、それ以上の進行や悪化を防ぐことが可能です。

へバーデン結節と気づいたら、まず最初に第一関節の安静固定を保つことで炎症を止め、それ以上の悪化・変形を防ぐことが必要です。

へバーデン結節を放置したため他の指先にも転移し、複数の指先が変形していることが多いので、複数の指を同時に固定できる素材を選ぶことがポイントです。

薄く、ふやけて白くならず、かぶれにくく、軽い台所仕事なら二〜三日耐えられることも考えなければなりません。

へバーデン結節は手の第一関節（ＤＩＰ関節）だけでなく、第二関節（ＰＩＰ関節）に転移するブシャール結節や親指の付け根にあるＣＭ関節（母指手根中手関節）にも転移し、出っ張りと痛みが伴う亜脱臼を起こします。

詳しくは拙著「あなたの指先、変形していませんか」（自由国民社）を参考にしてください。

手の第二関節が変形するブシャール結節とは何か?

ブシャール結節とは手の第二関節（ＰＩＰ関節）が太く変形する症状をいいます。

ヘバーデン結節は第一関節（ＤＩＰ関節）が変形するのに対し、ブシャール結節は第二関節が変形します。

いずれも進行すると太く変形して指も横に曲がり、指輪が抜けにくくなったり固まって物がつかみにくくなります。

急性の場合は手を使った時の「自家筋力」で痛みや腫れを感じますが、慢性的に進行していく場合は痛みを感じないことがほとんどです。

ブシャール結節、ヘバーデン結節、それに母指CM関節症は「手だけの問題」とされていますが、手からは遠い足にも変形のひどい外反母趾「足ヘバーデン」を起こします。これ以外にも全身のバランスの悪い関節に転移したり、またバランスの悪い関節からヘバーデン結節が隠れた原因となって「変形性関節症（炎）」を発症していると信念を持って、長年訴え続けています。

なぜなら、ヘバーデン結節やブシャール結節と診断され、捻挫などで来院してきた患者さんの約93％がすでに足首やひざ、股関節、腰、背部、首、肩関節などの複数の関節に慢性的な「変形性関節症（炎）」を併発しているからです。

このように手だけの問題でなく、足、ひざ、股関節、腰、背部、頸部、肩関節など複数の関節に原因のはっきりしない「変形性関節症（炎）」を発症させてしまうということが問題なのです。

■ブシャール結節の特徴から判断する

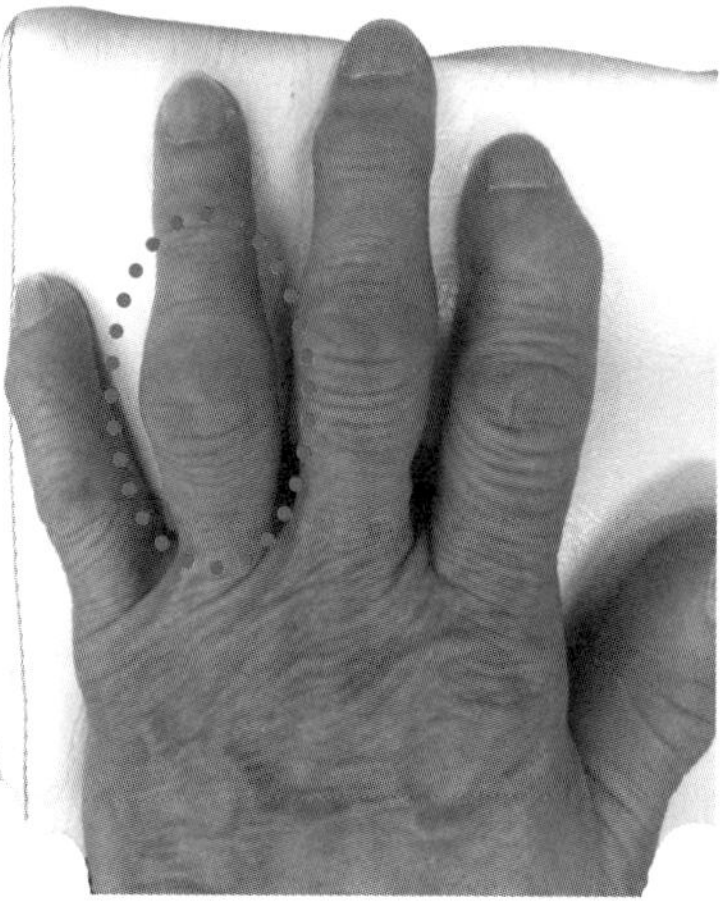

●60代　女性
中指の第２関節が太く変形するブシャール結節。第１関節が太くなるヘバーデン結節もある。中指や薬指に多く、指輪が抜けなくなることもある。

■原因

原因は指の使い過ぎや老化と説明されたり、原因不明と言われていますが、今のところ詳しい原因はわかっていません。遺伝や家族性も考えられますが、体質が似ていることも考えられます。

やはりヘバーデン結節と同じように膠《こう》原病《げんびょう》（自己免疫疾患）体質と「エストロゲンの受容体」とが刺激しあい、軟骨にすり減りを伴う変形を起こし、その変形した軟骨を異物とみなした免疫が過剰反応したという説が考えられます。

また変形した軟骨が免疫を呼びよせる

ともいわれています。

■治療法

ブシャール結節の保存的な治療法、慢性的で痛みがない場合はそのまま経過を見ても問題ないとされています。たとえ治療しても太くなったり変形した関節は元に戻らないからで、また日常生活にもさほど悪影響を及ぼさないからです。

一方、痛みや腫れがある場合は急性期（炎症期）なので早急にこれ以上の進行、悪化させないようにまず変形を食い止めることです。

その方法はヘバーデン結節と同じように、日常生活に支障の少ない動ける90％の固定が必要です。爪の反対側に添え木を当て、その上からテープで固定し、自家筋力の負担を約90％軽減した固定が必要です。自分で簡単に行う場合はブシャール結節専用のテープを巻いておくと便利です。

「ヘバーデン結節」や「ブシャール結節」の関連症状として「母指CM関節症」・「ばね指（弾発指）」、手首の「腱鞘炎（ドゥケルバン病）」、「手根管症候群」があります。これ以外「関節リウマチ」も関係していたり、また単純な使い過ぎで発症することがあります。

いずれも自家筋力の負担を約90％軽減した固定が効果的ですが、整形外科で適切な診断と固定をしてもらってください。

母指CM関節症もヘバーデン結節が転移したもの

ヘバーデン結節を発症した人の多くに手の親指の付け根が痛みと共に出っ張り、だましだまし使い続けていると出っ張った部分が高くなり、次第に亜脱臼（半分脱臼）してきます。

正式には母指CM関節症（母指手根中手関節症）と呼ばれるものです。

■ヘバーデン結節が転移したCM関節

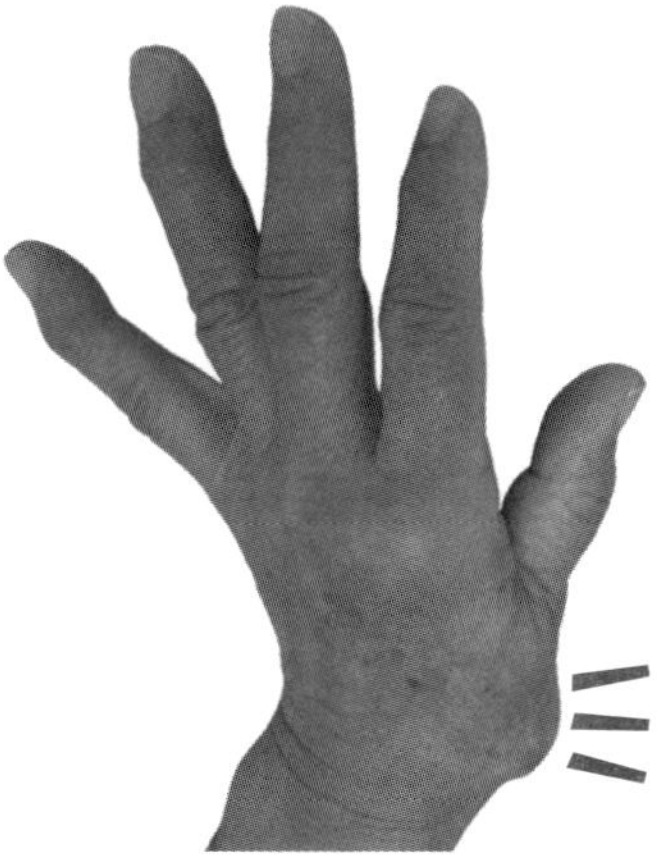

●60代　女性
親指の付け根「CM関節」が出っぱって痛む。固定しづらく多くの場合は悪化させてしまう。小指と薬指の第1関節にヘバーデン結節の初期が見られる。

この母指CM関節症が発症する原因も、ヘバーデン結節が転移したということは一般的には知られていません。ヘバーデン結節との関係性があまりに高いので「転移」といった言葉で表現したほうがよりわかりやすいと思っています。

整形外科で「母指CM関節症」と診断され、初めてこの症名を知る人がほとんどで、ヘバーデン結節がCM関節にも転移する、という関係性の説明は少なく、伝統医療などの専門家の間でもこのことはあまり知られていないようです。

関節リウマチでも起こりますが、関節リウマチがなく「母指CM関節症」の原因がヘバーデン結節の転移が疑われる場合、私はこれをあえて「仮称：CM関節ヘバーデン」と名付け、関節リウマチが原因となる母指CM関節症と区別しています（以後「CM関節ヘバーデン」と称する）。なぜなら、「ヘバーデン結節がCM関節にも転移」することを理解していただくためです。また、わずかな力仕事でも軽い捻挫を繰り返してしまうことが多く、何をどうしたらよいか迷い、だましだまし使っているうちに痛みが増したり、骨が出っ張ってきて次第に悪化させてしまったという患者さんがあまりにも多いからです。

関節リウマチの場合は原因と治療法が確立されていますが、ヘバーデン結節が転移した「CM関節ヘバーデン」の治療法はあまり知られていません。私はあえて「CM関節ヘバーデン」と呼び、区別することで多くの人に転移や関連性を知っていただき、できるだけ早めに、つまり「未病のうちに改善」していただきたいと願っているのです。

「これまでの治療法に納得できない」、「よくならない」、「説明が理解できない」という場合はまず自分で改善することから始めてください。

また指先のヘバーデン結節より先に、「CM関節」から始まる場合もあるということも、ほとんど知られていないのです。

■ 簡単！自分でできるCM関節テーピング法

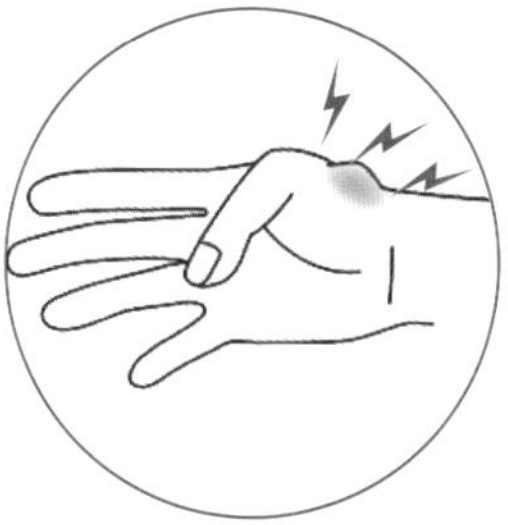

【CM関節の出っ張りを押圧】

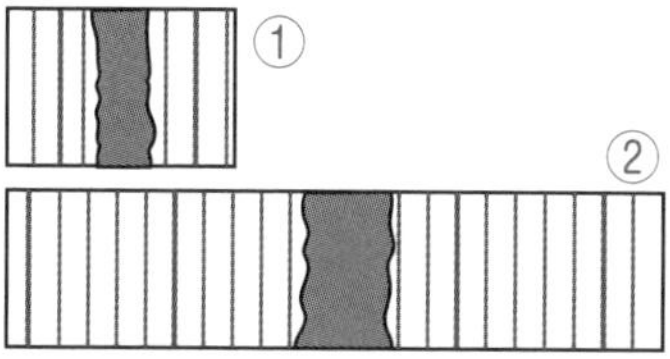

▶短いテープは中心の約１センチ位、裏紙をカット。長いテープは中心の約３センチ位、裏紙をカットする。

【用意するもの】

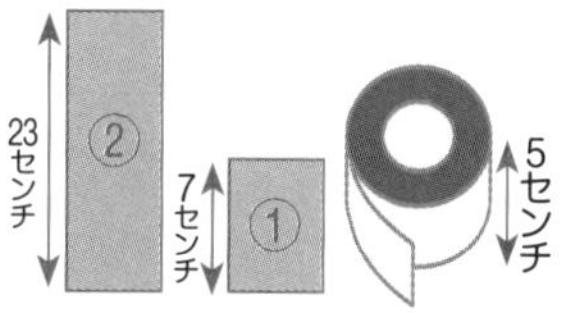

幅５センチの伸縮性テープから、長さ７センチと23センチのテープを１枚ずつ用意。

【完成図】

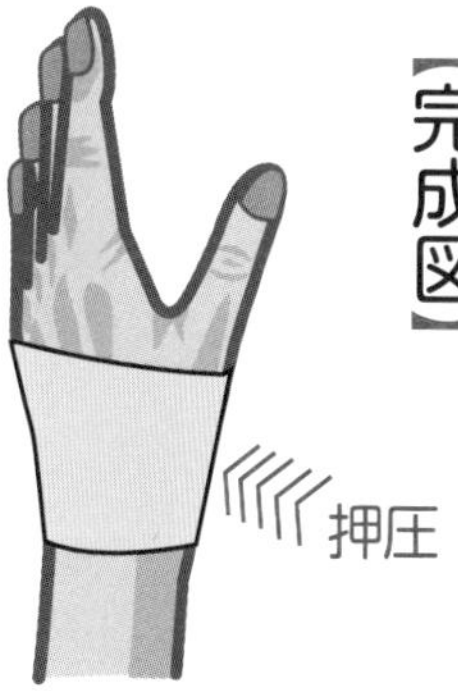

さらに

「ＣＭ関節サポーター」
なら簡単に対応可能

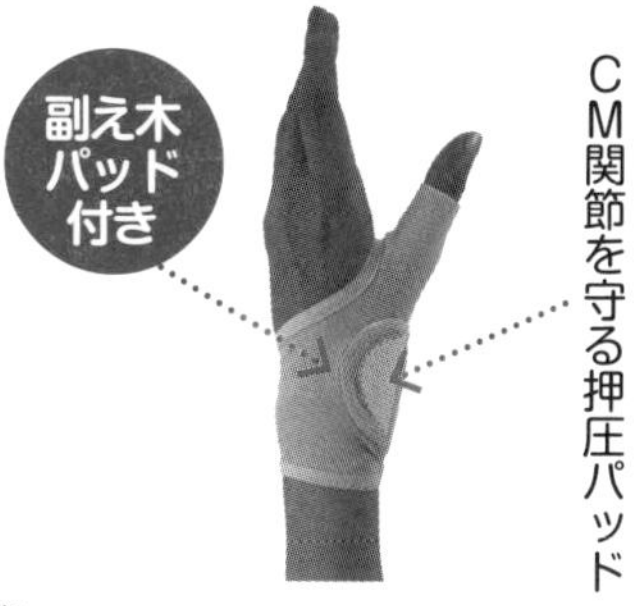

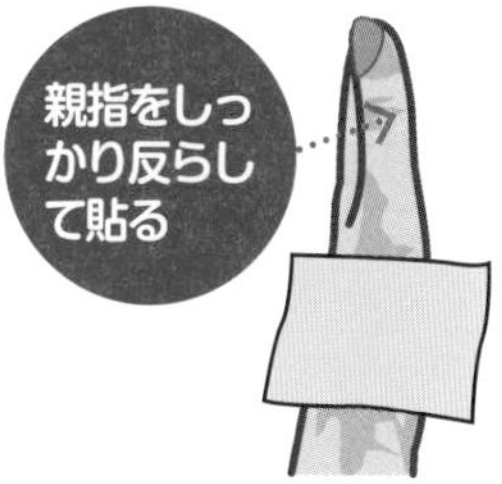

1. CM関節の出っ張りが中心にくるように、親指を反らせて短いテープを貼る。

出っ張りを押し込み貼る
押圧

2. 手の平側に向かって、テープは引っ張らず、CM関節を軽く押し込むように貼る。

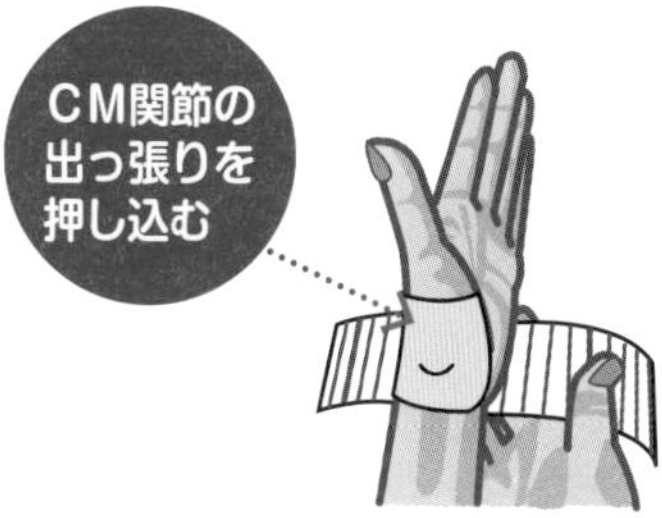

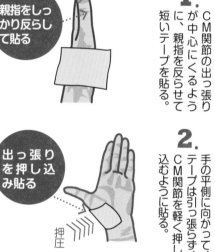

CM関節の出っ張りを押し込む

3. 長いテープの中心を小指側に貼り、出っ張りを押して、左右貼る。

症状の進行や悪化を防止するために、自分で簡単にできるテーピング方法があるので紹介しておきます。市販のテープをカットして活用できるので、とても便利です。

さらに簡単な方法として、ネットなどで通販されている専用の「CM関節サポーター」や専用テープを使用すると簡便です。あるいは、両方を併用するとより効果的です。

「足へバーデン」かどうかを見分ける三つのポイント

一般的な「外反母趾」と手のへバーデン結節が足に転移し、年々ひどくなる外反母趾「足へバーデン」とがまったく区別されていません。

自分の外反母趾が年々悪化する「足へバーデン」なのかどうか迷うと思います。

新しい情報であり、初めて知った人も多いので心配や不安、疑い深くなると思います。しかし真実をよく見て早目の対策をすることで、未病のうちに改善できるのです。

今あなたが40歳以降の女性で、外反母趾で悩んでいるなら、まず三つのチェックポイントを確認してください（⬇P32参照）。

ひとつでも当てはまるなら「足へバーデン」の可能性があります。

①手の第一関節（DIP関節）の一本かまたは複数の指先に変形がある。手の親指の第一関節から始まるへバーデン結節もあるので、これも確認してください

②手の親指の付け根が出っ張っていて押すと痛む、また手仕事の後に痛む。「CM関節へバーデン」があるかないかを確認してください。

③「足へバーデン」は親指と爪が外方向にねじれる（回内位）ように変形しているかを確認してください。

そのほか、4～8までを参考にすると、さらに確信が高まります。

④急性期（炎症期）に激しい痛みがあり、その後三カ月くらいで急に曲がったか？
⑤足の親指が第二指の下に入っていないか、第二指の背部（爪側）にタコはないか？
⑥足の親指の角度が鋭角に曲がっているか、その変形も左右で異なっていないか？
⑦足の親指の付け根（母趾球部）の骨が厚くなっていて、親指の変形に左右差がないか？
⑧分厚いタコが足裏の指の付け根にできているか、またどんな靴を履いても合わないことがないか？

“転移”を見分ける３つのチェックポイント

1. ヘバーデン結節：手の指の第１関節が太く変形・痛む

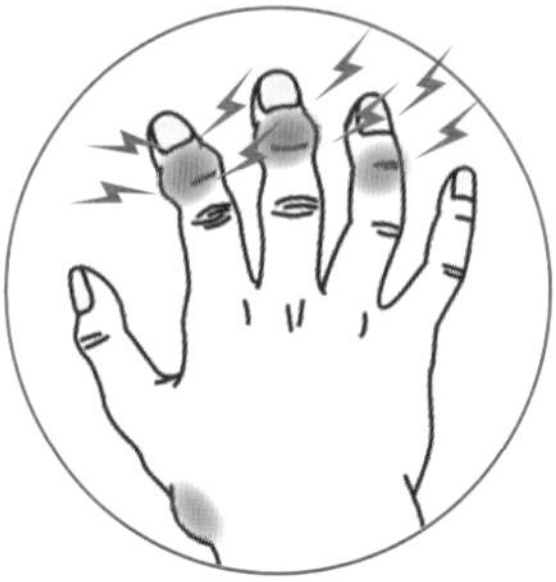

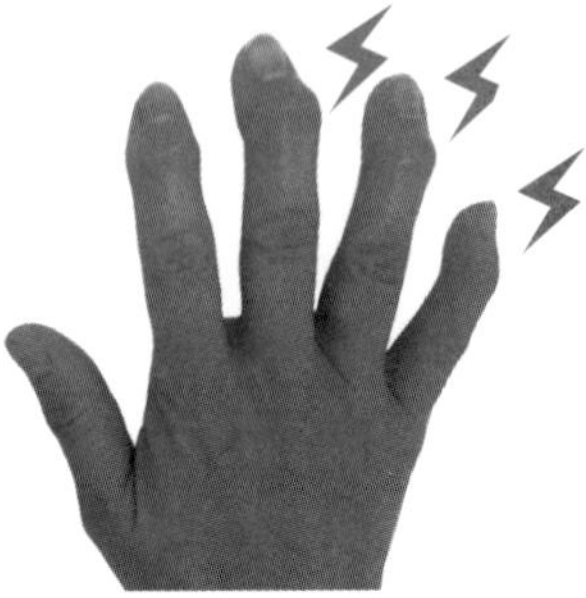

2. ＣＭ関節ヘバーデン：手の親指の付け根の出っ張りと痛み

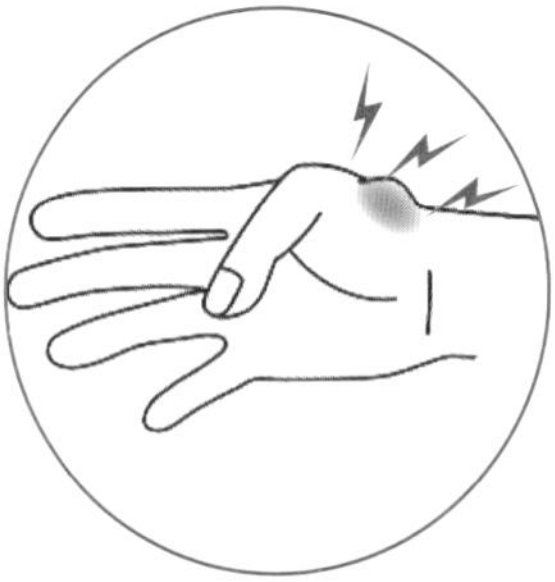

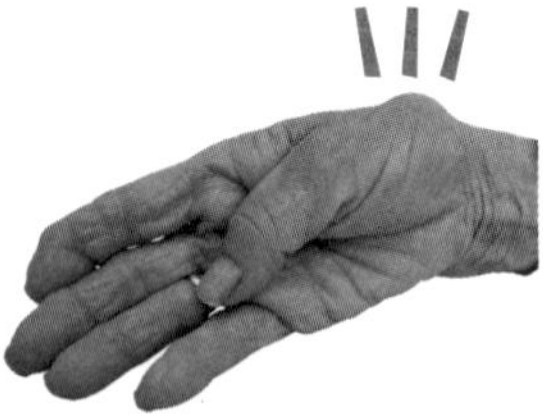

3. 足ヘバーデン：足の親指と爪が外方向にねじれている

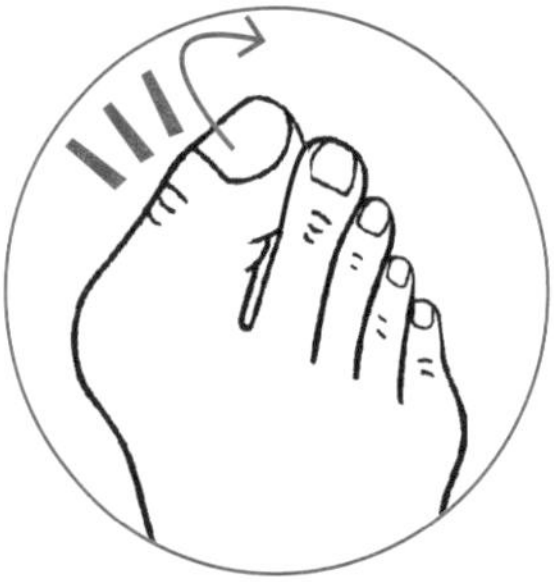

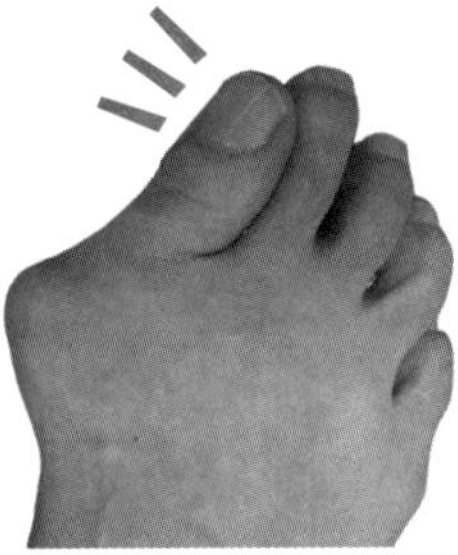

ひとつでも当てはまれば、
ヘバーデン結節の全身性（転移）の可能性あり！

▶ヘバーデン結節は手指の変形だけでなく、足、ひざ、股関節、腰、背部、頚部、肩関節などにも変形や痛みを引き起こします。また、手から始まるとは限らず、手以外の関節から始まると見落として、こじらせていることも多く見られます。進行性なので一刻も早い対応が重要。４０歳以降の人は今すぐ自分で確認しましょう。

さらにチェック！

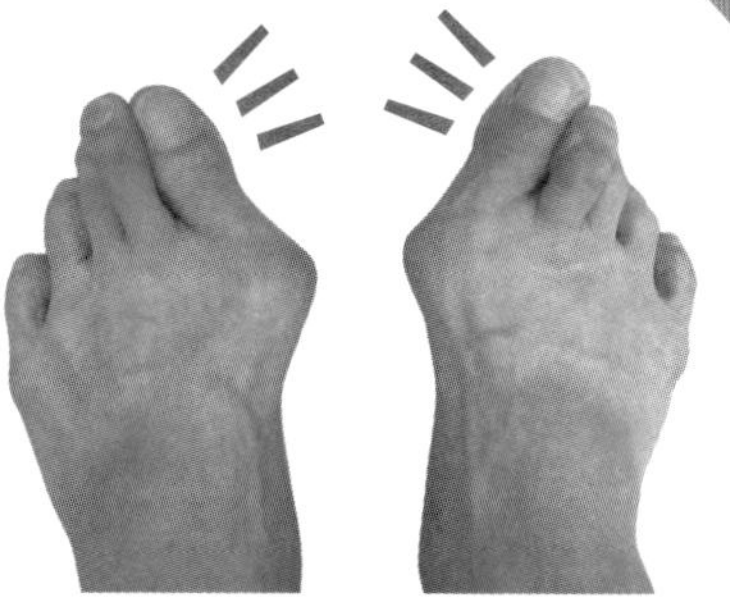

急性期（炎症期）に激しい痛みがあり、その後３ヵ月程で急に曲がった。

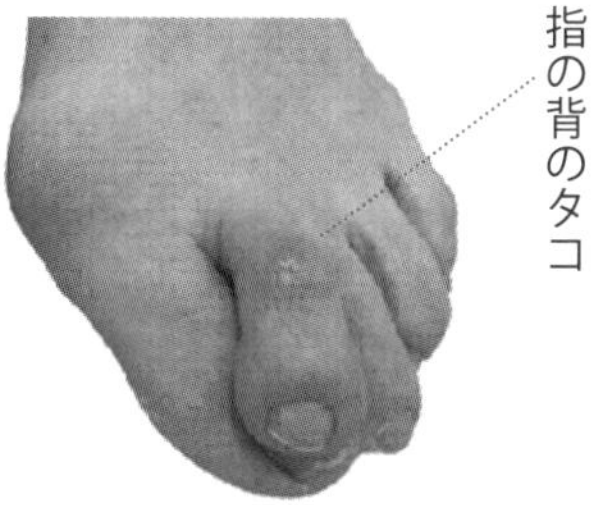

親指が第２指の下に入り込んでいる。さらに、第２指の指の背にタコがある。

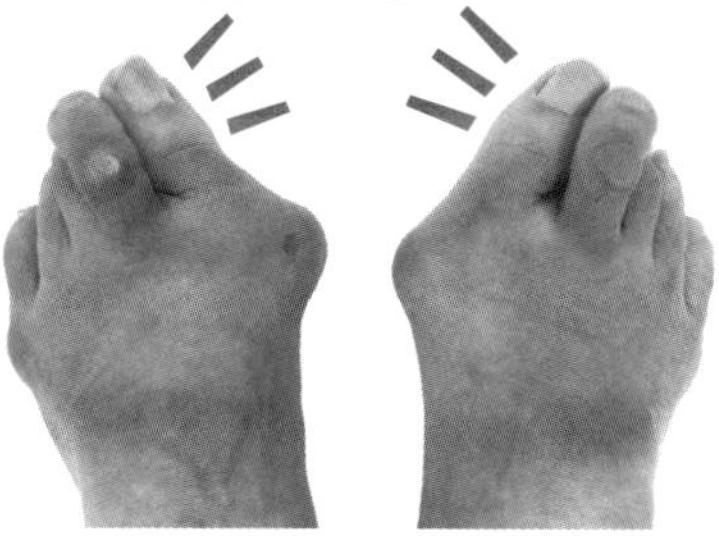

親指の角度が鋭角に曲がる。その変形も左右で異なる。

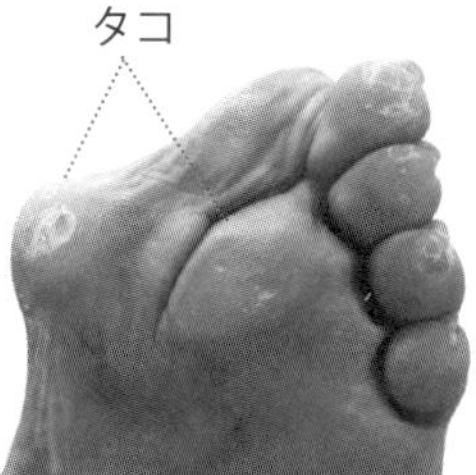

足裏の分厚いタコ。どんな靴も合わない。

一般的な外反母趾は30歳くらいの時の変形状態が続き、高齢になった時に多少変形が進む程度ですが、「足へバーデン」による外反母趾は進行性のため、ひどい外反母趾になるので、早めの対応が必要です。

関節リウマチでも同じようにひどい外反母趾になりますが、関節リウマチが原因となっている場合は「仮称：リウマチ性外反母趾」と呼び区別しています。血液検査ですでにわかっている場合がほとんどなので、「足へバーデン」とは区別できると思います。

手術をした人のほとんどは「足へバーデン」

手術に迷っている人やすでに手術をした人のほとんどが「足へバーデン」なのです。これも新説ですが、私の治療院に手術後の悩みで来院してきた人、約百人の足を調べると関節リウマチを除きほぼ全員が「足へバーデン」という結果があります。それを裏付ける証拠として手の第一関節が変形するへバーデン結節や手の親指の付け根が出っ張って痛む「CM関節へバーデン」があり、術後であっても親指と爪が外方向にねじれていた回内位の痕跡が残っています。また多くの場合一～二年で前と同じようにねじれた変形に戻ってしまったと訴えます。

手術に迷っていたり、手術をした動機は「変形がひどくはずかしい」「外反母趾が痛いため」「なかなか治らないのでイライラ」「手術をしなければ治らない」「老後歩けなくなるのでは」という不安からです。また「手術さえすれば完全に治るもの」と思い込んでいた人たちです。

手術に迷っている人は「足へバーデン」の場合がほとんどなので、次のことを参考にしてください。

①急性期（炎症期）におけるひどい外反母趾、「足へバーデン」の痛みはカサハラ式「足裏バランステーピング法」（⬇P46参照）で完全に消え、それ以上の変形を止めることができるという事実がある。

②痛みがなくなると心に余裕ができ、冷静な判断と共に手術のことを第一優先にしなくなる。

③もし手術をする場合でも炎症や痛みなどの急性期を過ぎてからのほうが術後の経過がよい。

④手術をして思い通りに、完全によくなったという人は意外と少ない

⑤再発の可能性があり、失敗か成功かの判断は重力の負担（負荷重）を受けた術後一～二年を基準にすることが望ましい

またどうしても手術を希望する場合や手術をしたほうが予後の生活の質（ＱＯＬ：クオリティオブライフ）がよい場合があります。それには痛みや炎症がなくなったことを前提に、次の三つ

【手術後のさまざまな状態】

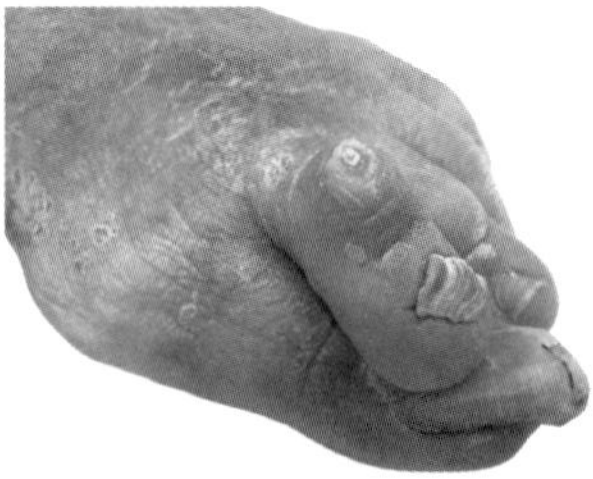

① 一年後再び元の形に戻ってしまった

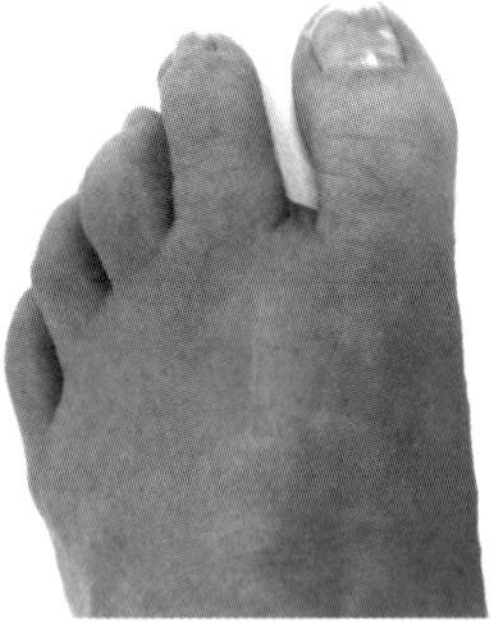

② 親指の付け根が固まって動かなくなってしまった

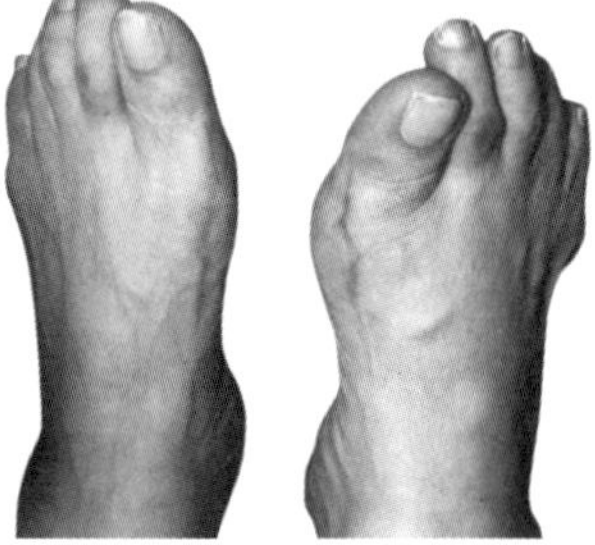

③ 二年後再び元の形に戻ってしまい痛みもある

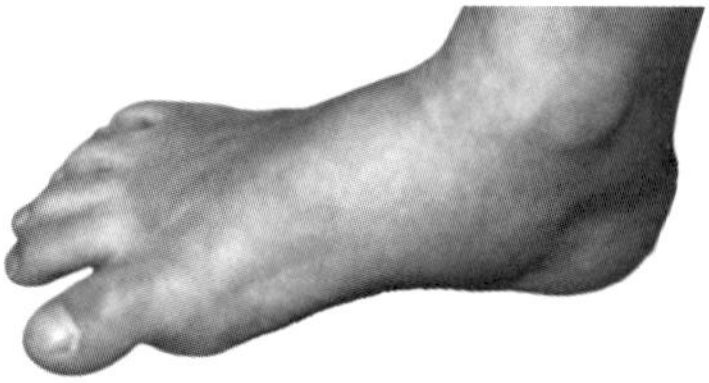

④ 術後も痛みが取れない。足全体に痛みが出るようになった

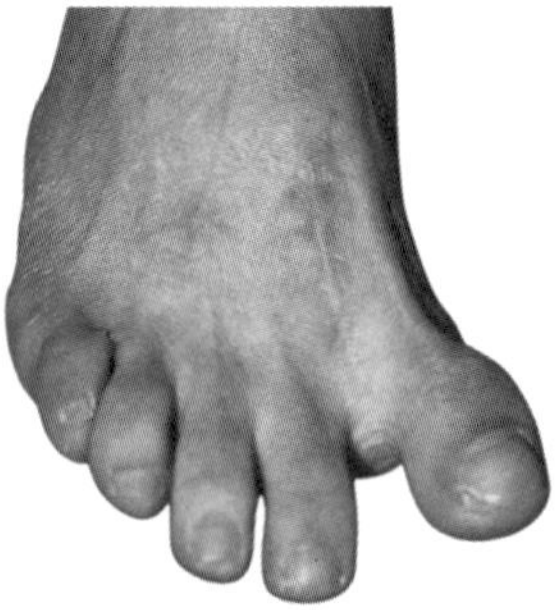

⑤ 親指が浮いて固まって動かなくなった

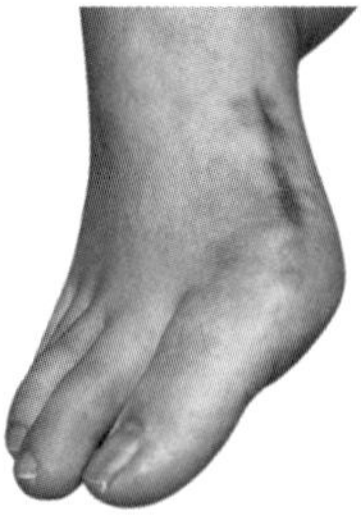

⑥ 親指が再び曲がってしまった

の条件に合う場合は医師の判断に従い、勧めています。

①はっきりと術後の改善が見込まれる場合
②変形が著しく日常生活において持続的な苦痛が続き、生活の質が落ちている場合
③ひどい外反母趾で美容的にどうしても許せず耐え難い場合

私はこのような前提条件と照らし合わせ、医師の判断を踏まえて患者さんに私の持っているあらゆる知識を繰り返し説明します。

私のこれらの行動は、「ひどくなったら最終的に手術をすればよいという安易な考えを正す」、「早期に足から未病のうちに改善し、健康寿命を延伸させることが医療の基本」、「最後まで自分の足で歩く」という重力とのバランス医療（Ｇバランス医療）の考えに基づいているからです。

第2章

「足の痛み」そのほとんどは「足へバーデン」

「足の痛み・悩み」専門！

足のさまざまな痛みで専門医やフットケアを訪ねる人たちの多くが、実は「足へバーデン」であり、その関連痛だ！と強く言っても、あなたはすぐには理解できないでしょう。それは、足の専門家や靴屋さんの先入観・常識さえも変えてしまうほどの内容だからです。

内容は画期的であっても表現は他の原因と区別し、わかりやすく説明してあります。

どんな足の痛みにも必ず隠れた本当の原因があるのです。ただその原因を見つけられないでいるに過ぎません。

よくならない「足の痛み」で悩んでいる人にとって、この新しい情報がより必要なのです。

40歳からの足の痛みのほとんどは「足へバーデン」とその関連痛

「足へバーデン」はさまざまな足の痛みやトラブルの隠れた原因になっています。

40歳以降の女性で、外反母趾の痛みをはじめ足のトラブルで医療機関を訪れる人のほとんどが「足へバーデン」であり、これが隠れた原因となる関連痛だったのです。原因がはっきりしたことで、多くの人の先入観や常識が変わってくると思います。

一般的な外反母趾なら30歳くらいの時の状態がそのまま続き、高齢になっても重力の負荷重により多少の変形が進む程度で、「足へバーデン」のようにひどい痛みが長く続いたり、ひどく変形することはないのです。しかし未だに、一般的な外反母趾とひどく変形する「足へバーデン」とが区別されず、混同しているのです。そのため適切な治療が行われず、よくならないばかりか逆に悪化させている人が多いのです。

もしあなたが今、足の痛みやトラブルをかかえ、その原因を外反母趾と思い込み医療機関を訪ねようとしているなら、まず「足へバーデン」を疑ってから専門医の治療を受けることです。

なぜなら、60歳以降の女性では五人に一人の割合でへバーデン結節や「ＣＭ関節へバーデン」が見られ、それと共に「足へバーデン」が90％以上の割合で一致するからです。それを裏付ける調査結果（当院を含め、大手企業やカルチャー教室などの長年の調べ）があるからです。

「足へバーデン」に比例して原因のハッキリしない足のさまざまな痛みやトラブルをかかえています。本章ではその主だった症状を紹介していきます。

この真実を多くの人に知らせたい、本当の原因を知ることで早期の未病のうちに自分で改善してもらいたいという、自分でも抑えきれない思いが勝り、多くの著書で繰り返し説明しているのです。**私は「外反母趾」、「浮き指」、「扁平足」、「へバーデン結節の全身性」を長年研究してきている以上、「足へバーデン」の真実を社会に知らせる使命があると思っています。**

次に「足へバーデン」の関連痛を順次説明していきます。

①親指の付け根が激しく痛む外反母趾は「足へバーデン」

■症状

ほとんどの人が「足へバーデン」を一般的な外反母趾と勘違いしています。

判断できない場合は手のへバーデン結節や手の親指の付け根が出っ張って痛む「CM関節へバーデン」の有無を確認してください。

激しく痛む「足へバーデン」は進行性で急性期（炎症期）に適切な治療がなされないと、3〜

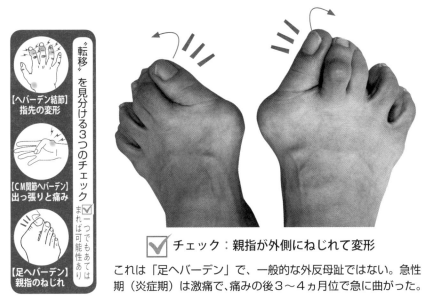

➡詳細はP32参照

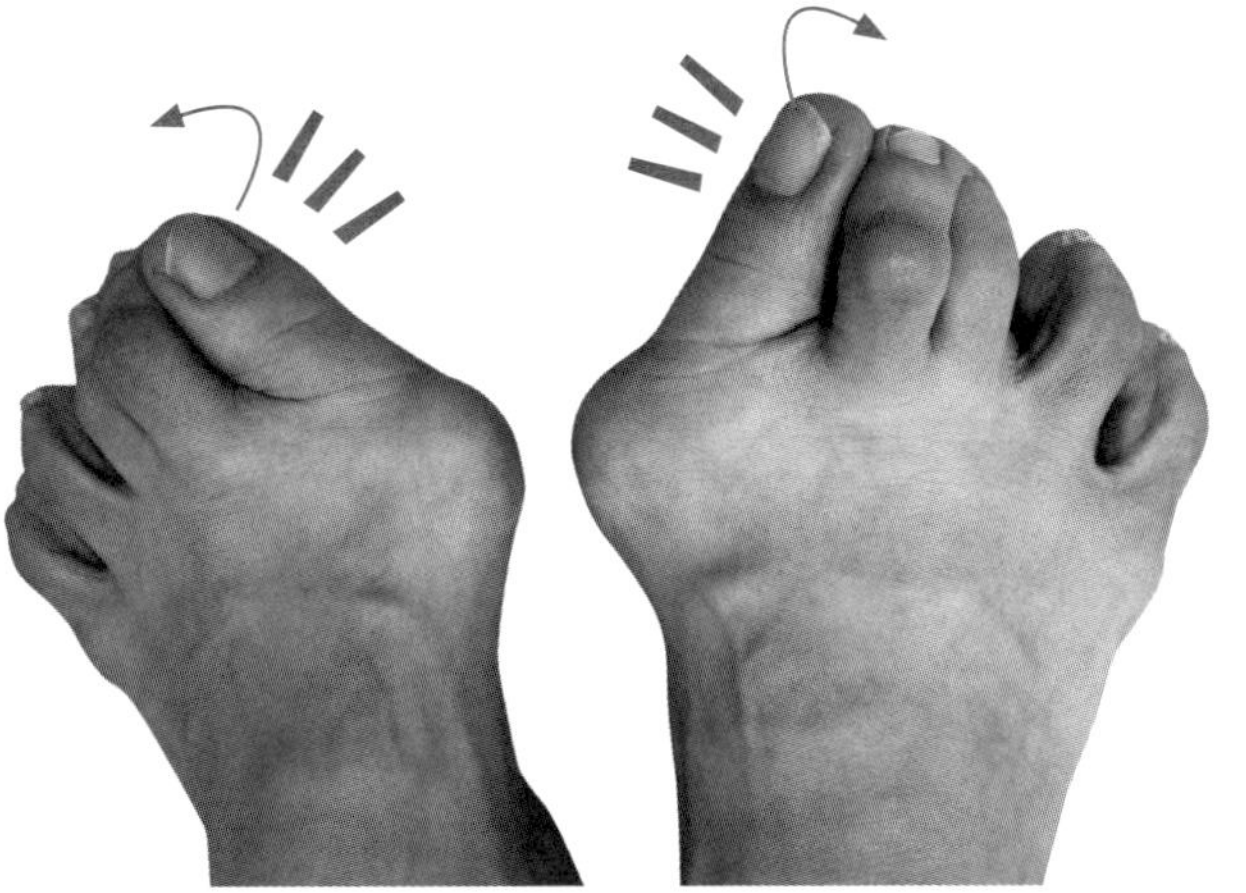

☑ チェック：親指が外側にねじれて変形

これは「足へバーデン」で、一般的な外反母趾ではない。急性期（炎症期）は激痛で、痛みの後３～４ヵ月位で急に曲がった。

４ヵ月くらいで急に鋭角に曲がったり、骨が出っ張ったり、親指の付け根の骨（母趾球部）全体が厚くなり、脱臼したりして動きも悪くなり、強剛《きょうごう》母《ぼ》趾《し》（巻頭口絵参照）になってしまう人もいます。足指を使って歩けないので、足裏の付け根に分厚いタコもできてきます。

急性期（炎症期）はズキンズキンとした激痛で靴が履けないこともありますが、急性期を過ぎると痛みは治まるものですが、変形は進行していきます。**慢性的に進行していく場合は痛みが少ないために、変形がひどくなってから初めて気づいて慌てる人もいます。**

このような人は残念ながらすでに足関節やひざ・股関節・腰・背部・首・肩関節にも転移し、そのどれか複数の関節に慢性痛を抱えています。次の項目に当てはまる人は要注意です。

■足が痛くて歩けない

① 少し長く歩いた後に、ズキンズキンとした激しい痛みが起こる（急性期・炎症期のみ）
② ひどく変形していても痛みはないが、長時間歩いた後だけ痛みを感じる
③ 旅行に行きたくても行く自信がなく、家に引きこもりがちになってしまう
④ 歩き方に迷っている。足首にゆるみと痛みを感じている
⑤ 親指の付け根や第二指の付け根が赤く腫れていて、長く歩いた後、腫れと痛みが増す
⑥ 急性期（炎症期）にテーピングをすると、夜間に激痛がする場合がある
⑦ 「足へバーデン」の知識がなく一般的な外反母趾と思い込んでいた
⑧ 手にへバーデン結節や「ＣＭ関節へバーデン」（母指ＣＭ関節症）がある

■原因

手の第一関節が太く変形する「へバーデン結節」が、遠く離れた足の指の付け根（母趾球部）にあたる中足指節関節に転移したものです。

また足から始まる場合があり、これに関する文献が見つけられないので「足へバーデン」と呼び区別することで、患者さんが不利益を被らないようにしています。

何度も繰り返し説明しているように「足へバーデン」は一般的な外反母趾とは異なるので、区

別しなければなりません。また「関節リウマチ」でも同じように、ひどい外反母趾（リウマチ性外反母趾）になるので区別が必要なのです。まるで第二の関節リウマチのようにも思えます。

関節リウマチの場合は医療機関ですでに病名を指摘され、自覚している人がほとんどなので区別が容易です。「足へバーデン」も「関節リウマチ」と同じようにひどく変形してしまいます。

「足へバーデン」に対する正しい知識と早めの対策で変形を最小限に食い止めることで、痛みはほぼ100%、形は約30%改善させることが必要です。

■足健療法《あしけん》➡その場から痛みがなくなり、普通に歩けて今日から治り始めます！

※足健療法とは足裏から患部や全身のゆがみを重力とのバランスで整え、自然治癒力を発揮させ改善する方法です。

①中足指節関節とリスフラン関節全体に6センチ幅の伸びない綿包帯を弱めに巻き、体重が乗った時、固定の役割になるようにし、その上からカサハラ式テーピング法で足裏のバランスを整える（➡P46参照）。

②痛みが著しい場合は母趾球部に繰り返される重力の負担を軽減するため、足関節のサラシ包帯で歩ける90%の固定を行う（➡P50参照）。

③スニーカーの中に人工筋肉素材の免震インソールを入れて介達外力（上部へ繰り返される突き上げ）となる過剰な衝撃とねじれを吸収無害化させる（➡P52参照）。

足裏のバランスを整えて自然と正しい歩行を促す
カサハラ式「足裏バランステーピング法（足バンデージ付）」

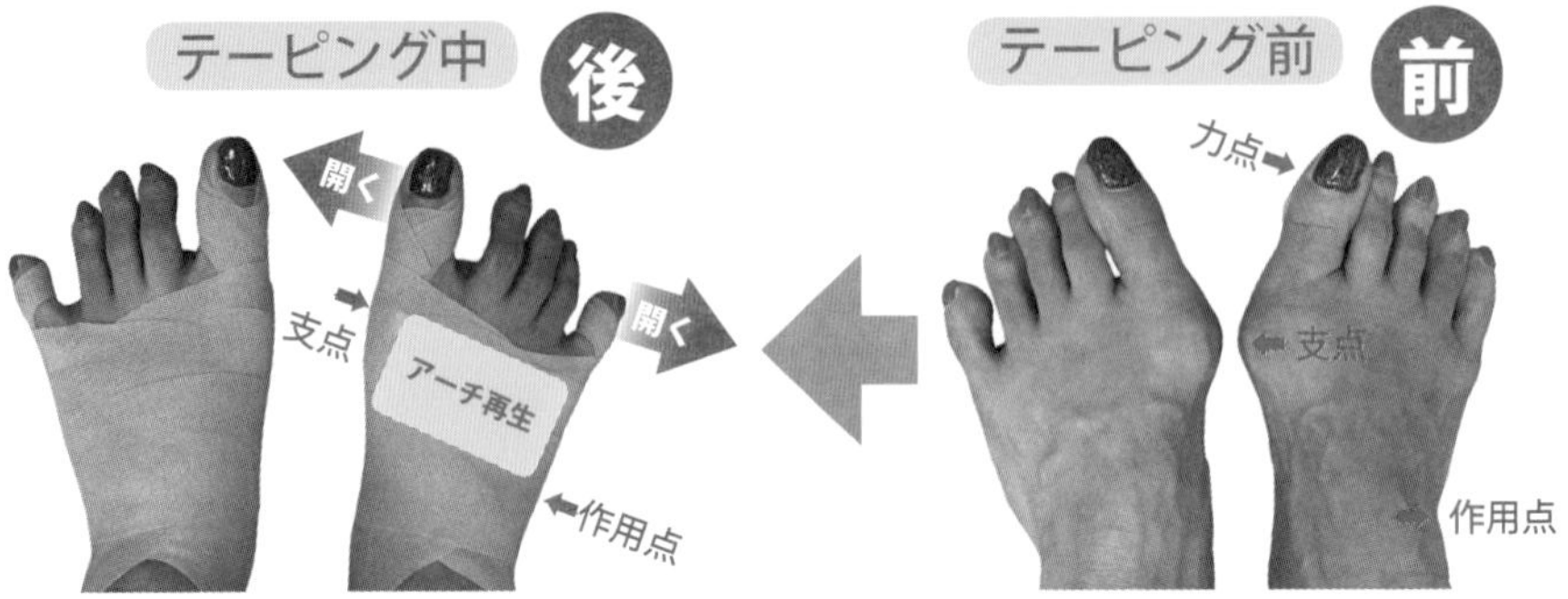

踏ん張れない足は親指が力点となり押され、支点、作用点に力が逃げて足裏がゆがむ

支点と作用点を押すと足裏のアーチが再生され、指が開いて踏ん張れる

用意するもの

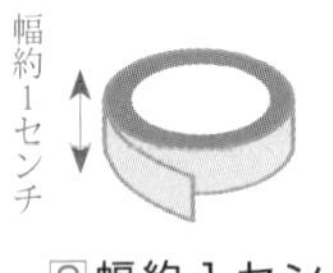

Ⓒ幅約１センチ位の白い紙テープ

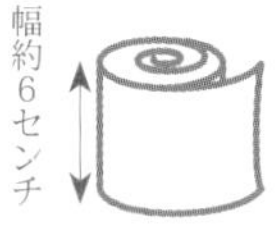

Ⓑ幅約６センチの伸びない綿素材の５裂包帯

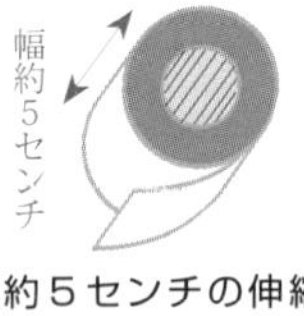

Ⓐ幅約５センチの伸縮のあるテーピング用のテープ。できるだけ薄く、かぶれにくい素材。

足バンデージの巻き方

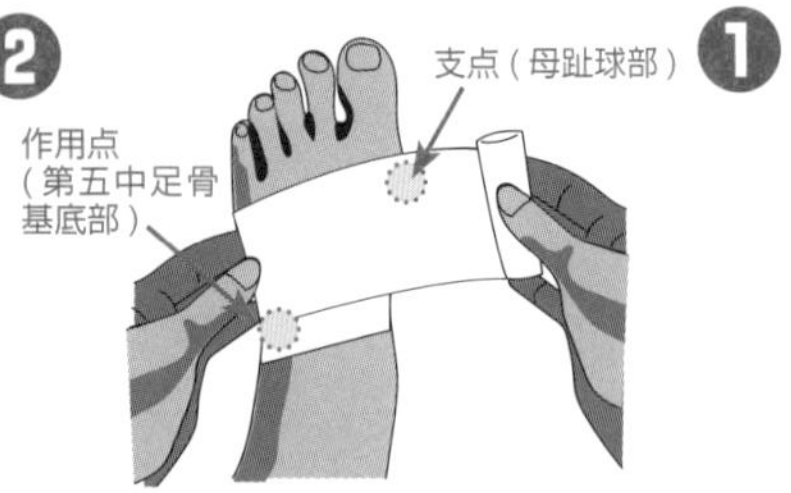

伸びない綿包帯Ⓑを、母趾球部（支点）を覆うように３周巻く。次に、第五中足骨基底部（作用点）を覆うように３周巻く。この時、強く引っ張らない。足指の力を抜いて巻く。

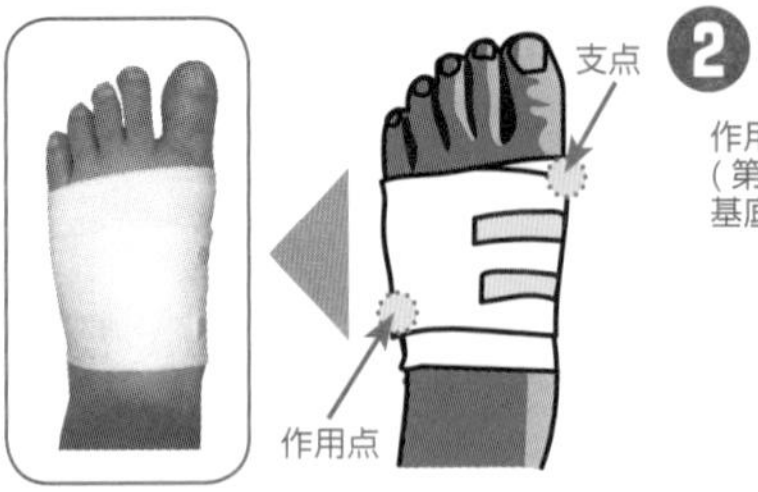

包帯の巻き終わりを紙テープⒸで２か所とめて、足バンデージの完成。

[カサハラ式足裏バランステーピングの型紙]

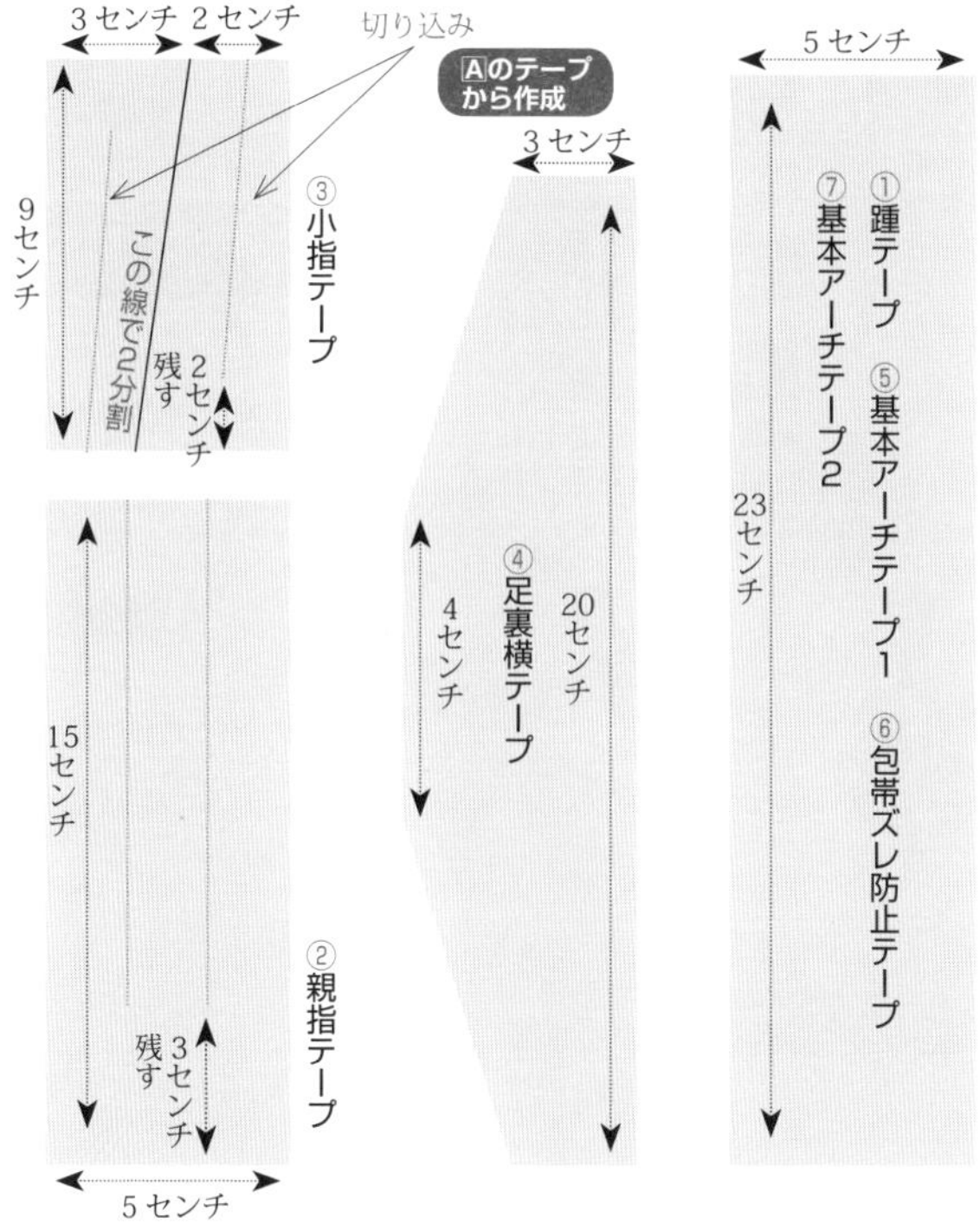

【テーピングのご注意】

●「足裏バランステーピング法」は「両足」に行ってください。両足で体を支えているため、左右差を起こさないために常に両足のバランスを整えます。

●テープは個人差もありますが、2～3日位を目安に貼り替えます。テーピング靴下と交互に使用され、皮膚に負担がかからないように使い分けがおすすめです。

●カサハラ式足裏バランステーピング法は「包帯」を巻いているため、お風呂でぬらすことができません。ビニール袋などで濡れないようにしてください。テープを外す時はゆっくりはがしてください。

●「足へバーデン」の炎症期（急性期）の場合、テーピングでバランスが変わることで、一時的に夜間に痛みが出ることがあります。その場合は、親指テープの指先だけ外すとおさまります。また、その場合は、足関節のサラシ固定（➡ P50参照）を行うことで足先への負担を軽減することができます。

片足分

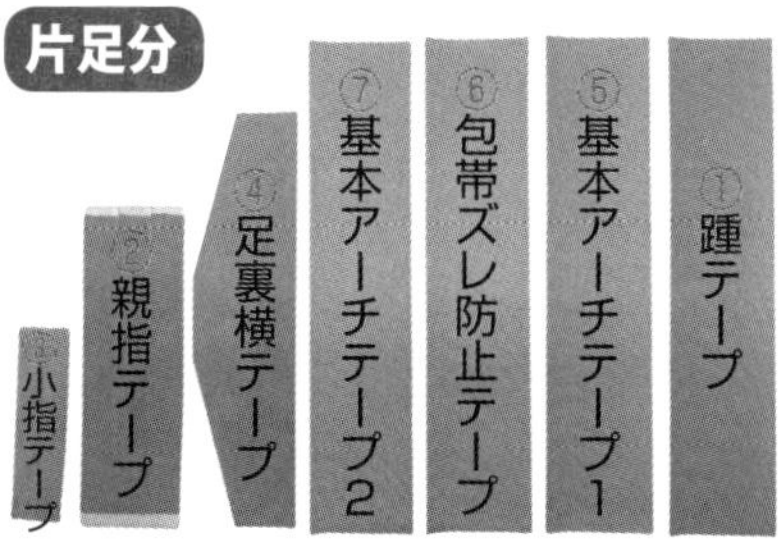

便利なカット済み

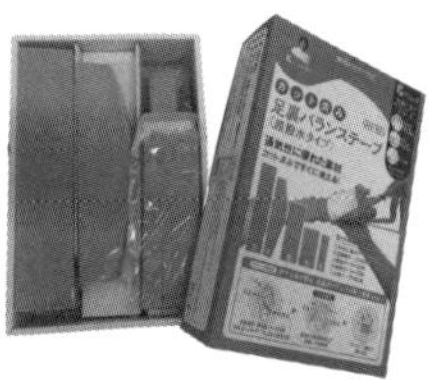

■カサハラ式カット済み
足裏バランケアステープ
5種類フルセット / 片足20セット組

［カサハラ式足裏バランステーピング法］

❶踵《かかと》テープ

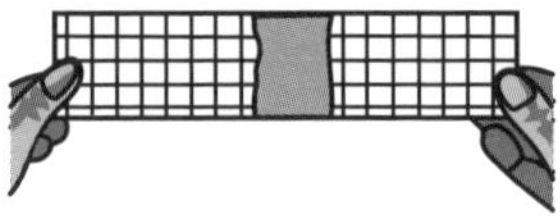

▲テープの中央の紙をちぎる。

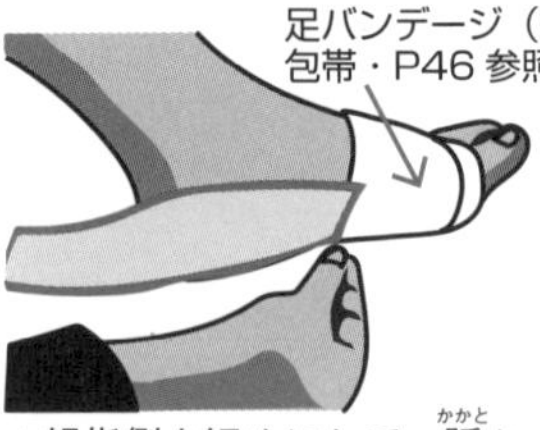

▲親指側を短めにして、踵《かかと》から足裏に向かって貼る。

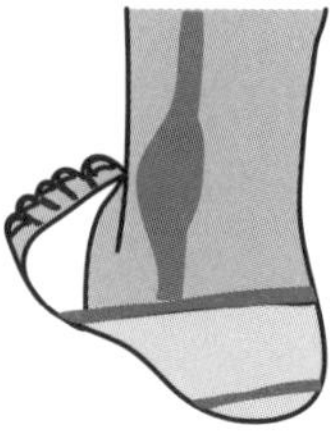

◀小指側を長めにして、踵から足裏に向かって貼る。

❷親指テープ

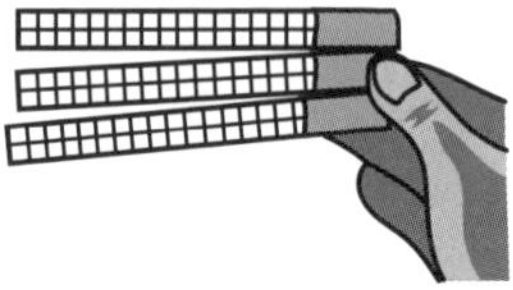

▲3本の切れ目から端の紙をちぎる。

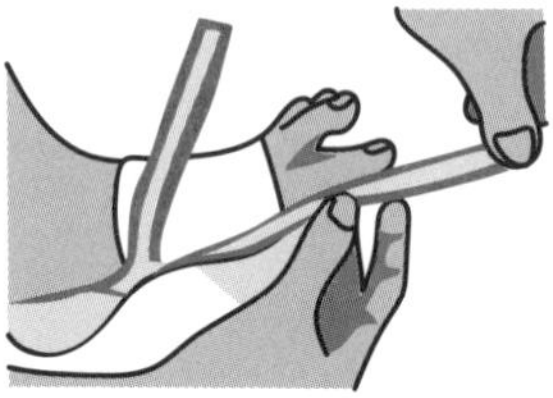

▲かかとテープに少しかけ、真ん中のテープを親指の下を通して貼る。指先は引っ張らず、爪にかからないように。次に上のテープも同様に貼る。

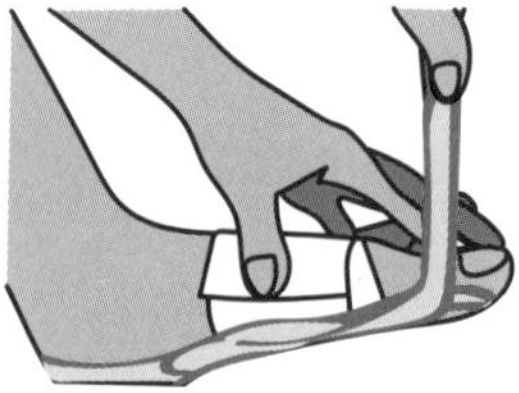

◀下のテープを親指の付け根でクロスさせ、親指の上から下へ爪にかからないように貼る。指先は引っ張らない。

❸小指テープ

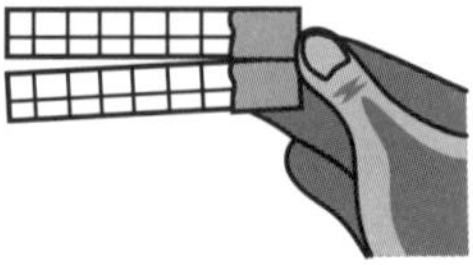

▲2本の切れ目から端の紙をちぎる。

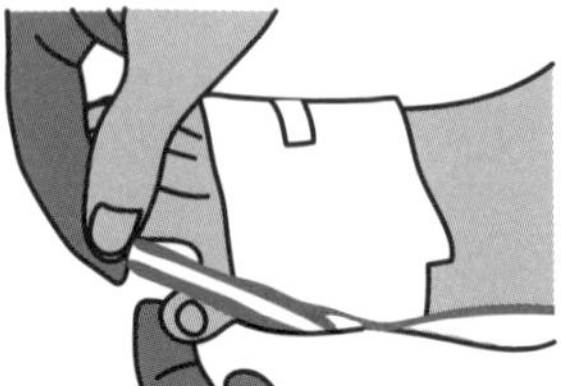

▲かかとテープに少しかけ、やや足裏から貼り始める。上側のテープを小指の下から上に通して巻き付ける。

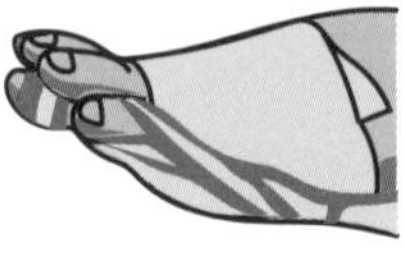

▲次に下側のテープを小指の付け根でクロスさせ、小指の上から下に通して巻き付ける。

■包帯カット

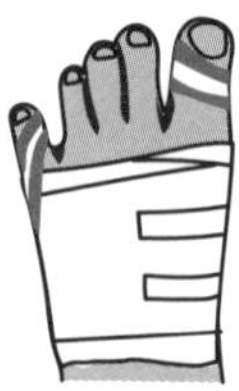

◀綿包帯の甲側と足裏側に三日月形のカットを入れる。

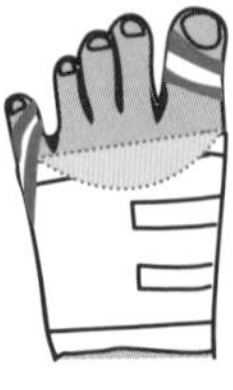

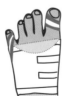

◀カット（ピンク部分）した状態。

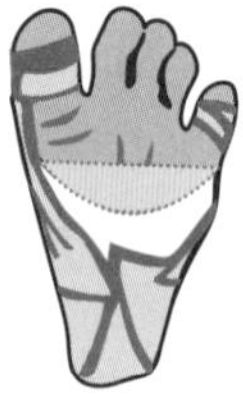

◀同様に足裏にも三日月形のカット（ピンク部分）を入れる。

＊見やすくするために、解説した貼る際のテープの端を赤くしてあります。

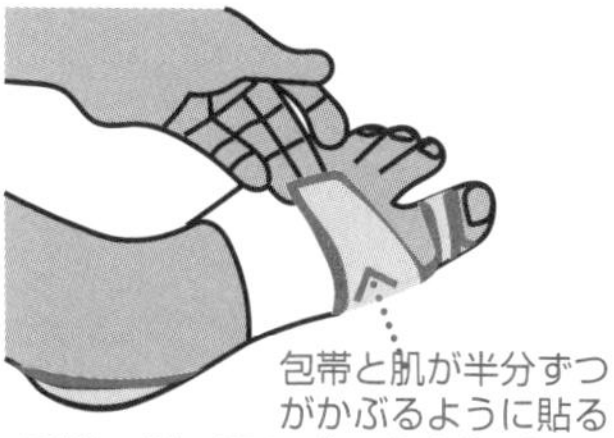

▲甲側は引っ張らず、左右順番に張り付ける。この時、指先側の肌と包帯が半分ずつかぶるように貼る。

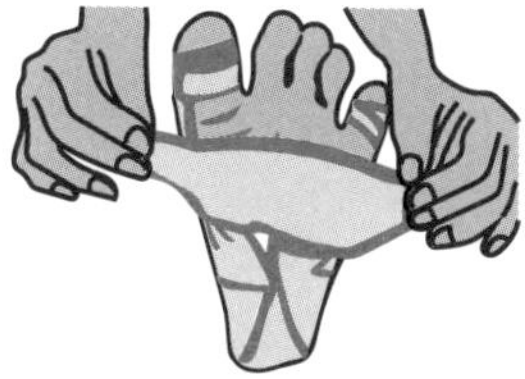

▲テープ山型の上部が、足裏指の付け根の包帯と肌が半分ずつかぶるように貼る。足裏だけ軽く引っ張る。

❹足裏横テープ

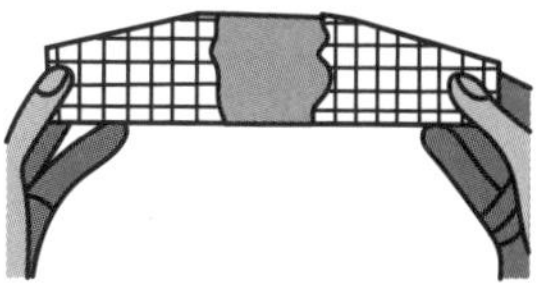

▲中央部分の裏紙をちぎる。

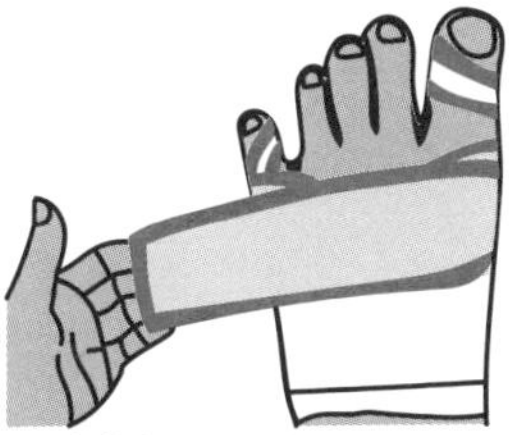

▲小指側も同様に、甲は引っ張らず、足裏を軽く引っ張りながら貼る。指先側の包帯を隠すように貼る。

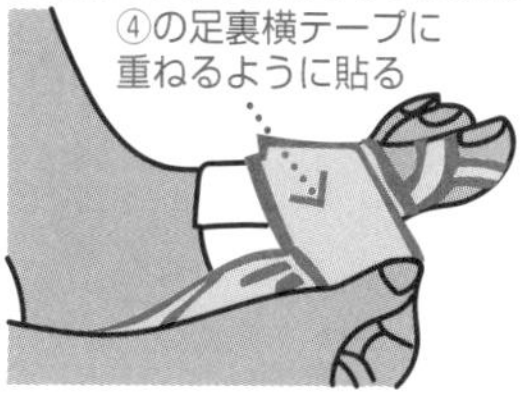

▲裏紙をちぎった部分を親指の付け根を押込むように足裏へ向かって軽く引っ張りながら貼る。甲は引っ張らない。

❺基本アーチテープ1

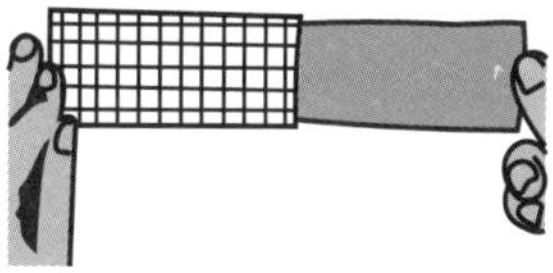

▲テープの裏紙を半分ちぎる。

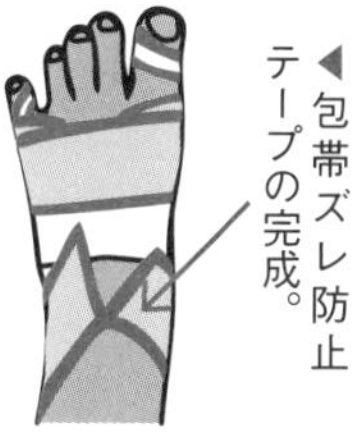

▲左右均等にテープの角が少しかかるよう反対側の角と角を足首付近で重ねて貼る。

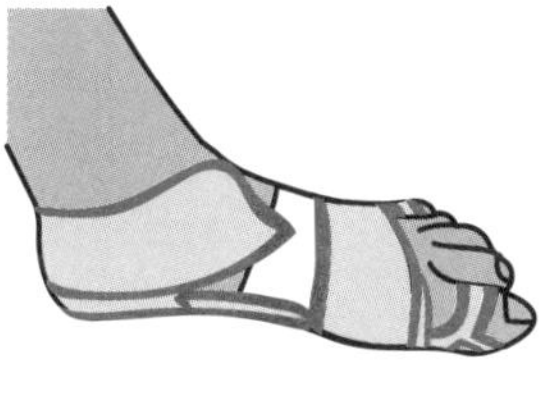

▲左右均等の長さになるように踵に貼り付け、片方ずつ甲中心の包帯の端に向かって貼る。

❻包帯ズレ防止テープ

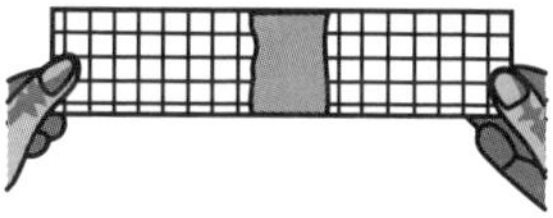

▲テープの中央部分の裏紙をちぎる。

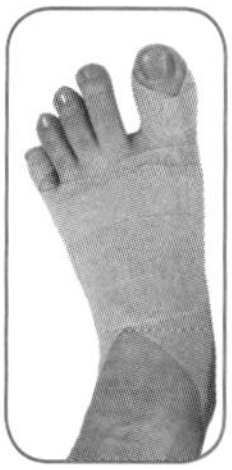

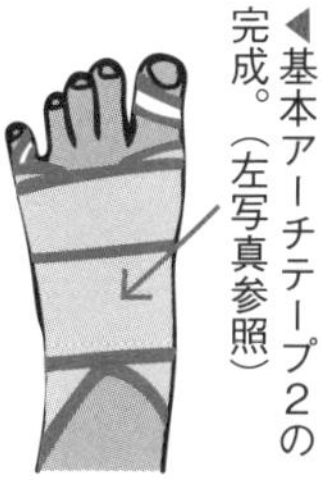

◀基本アーチテープ2の完成。(左写真参照)

反対側も同様に、包帯が隠れるように貼る。【完成】

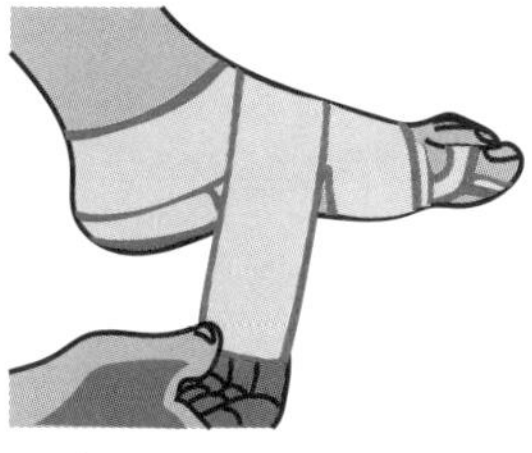

▲基本アーチテープ1に1／3程重ねて甲側は引っ張らず足裏だけ軽く引っ張る。

❼基本アーチテープ2

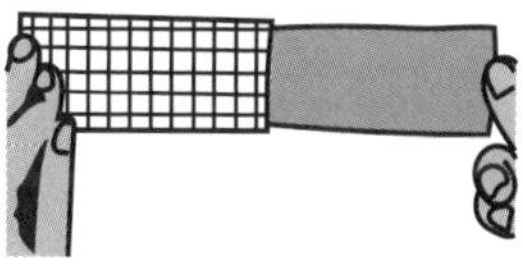

▲テープの裏紙を半分ちぎる。

ひどい足の痛みには「歩ける、足首の90%固定」が最優先

「足へバーデン」などによる痛みがひどい場合は、カサハラ式足裏バランステーピング法（P 46参照））をした上で、足首をサラシ包帯で巻き、「足関節の90%の固定」を行います。足のどんな痛みにも共通の方法で、重力の負担を軽減し、その場から痛くなく歩ける方法です。

・サラシ１反を３等分に裂いたものより、幅約１０センチ×長さ約２メートル
・約８センチ幅の伸びない綿包帯：１本の約２分の１量
・綿、またはガーゼ（足首のすれ防止）

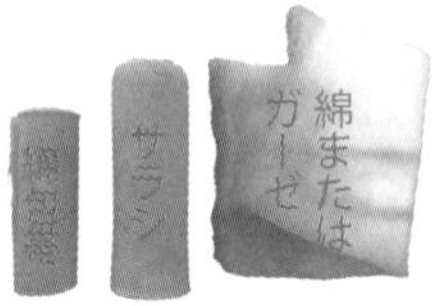

❶

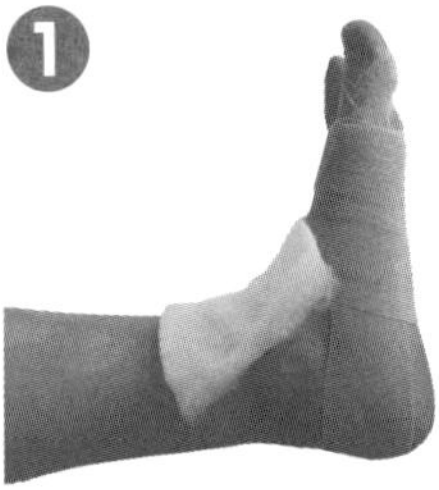

足首の前側にガーゼや綿花をあて、擦れを防ぐ。

❷

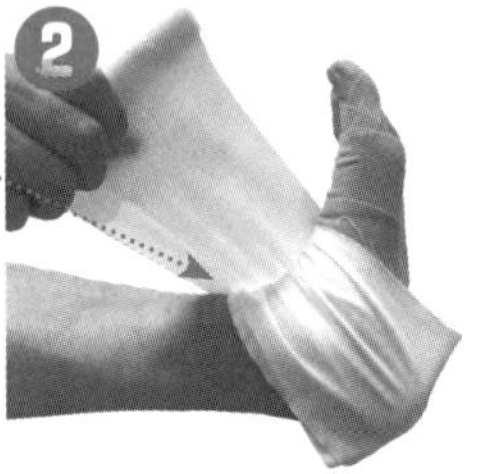

足首を90度に背屈させてサラシ包帯（幅約10センチ長さ約２メートル）を巻く。足首は巻き終わりまで、90度にしっかり曲げて巻く。足首からかかとを引っかけて強めに3周巻く。少しずつずらしながら上下に緩まないように巻く。

足首は常に直角で巻く

❸

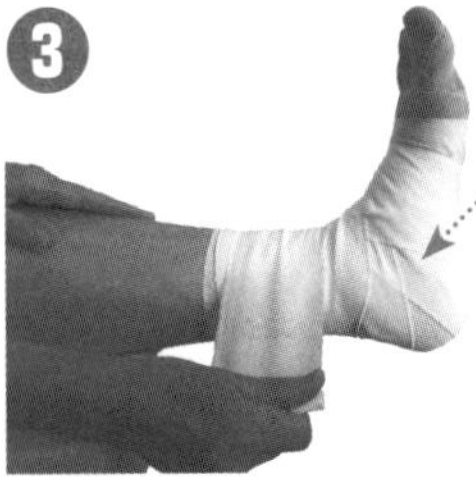

4裂の綿包帯を足首は90度（背屈位）にしっかり曲げて、サラシに続けて強めに巻く。少しずつずらしながら上下に緩まないように巻く。（完成図：右）

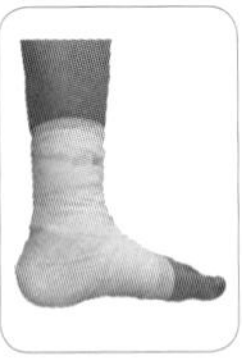

「足関節サラシ固定」の代わりに自分で簡単にできる専用靴下と足首サポーターとの「併用法」

❶

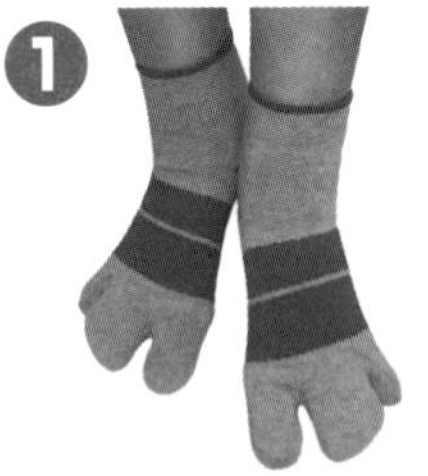

３本指テーピング靴下を履く。

❷

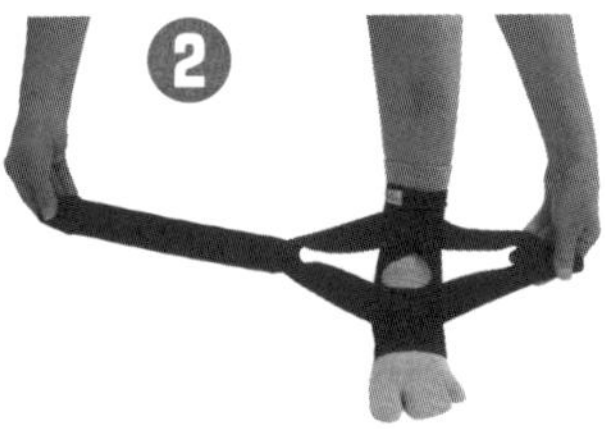

上から専用足首サポーターを装着。

❸

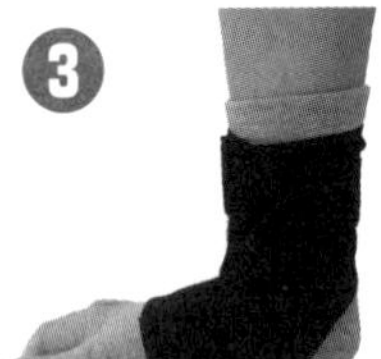

【完成】

どんな足の痛みにも、自分で簡単対応！
「足バンテージ」と専用テーピング靴下との併用法【横幅を固定】

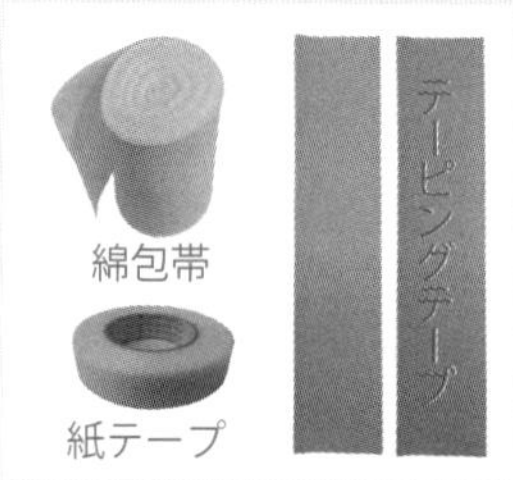

痛みや横幅がゆるんでいる足に行う

【用意するもの】

・伸縮性のあるテーピングテープ　（幅５センチ×長さ 23 センチ）を２枚（片足分）
・伸びない綿素材の５裂包帯（幅５センチ）
・白い紙テープ（幅１センチ）

❶

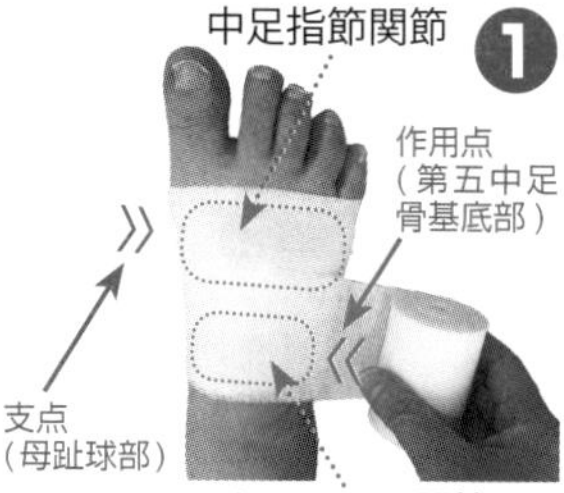

①伸びない綿包帯を、母趾球部（支点）を覆うように３周巻く。次に、第五中足骨基底部（作用点）を覆うように３周巻く。この時、強く引っ張らず指の力は完全に抜いて巻く。指を反らせるなど力が入っていると上手く巻けないので注意。

❷

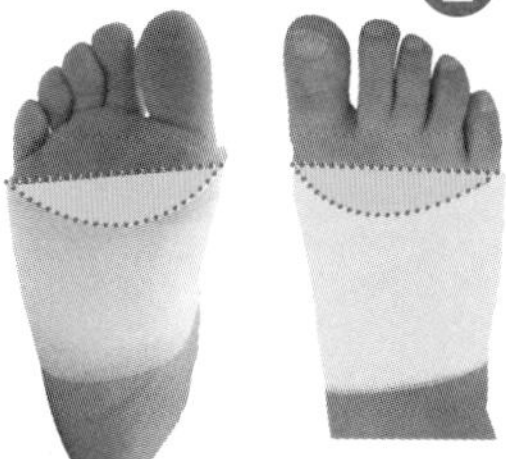

②甲側と足裏の指の付け根側に、三日月型に包帯をカットする。

❸

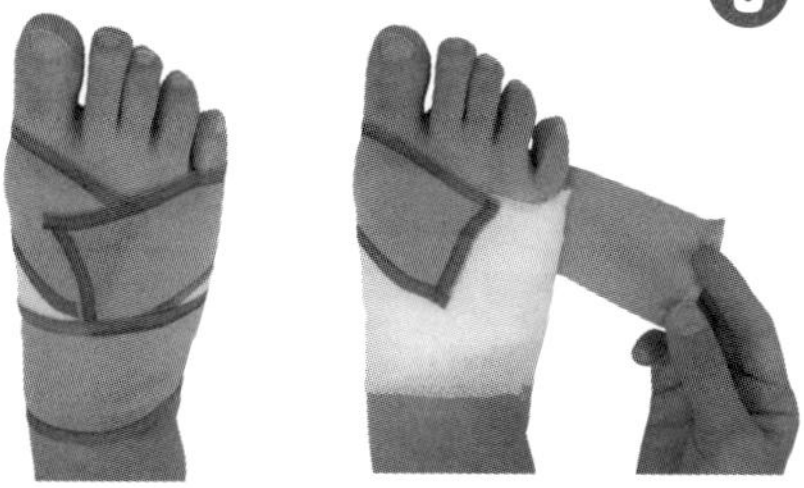

③包帯がずれないように、指先側と足首側の甲周囲を包帯と肌に半分ずつかかるようにテーピングテープでとめる。テープは引っ張らない。

❹

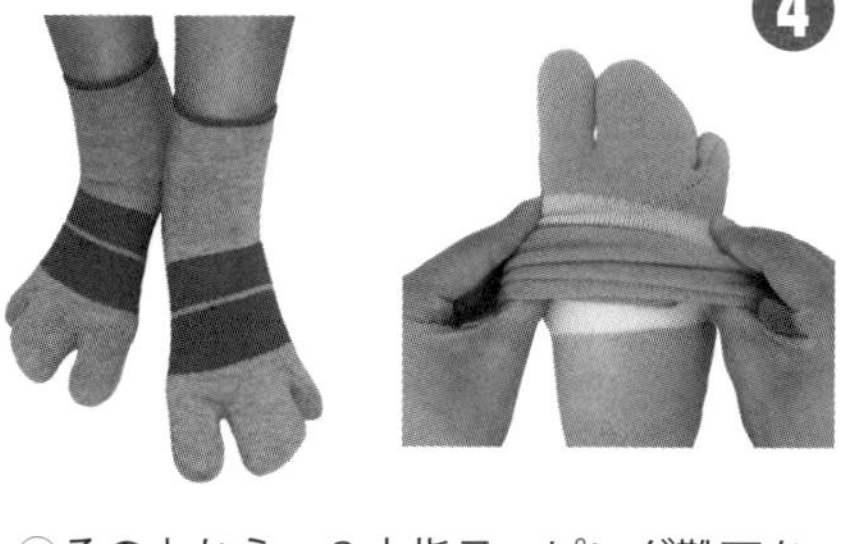

④その上から、３本指テーピング靴下を履いて完成。痛い方の足は足バンデージと専用靴下の併用。痛くない足は専用靴下だけ。テーピング靴下で常に両足のバランスを整える。

テーピングの代わりに、もっと簡単に自分で対応！ 専用サポーターとの併用法【横幅を固定】

足バンデージ付きテーピング法を１００％とした場合、この専用テーピング靴下や専用サポーターだけでも７０％くらいの〝基礎工事〟が可能。さらに、専用「足サポーター」と「３本指テーピング靴下」との併用法は、包帯固定「足バンデージ」の代わりとして、足の横幅の広がりによる体のゆがみを防ぐ。専用サポーターには指先部分が「筒型タイプ」と「指間パッドタイプ」があり、変形が軽度の場合は「指間パッドタイプ」、変形が進んで指の重なりがある場合は「筒型タイプ」が適合。また、家にいる時は「３本指テーピング靴下」と「専用足サポーター」との併用が便利。加えて、地面からの過剰な衝撃（地震の縦揺れ）とねじれ（地震の横揺れ）を吸収無害化させる人工筋肉素材の「免震インソール」を靴の中に敷くことも大切。

靴を履く時は３本指テーピング靴下と免震インソールで〝基礎工事〟

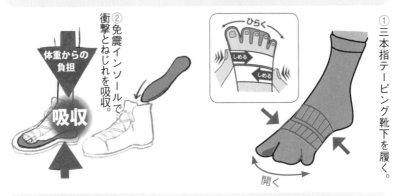

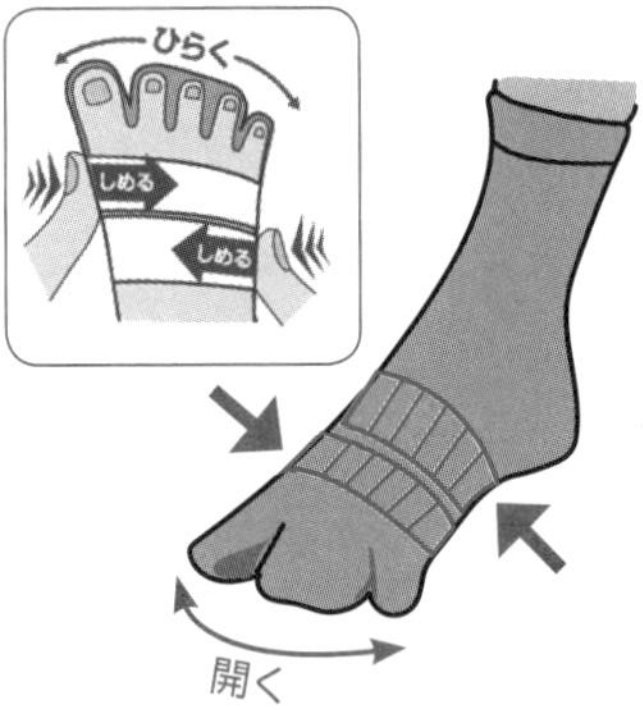

家にいる時は３本指テーピング靴下と専用サポーターとの併用法

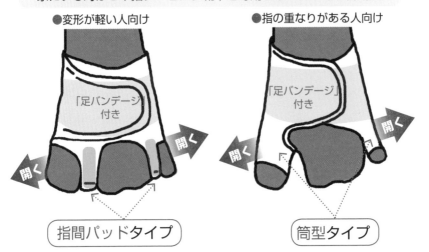

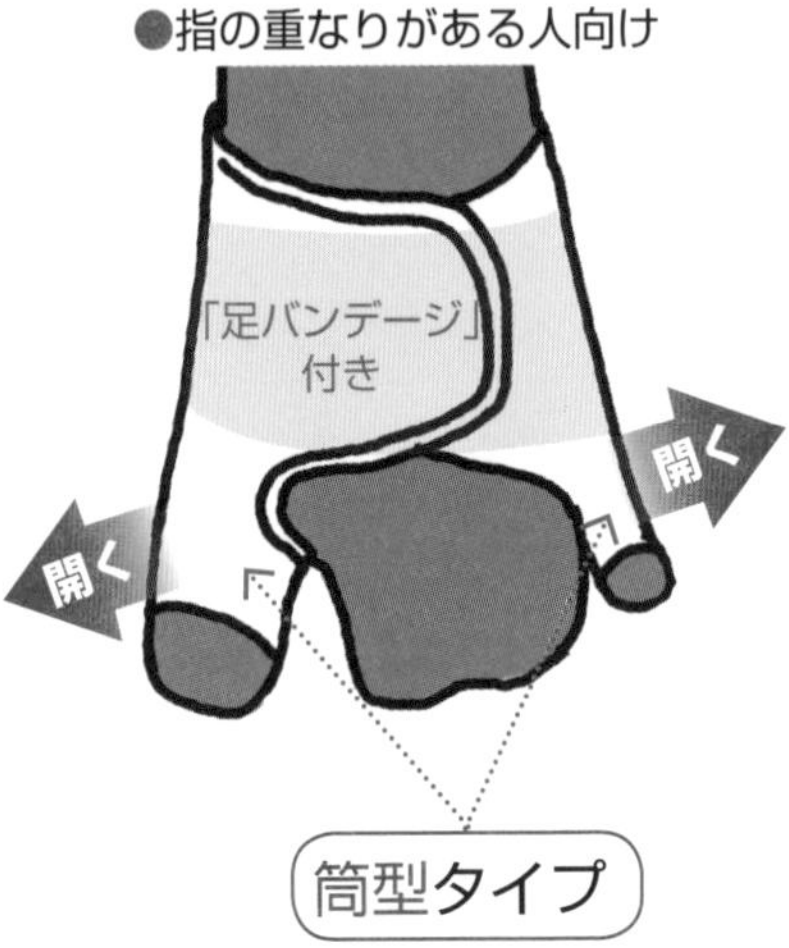

●自分で簡単に足裏のバランスを整え、普通に歩ける90%の固定療法

①自分で簡単に行う場合は、6センチ幅の綿包帯で中足指節関節を弱めに固定し、その上から専用のテーピング靴下（三本指タイプ）で足裏のバランスを整える。靴を履いて外出する場合に向いています（⬇P51参照）。

②もっと簡単に行う場合は、テーピング靴下（三本指タイプ）を先に履いて足裏のバランスを整え、その上から外反母趾専用の筒型サポーターで中足指節関節を固定します（室内用）（⬇P52参照）。

③痛みがひどい場合は①の上からサラシ包帯に代わる足首サポーターで固定（⬇P50参照）、スニーカーが履ける外出用。簡単に行うには②の上から足首サポーター（室内用）。患部に対して重力の負担度（破壊力）より安静度（治癒力）が上回る90%の固定ができ、自然治癒力（自己治癒力）を最大限に発揮させます。（スニーカーに免震インソールは必要）

②足の第二指付け根の痛みは「仮称：第二中足骨頭へバーデン」

■症状

「足へバーデン」の関連症状の中で一番多い足の痛みですが、これはとても重要です。

親指が第二指の下に入り込んだ「足へバーデン」の人に多く発症します。40歳以降の女性で第二指の付け根に痛みがあったら、「仮称：第二中足骨頭へバーデン」が考えられます。

最初はチクチクした痛みから始まり、何も処置しないでだましだまし歩き、こじらせてしまうと、歩くたびにズキンズキンとした強い痛みに変わってきます。

第二指付け根の部分が熱っぽく腫れていて痛む、さらに激痛が増すと不安を感じ、歩くのが怖くなってきます。この段階ではまだX線などの画像診断に異常が現れないので見落とされている場合が多いのです。

痛みがあるのにX線検査には異常が現れないので、より不安になってきます。このような患者さんが本当に多く見られるのが現状なのです。

手の指で足の痛いところを上下から強めにつまむと限局性の圧痛があり、進行している場合は骨の変形や疲労骨折で骨の肥厚を確認することができます。

第二指が極端に浮き、適切な治療がなされないために、脱臼骨折へと悪化させてしまった人もかなり多く見られます。

「足へバーデン」による第二指の付け根の変形性関節症（炎）が理解されていないのです。

時間経過に伴い石灰沈着が起こった場合、初めて疲労骨折や脱臼骨折をX線などで確認することができます。

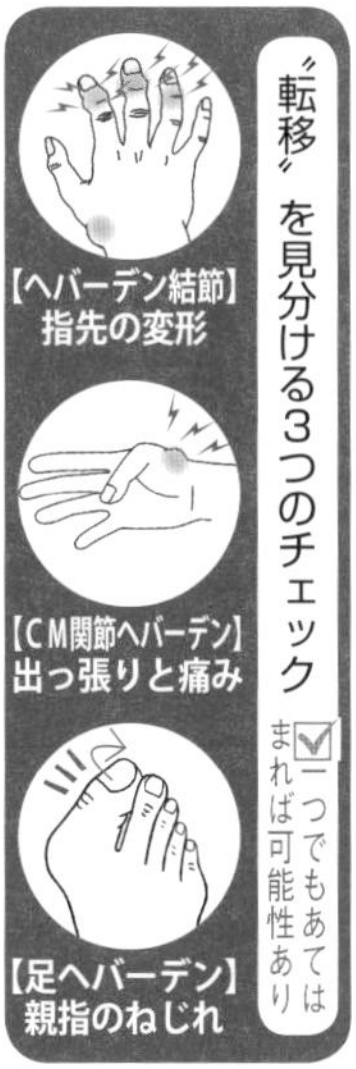
“転移”を見分ける3つのチェック
【ヘバーデン結節】
指先の変形
【CM関節ヘバーデン】
出っ張りと痛み
【足ヘバーデン】
親指のねじれ
一つでもあてはまれば可能性あり

➡詳細は P32 参照

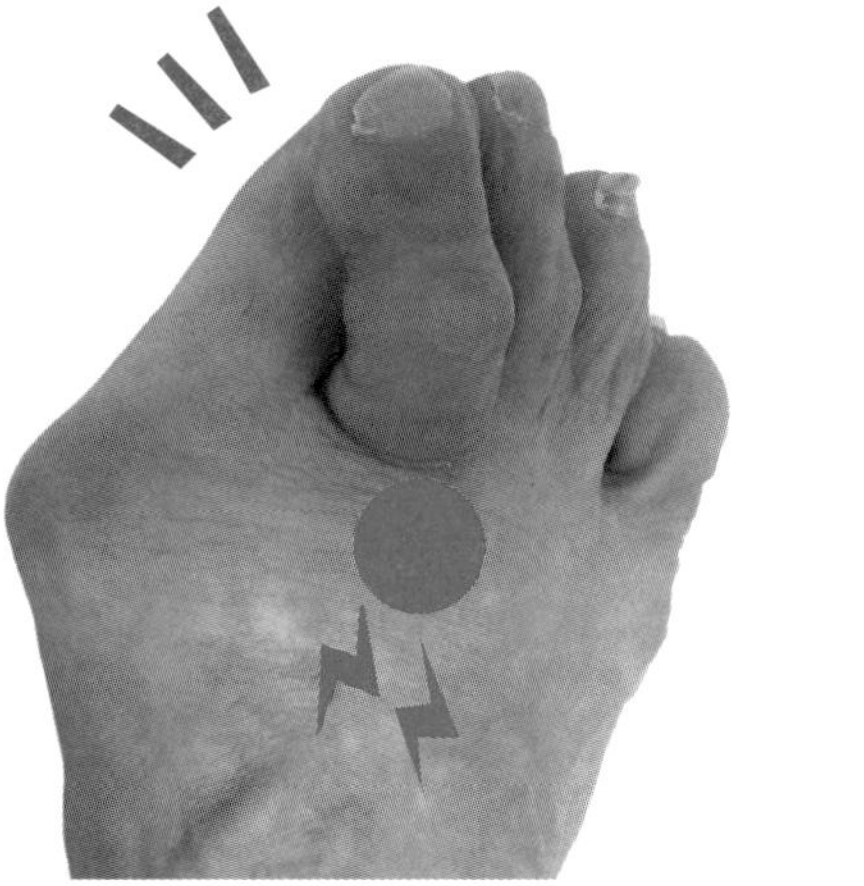

☑ チェック：第２指の付け根が痛む

第２指の付け根を上下から強くつまむと限局性の圧痛が著しい。悪化すると、親指が第二指の下に入りこみ、脱臼骨折する。

「ヘバーデン結節」や「足ヘバーデン」との関係性、これに関する研究発表や報告がないため「第二中足骨頭ヘバーデン」と呼び、フライバーグ病や第二ケーラー病・関節リウマチとも区別しています。

発症する部位はまれに第三中足骨骨頭部にも見られますが、第四中足骨骨頭部に発症した場合、「モートン病」と誤診されることもあります。

■原因

原因となるそのメカニズムは「足ヘバーデン」により、親指が第二指の下に入りこんで第二指を浮かせるため、第二指の付け根の骨が地面に繰り返し打ち付けられてしまい、過剰な衝撃により変形と骨破壊が起こります。

この重力の負担が集中し変形したところにへバーデン結節が転移し、さらに骨の破壊が悪化したことが原因です。

第二指付け根（第二中足骨骨頭部）の痛みや疲労骨折、さらに悪化した脱臼骨折の本当の原因はへバーデン結節が足に転移した「足へバーデン」の関連症状なのです。

前述しているように、第二中足骨骨頭部の痛みは医学的にフライバーグ病、または第二ケーラー病と言われていますが、これは主に思春期の女性に多く発症する症状です。

これとは別に**40歳以降の女性で「足へバーデン」と共に発症する第二指付け根の痛みを「第二中足骨頭へバーデン」と名付けて区別しています。あまりに多い症状だからです。**

手のへバーデン結節と足に転移した「足へバーデン」との関係性と照らし合わせ、常に90％以上の割合で一致することで、次第に理解することができると考えています。

足健療法《あしけんりょうほう》 ⬇その場から痛みがなくなり、普通に歩けて今日から治り始めます！

「足へバーデン」と同じですが（⬇P45参照）、注意点として**第二指付け根の痛み「仮称：第二中足骨頭へバーデン」はどんな場合でも必ず足関節の包帯固定を行い、重力の負担を約90％軽減させるようにします**（⬇P50参照）。

●自分で簡単に足裏のバランスを整え、普通に歩ける90％の固定療法

これも「足へバーデン」と同じです（⬇Ｐ53参照）。

③足の第四指付け根の痛みは「仮称：へバモートン」

40歳以降の女性で第四指の付け根に痛みが起こる「モートン病」、その多くが「足へバーデン」の関連症状なのですが、間違えている場合が多いのです。これを「仮称：へバモートン」と名付け、一般的なモートン病や関節リウマチと区別しています。

■症状

足の第四指の付け根が痛い。特に朝歩きはじめに「チクチク」「ビリビリ」した痛みやズキンとした激痛がすることがあります。慣れて体が温まってくる昼間は和らぐことが多いのです。次第に歩くたびにズキンとした痛みになり、慌てて医療機関を訪ね、「モートン病」と診断される場合がほとんどです。

40歳以降の女性で第四指の付け根を上下から指で強く摘んだ時、限局性の圧痛は著しいが指先にかけての神経症状がないのが特徴です。「足へバーデン」の関連症状の「仮称：へバモートン」

の可能性があります。手のヘバーデン結節が足の第四中足骨骨頭部に転移し、変形した骨が周りの神経を圧迫しているのです。

40歳以降の女性でヘバーデン結節や「足ヘバーデン」と共に第四指の付け根に起こった症例についての報告や研究発表を見つけることができないので、「仮称：ヘバモートン」と名付け、一般的なモートン病や関節リウマチと区別しています。なぜなら「仮称：ヘバモートン」に対する保存的療法はすでに確立されているからです（以降「ヘバモートン」と称する）。

まれに第三指の付け根にも発症します。**一般的なモートン病と症状が似ているので間違いやすいのですが、原因や症状、治療法が異なるので最初に区別が必要なのです。間違った治療で長年悩んでいる人が大変多くいます。**

一般的なモートン病は神経腫（神経のこぶ）

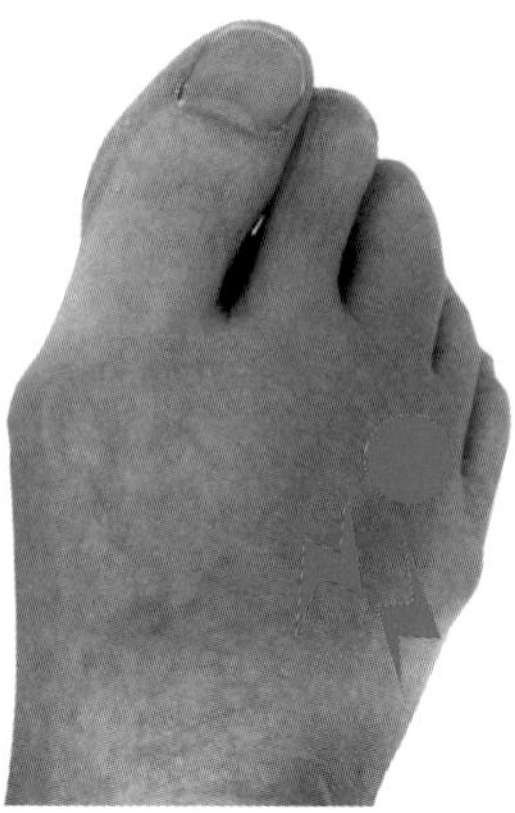

☑ チェック：**第4指の付け根が痛む**

上下から強く摘むと限局性の圧痛がある。

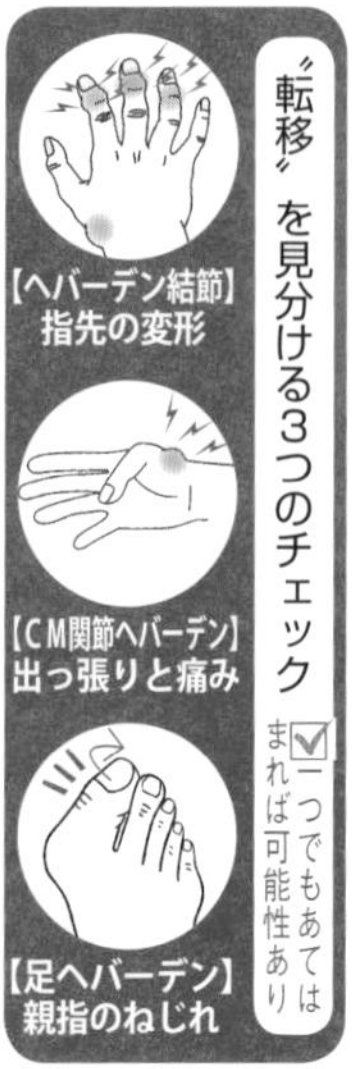
“転移”を見分ける3つのチェック
☑一つでもあてはまれば可能性あり
【ヘバーデン結節】
指先の変形
【CM関節ヘバーデン】
出っ張りと痛み
【足ヘバーデン】
親指のねじれ

➡詳細はP32参照

が原因となるものを指します。神経症状は人によって多少異なりますが、感覚が鈍くなったり、何か薄いゴムが一枚あるような感を訴えたりします。第三・四中足骨指間を上下から強くつまむと激痛やびりびりとした、しびれるような症状が神経支配領域となる指先にかけて起こります。

また、親指と小指の付け根（中足指節関節）を両側から押すと、同じような痛みやしびれが指先の神経支配領域にかけて出て感覚異常が起こるという特徴があります。

原因

原因となるそのメカニズムは「足へバーデン」による変形で、**足裏の横アーチ（中足指節関節）が舟底の形になり、第四指の付け根を歩行時に地面に繰り返し打ち付けてしまい、過剰な衝撃が集中するところへ「へバーデン結節」が転移し、第四中足骨骨頭部で変形した骨が周りの神経を圧迫することが原因です。**関節リウマチとは異なりますが、過剰な衝撃により、同じように骨を破壊し、変形させてしまうという特徴があります。

足健療法《あしけん》⬇その場から痛みがなくなり、普通に歩けて今日から治り始めます！

「足へバーデン」と同じで（⬇P45参照）、注意点として痛みがひどい場合は**サラシ包帯に代わる足首サポーターの固定を行い、患部に対して重力の負担を軽減させます。**

●自分で簡単に足裏のバランスを整え、普通に歩ける90％の固定療法

「足へバーデン」と同じですが（➡P53参照）、注意点として痛みがひどい場合にはさらにこの上からサラシ包帯に代わる専用の足首サポーターで固定します。患部に対して重力の負担度（破壊力）より安静度（治癒力）が上回る90％の固定ができ、自然治癒力（自己治癒力）を最大限に発揮させることができます。**（いずれも免震インソールは必要）**

④足裏の分厚いタコと痛みは「仮称：へバタコ」

■症状

足裏の指の付け根に若い人とは異なる分厚いタコがあり、歩行時、タコが異物となって痛みを感じる人も多くいます。また、指間にできるタコのほとんどは「足へバーデン」による変形で他の指の爪が当たったり、変形して縮まった足指の関節が当たることが原因です。

指の背にできるタコは変形が著しく指が縮こまり浮いているため、靴の内側の上部に当たることが原因です。これと同じように爪が当たると黒っぽく変色します。

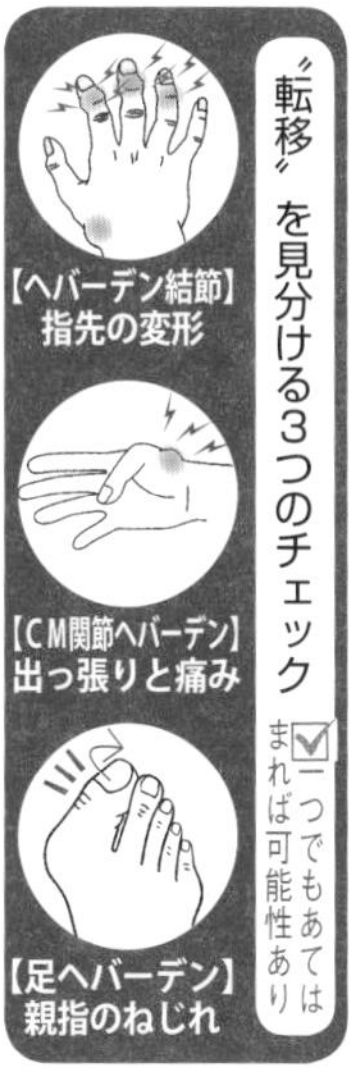
“転移”を見分ける3つのチェック
【へバーデン結節】
指先の変形
【CM関節へバーデン】
出っ張りと痛み
【足へバーデン】
親指のねじれ
☑一つでもあてはまれば可能性あり

➡詳細は P32 参照

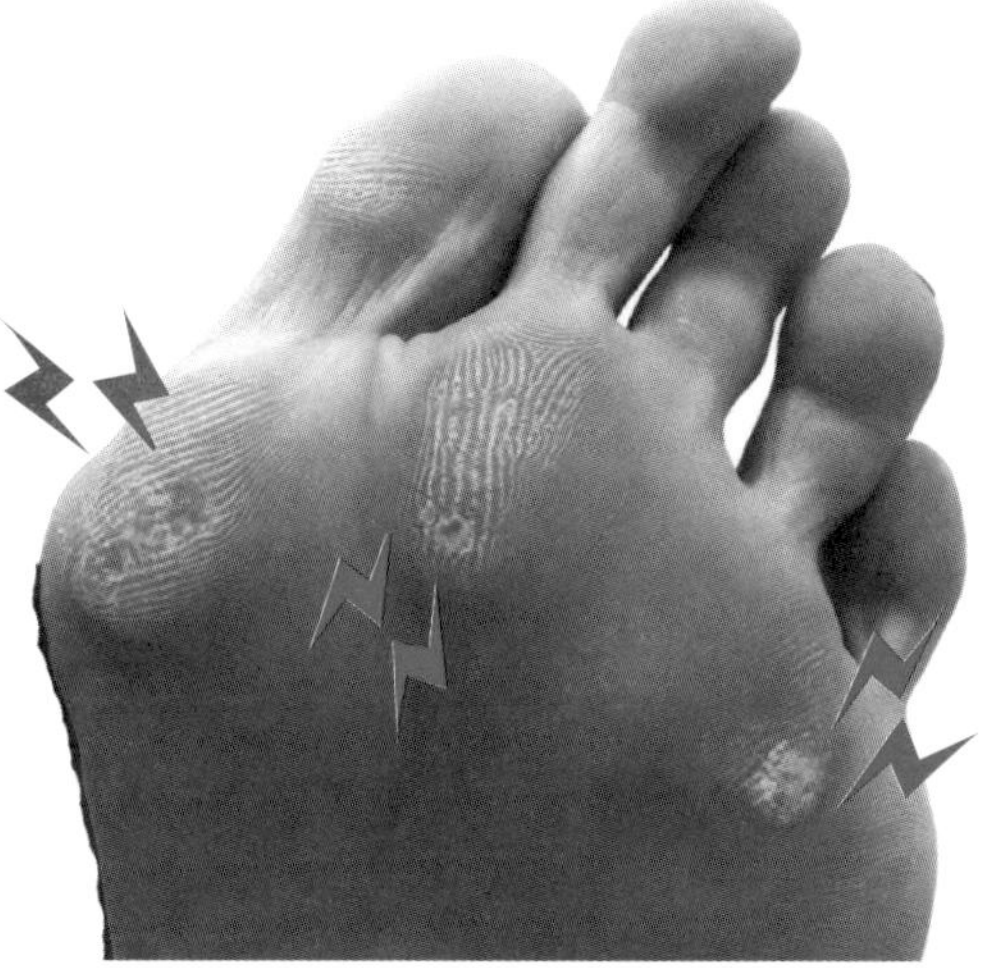

☑ チェック：足裏・指間・指の背に分厚い、ひどいタコがある

■原因

40歳以降の女性に発生する「分厚いタコ」のほとんどが「足へバーデン」によるひどい外反母趾が原因です。関節リウマチでも同じような「分厚いタコ」ができます。

関節リウマチの場合は原因をすぐ特定できるのに対し、40歳以降の女性で「足へバーデン」によって発生する「分厚いタコ」はまだあまり知られていないので、これを「仮称：ヘバタコ」と呼んで区別しています（以降「ヘバタコ」と称する）。

若い人のタコやウオノメは一般的な外反母趾や浮き指・扁平足で足裏の横アーチがくずれ、舟底型になった部分にヒールやパンプスなどで重力の負担が繰り返されたことが原因です。

この時、内部の骨を守ろうとする防御反応により、皮膚の角質が大きく厚くなり、一般的なタコが起こってきますが、分厚いタコにはなりません。

40歳以降の女性ではこれに「足へバーデン」が加わり、分厚いタコができます。

「足へバーデン」で指が縮こまって舟底型となり、地面に打ち付けられるため、防御反応でより分厚いタコができるのです。

足健療法《あしけん》

⬇その場から痛みがなくなり、普通に歩けて今日から治り始めます！

① タコを70％くらい削ってから（削りすぎに注意！）、中足指節関節を伸びない綿包帯で弱めに巻いて固定の役割をさせ、その上からカサハラ式テーピング法（⬇P46参照）で足裏のバランスを整える。

② 痛みが著しい場合は重力の負担を約90％軽減するため足関節の包帯固定を行う。（⬇P50参照）

③ スニーカーの中に人工筋肉素材の免震インソールを入れて、介達外力となる過剰な衝撃波とねじれ波を吸収無害化する。

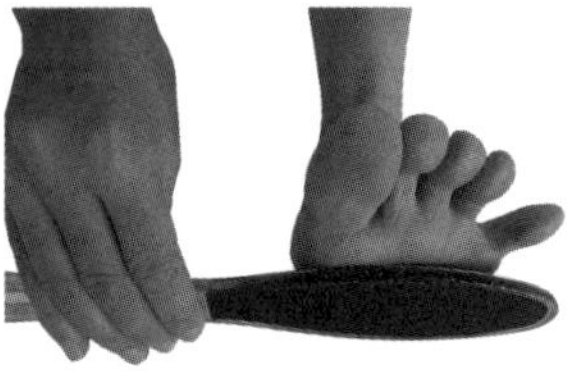

タコを70％くらい削る

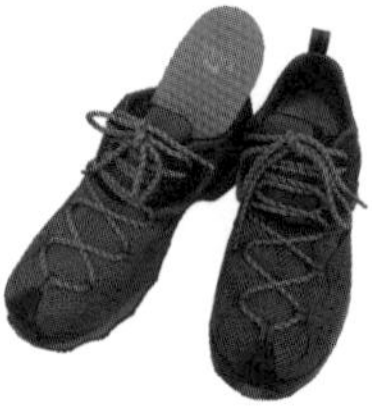

免震インソールを入れる

●自分で簡単に足裏のバランスを整え、普通に歩ける90％の固定療法

「足へバーデン」と同じです（⬇P53参照）。

⑤甲の出っ張りと痛みは「仮称：甲へバーデン」

■症状

気づかないうちに足の甲が出っ張っていて時々痛む。最初は歩く時だけズキンとした痛みから始まります。初期の頃は、出っ張った甲の骨が靴の内側に当たるだけで、ピリピリとした痛みを訴える人もいます。

この時期に適切な治療がなされないと、次第に足をついただけでもズキンズキンという激痛に変わり、中には甲が腫れて熱っぽく感じられる人もいます。

こうなると、買い物やお出かけするのも怖くなってきます。

また、何年もかけて少しずつ甲が高くなった場合は痛みはほとんど感じませんが、いつもより長時間立っていたり、長く歩き過ぎた後や、硬い靴を履いて凸凹した道を歩いたことがきっかけで痛みを感じ始め、次第に激痛に変わってきます。

若い人の浮き指による甲高と痛みとは区別しています。甲の出っ張りと痛みは40歳以降の太め

の女性に多く見られ、「足へバーデン」が共通点になっています。

■原因

このような症状を訴える人のほとんどが若いころから外反母趾や浮き指があり、そこへバーデン結節が足に転移したひどい外反母趾「足へバーデン」になっています。

「足へバーデン」になると親指に力が入らず、歩くたびに重力の負担を甲の骨が直接受けることになり、炎症を起こします。この炎症を起こした部分へ、ヘバーデン結節が転移し軟骨が破壊されたり、仮骨が形成され、甲の骨が出っ張ったように高くなり痛みも出てきます。

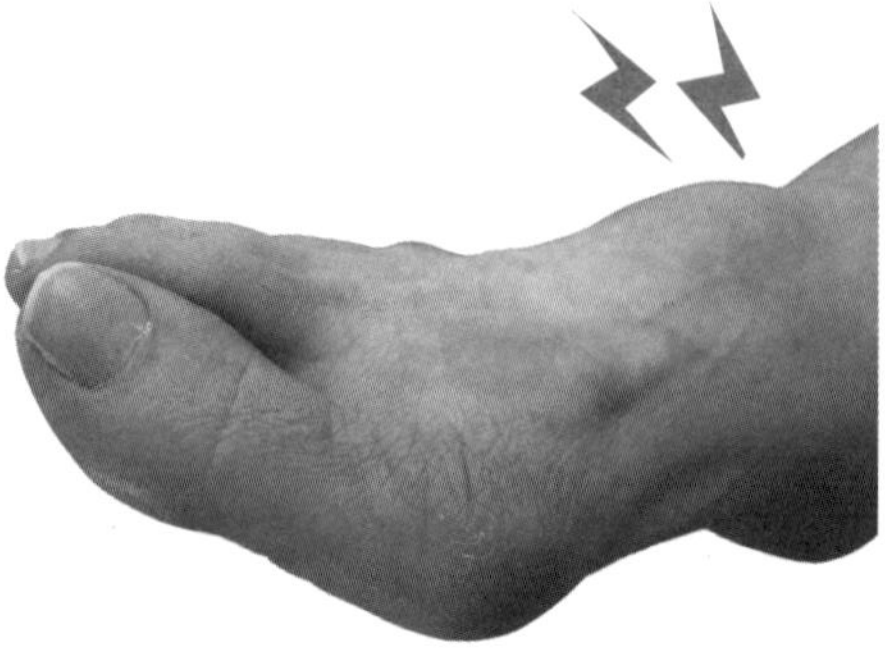

☑チェック：甲の出っ張りと痛み

ヘバーデン結節のある人は軟骨が破壊されやすいという特徴があり、重力の負担が集中し、炎症を起こしている足の甲にヘバーデン結節が転移しやすいのです。

〝転移〟を見分ける3つのチェック

☑一つでもあてはまれば可能性あり

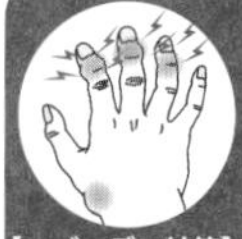

【ヘバーデン結節】指先の変形

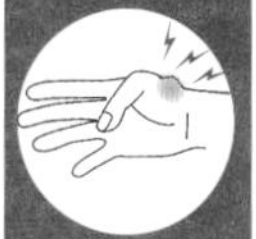

【CM関節ヘバーデン】出っ張りと痛み

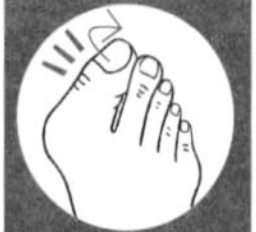

【足ヘバーデン】親指のねじれ

➡詳細は P32 参照

テコの原理で説明すると、歩く時親指の先が上に押されている外力が「力点」、この時、親指の付け根が「支点」となり、「作用点」となる甲に重力の負担が集中し、甲の骨に炎症が起き、仮骨形成と共に骨が出っ張り、痛みが起こるのです。

40歳以降の女性で甲にへバーデン結節が転移した状態を「仮称：甲へバーデン」と呼ぶことで治療法の誤りをなくし、患者さんが不利益にならないようにしています（以降「甲へバーデン」と称する）。

また、浮き指による甲の出っ張りや関節リウマチとも区別します。

■足健療法《あしけんりょうほう》⇒その場から痛みがなくなり、普通に歩けて今日から治り始めます！

「足へバーデン」と同じですが（⇒P45参照）、注意点として「甲へバーデン」は一般的な治療では治りが悪いので必ず足関節の包帯固定を行い、甲へ加わる重力の負担を約90％軽減させます。

●自分で簡単に足裏のバランスを整え、普通に歩ける90％の固定療法

これも「足へバーデン」と同じです（⇒P53参照）。

⑥ 足関節の外くるぶしの下が膨らむのは「足関節脂肪腫」

■ 症状

外くるぶし（外果）の少し下あたりに、ゴルフボールを半分に切ったくらいのふくらみがあり、長く歩いて疲れた状態が続くと大きく膨らみ、安静にしていると小さくなるなどの特徴があります。これを長年繰り返していると三倍くらいの大きさになることもあり、歩くたびに痛みを感じるようになります。滑液が溜まった状態なので押すと柔らかく感じ、強く押すと一次的に膨らみが移動することもあります。すでに「足関節脂肪腫」として知られている症状で、40歳以降の女性で「足へバーデン」の人に集中して見られます。

■ 原因

足関節脂肪腫が発症する原因は、「足へバーデン」のため、歩く時足先が外方向へ流れる「ねじれ歩行」です。

足先は外方向へ流れると、相反するねじれのストレスが足関節で繰り返され、緩みと共に慢性的な捻挫が起こります。足関節に長期間疲労が蓄積されると、これを防ごうとする防御反応によ

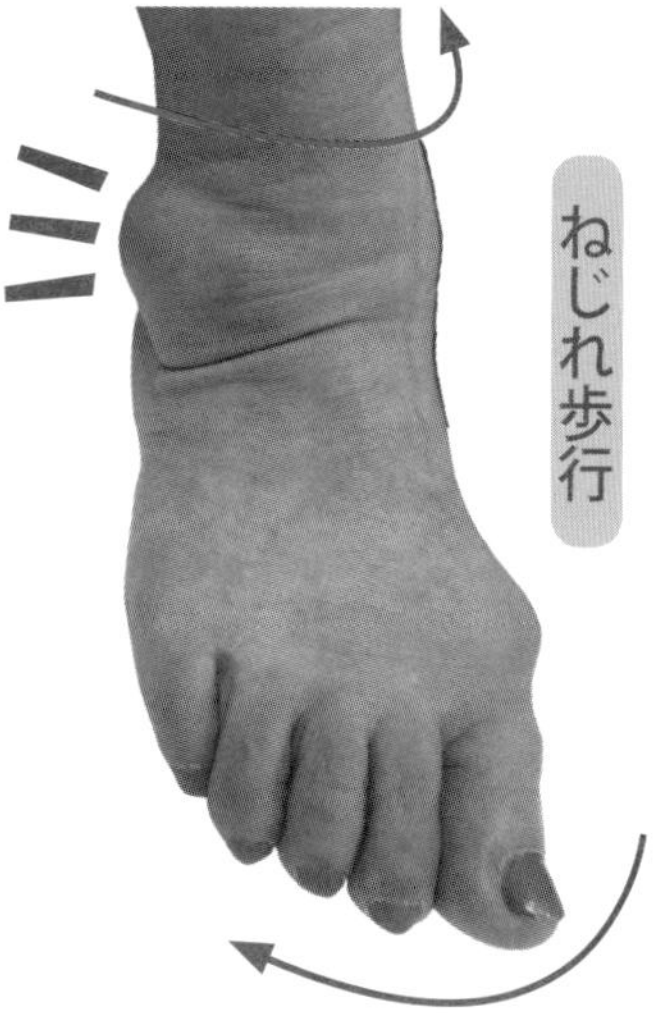

チェック：足関節のふくらみ

ゴルフボールを半分にしたくらいに膨らんでくる場合も多い足関節脂肪腫。

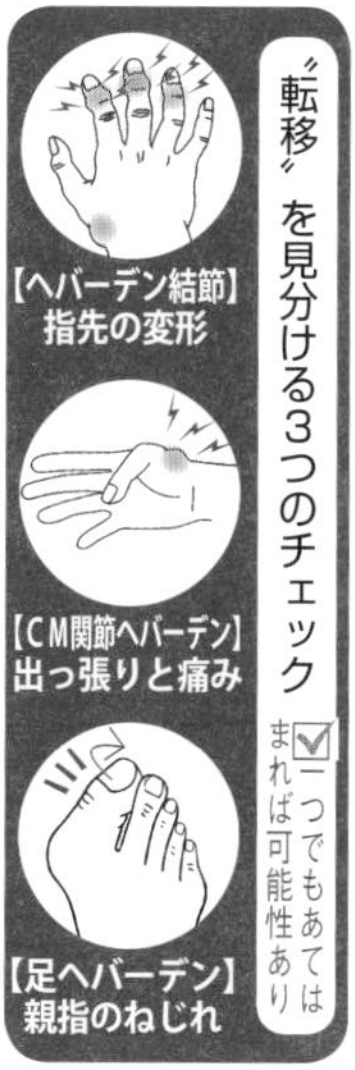

➡詳細はP32参照

り脂肪腫（滑液）が溜まってきます。

疲労した足関節の外側にもヘバーデン結節が転移し、炎症が起こります。

この時、足関節の炎症に伴う摩耗を防ぐため、防御しようとして滑液が溜まったことが原因と推測しています。

足健《あしけん》療法

⬇その場から痛みがなくなり、普通に歩けて今日から治り始めます！

①カサハラ式テーピング法（⬇P46参照）で足裏のバランスを整え、ねじれ歩行を防ぐ。

②膨らんだ部分へ綿花やガーゼなどの圧迫枕子を当て、その上から足関節をサラシ包帯で固定しておくと（⬇P50参照）、三～四カ月くらいで改善し、再発しにくくなる。

③「足へバーデン」が外くるぶし（外果周辺）に転移したことが隠れた原因になっているので、固定をしないと治りきらず、思いのほか長期を要するので最初からサラシ包帯固定が必要。

●自分で簡単に足裏のバランスを整え、普通に歩ける90%の固定療法

①自分で行う場合も膨らんでいる部分に綿花やガーゼなどの圧迫枕子《あっぱくちんし》を当て、包帯固定をし、その上からねじれ歩行を防ぐため専用の三本指テーピング靴下を履く。

②もっと簡単に行う場合は、外反母趾専用のテーピング靴下（三本指タイプ）を履いてから足関節専用のヘバサポーター（足首サポーター）で固定する（⬇P50参照）。

③どんな場合でも重力の負担を軽減させねじれを防ぎ、自然治癒力（自己治癒力）を最大限に発揮させることである。

①

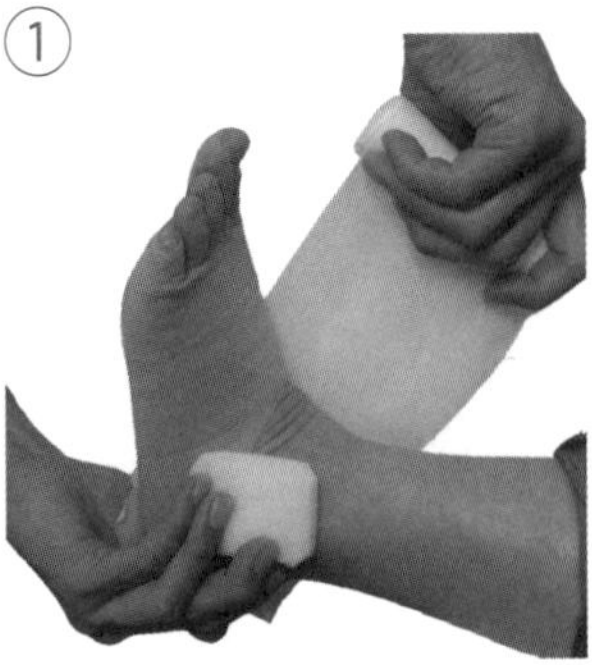

●膨らんでいる部分に綿花やガーゼなどの圧迫枕子を当て、包帯固定

▼

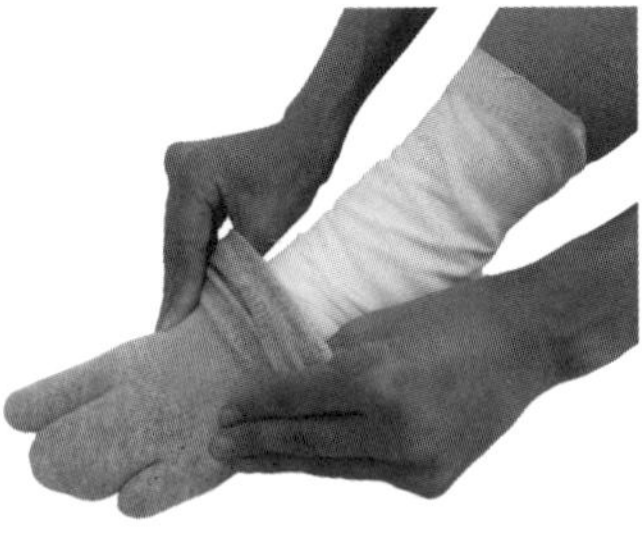

●外反母趾専用のテーピング靴下（三本指タイプ）を履く

②

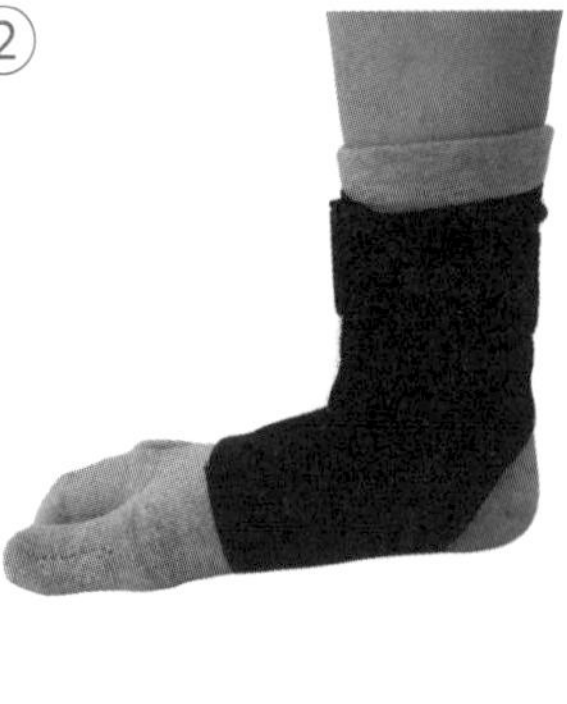

●テーピング靴下の上から足首サポーターで固定

⑦重大！・足首全体が腫れて痛む「仮称：足関節へバーデン」

■症状

足関節が著しく変形し治りが悪く、生涯にわたって悩まされます。歩けなくなり、要介護者となる割合が高くなるので、早めに本当の原因を知ることが必要です。

はじめは足関節の内側に腫れが起こり、次第にアキレス腱や足首全体が腫れ、長期間治療しても改善せず年々悪化していく。足関節の外側が膨らむ足関節脂肪腫に対し、「足関節へバーデン」は足関節の内側や全体から痛みと腫れが起こり、関節の破壊が進行し悪化していきます。

足先にはひどい外反母趾「足へバーデン」があり、足関節は足の裏が外向き傾向となる「外反足」になり、足関節から下の足底部は外側にズレ、変形や足関節の破壊も起こしています。

足関節全体の腫れは40歳以降の太めの女性に多く見られますが、**固定をしないと改善しないので適切な施術が必要です。**

慢性的に進行する場合は痛みも少なく、気が付かず悪化させてからやっとこの重大さに気づく人がほとんどです。

■原因

40歳以降の女性で「足へバーデン」があり、親指で踏ん張れないために内くるぶし（内果）周辺に負荷重が集中します。さらに足の裏が外方向を向く「外反足」が加わり、より内側に負荷重が集中し、炎症が起こります。足関節にへバーデン結節が転移したため、足関節に「変形性関節症（炎）」が起こり、関節の破壊が進んだことが原因です。

【右足の症例】

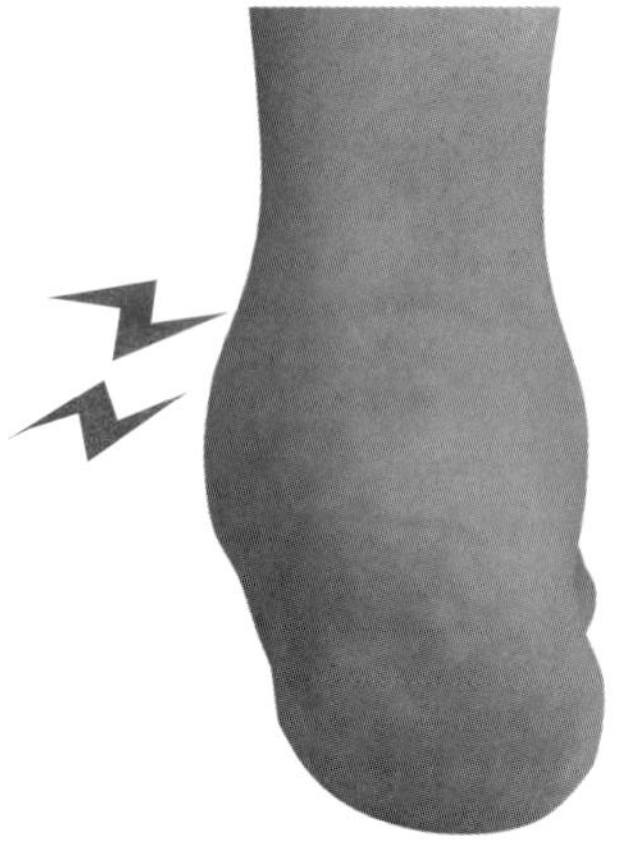

チェック：足首全体の腫れと痛み

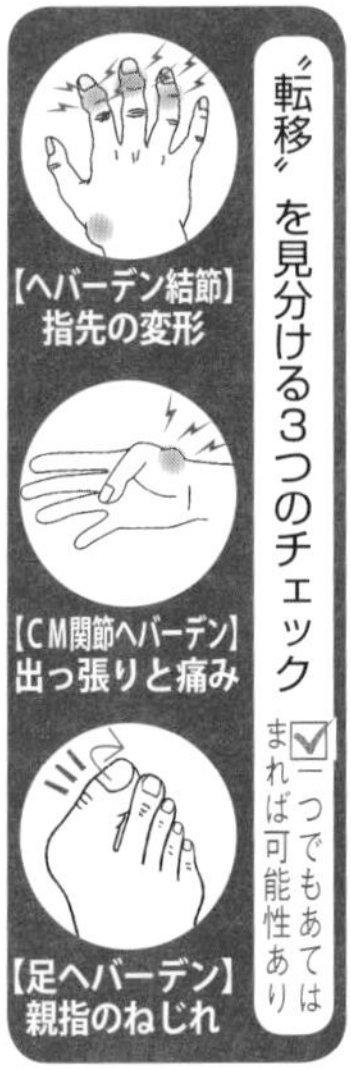

➡詳細はP32参照

足の骨を守ろうとする防衛反応で滑液が多く出て、これが治りにくい腫れの状態になって次第に悪化していきます。

40歳以降の女性でへバーデン結節が足関節に転移し、変形や関節の破壊と共に腫れ（滑液）が起こった状態を「仮称：足関節へバーデン」と名付け、足関節の慢性捻挫や関節リウマチと区別することで、患者さんの不利益にならないように警告しています（以降「足関節へバーデン」と称する）。

■足健療法《あしけんりょうほう》 ⬇その場から痛みがなくなり、普通に歩けて今日から治り始めます！

①治療法は「足へバーデン」と同じように、カサハラ式テーピング法（⬇P46参照）で足裏のバランスを整え、外反足を改善させる。

②足関節の骨が変形する「仮称：足関節へバーデン」は重力の負担を約90％軽減する包帯固定をしないと改善しません。足関節に多めのサラシ包帯固定（10センチ幅・約3メートル⬇P50参照）を行うことにより、負担度（破壊力）より安静度（治癒力）が上回る固定に専念する。

③**重要なので繰り返しますが、「仮称：足関節へバーデン」は固定しないと治らず、足根骨の変形と関節のズレが進行していくので、早目のサラシ包帯固定が治癒への最短距離となる。**

●自分で簡単に足裏のバランスを整え、普通に歩ける90％の固定療法

①自分で行う場合でも、足関節を背屈位にしてサラシ包帯固定を多めに巻き、負担度（破壊力）より安静度（治癒力）を高める知識が必要（⬇P50参照）。

②もっと簡単に行う場合でも足関節にサラシ包帯を巻き、その上からさらに専用のサポーター（ヒールロックサポーター）で固定し、重力の負担を約90％軽減させ、自然治癒力（自己治癒力）が最大限に発揮され、改善させるための条件を整える（⬇P50参照）。

③痛みが著しい場合は急性期（炎症期）なので、三ヵ月くらいは歩きすぎないように安静を保つ必要がある。

⑧どんな靴を履いても痛い、合わないのは「仮称：ヘバーデン足」

■症状

どんな靴を履いても痛い、足に合う靴がない、歩くたびに足のあちこちが痛むので仕事に支障があり、シューフィッターに相談しても皆同じような説明をするのですが、一向によくならない、納得できないと訴えます。

このような人たちの多くが足の痛みをはじめ、腰や首の痛みと、首こり、肩こり、不眠を伴う自律神経失調状態があり精神的に限界になっています。言動もトゲトゲしく眉間にはしわがあり、疲れ切った顔をしていて人相もよくない。

■原因

このような人たちをよく観察すると決まって「足へバーデン」があり、急性期（炎症期）が残っています。

手にもヘバーデン結節や「ＣＭ関節ヘバーデン」（母指ＣＭ関節症）が見られます。どんな靴を履いても痛み、靴が合わないという人は「足へバーデン」が隠れた原因だったのです。**靴のせ**

いばかりにするからイライラするのです。靴の責任半分、自分の足の責任半分という考えが必要です。

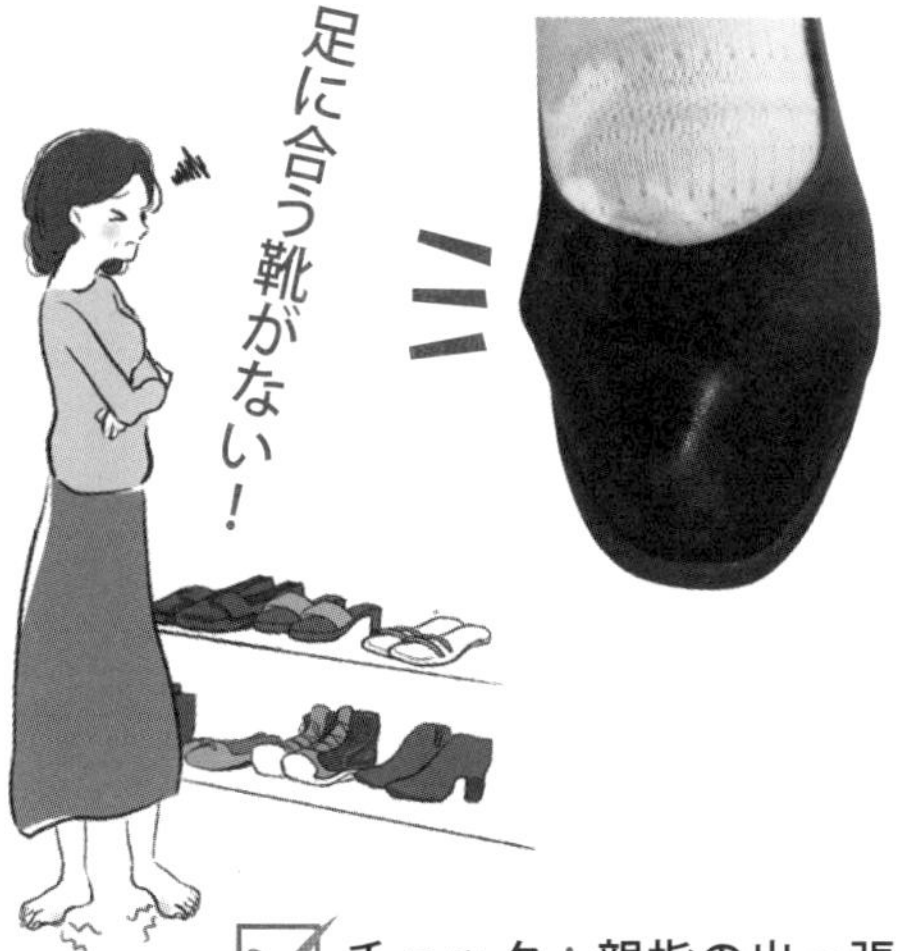

☑ チェック：親指の出っ張りが靴を履いていてもわかる

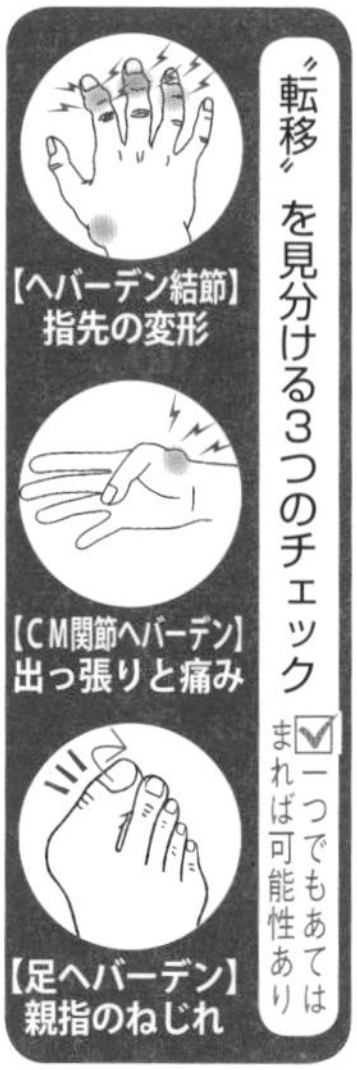

➡詳細は P32 参照

靴屋さんもシューフィッターさんも「足へバーデン」が原因という新しい情報を理解することで、お客様の訴えにそった新しい対応や説明ができます。

これと同時に痛みや変形も改善させることができるので、シューフィッターによる新しい役割も生まれると考えます。

「足へバーデン」が隠れた原因となり、どんな靴を履いても痛い、合わないと訴える人の足を「へバーデン足」と名付け、多くの靴屋さんやシューフィッターさんに知らせるようにしています。

足健療法《あしけんりょうほう》 ⬇その場から痛みがなくなり、普通に歩けて今日から治り始めます！

①「足の責任半分」として、足の責任の取り方は「足へバーデン」と同じで、カサハラ式テーピング法（⬇P46参照）で足裏のバランスを整えることに尽きる。

②痛みが強い場合はカサハラ式テーピングの上に、さらに足関節のサラシ包帯固定を行い（⬇P50参照）、足部への重力の負担を約90％軽減させ、急性期（炎症期）を止める。

③「靴の責任半分」として、靴の責任の取り方は、スニーカーの中に人工筋肉素材の免震インソールで過剰な衝撃波とねじれ波を吸収無害化、これ以上の変形・炎症を止める。（3～4ヵ月くらいで改善）

●自分で簡単に足裏のバランスを整え、普通に歩ける90％の固定療法

「足へバーデン」と同じですが、長期間こじらせている場合は、足首専用サポーター「ヒールロックサポーター」で重力の負担を約90％軽減させて、自然治癒力（自己治癒力）が最大限に発揮されるように足部の環境条件を整えます。（⬇P50参照）

⑨ 40歳からのひどい巻き爪は「仮称：足へバ巻き爪」

■症状

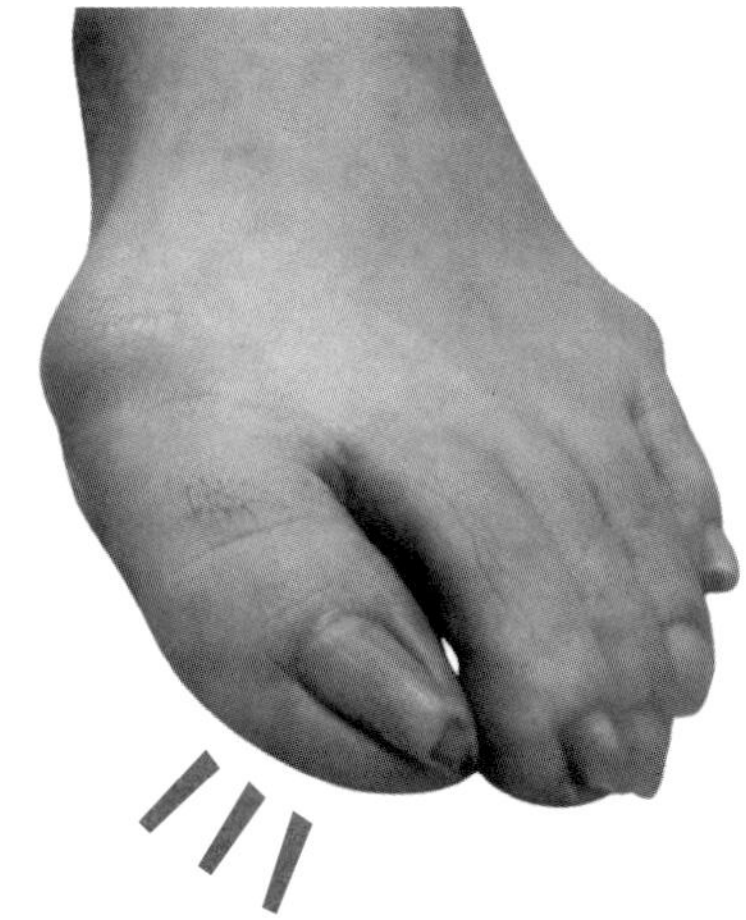

チェック：親指にねじれと巻き爪や陥入爪がある

“転移”を見分ける3つのチェック

☑一つでもあてはまれば可能性あり

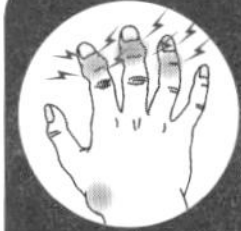

【ヘバーデン結節】指先の変形

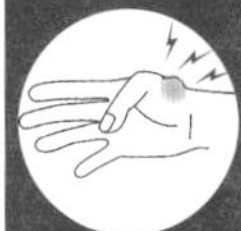

【CM関節ヘバーデン】出っ張りと痛み

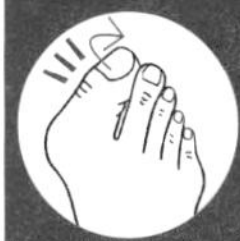

【足へバーデン】親指のねじれ

➡詳細は P32 参照

40歳以降の女性にひどい巻き爪や陥入爪が多く見られ、爪が親指の肉に食い込んで赤く腫れていたり、中には化膿を伴っている場合もあります。**よく観察すると「足へバーデン」の人に圧倒的に多く見られ、親指が変形し著しく浮いているのがわかります。**

「足へバーデン」があると足指がすでに浮いた状態で固まっているので、親指に力が入らない、踏ん張って歩くことができない状態がわかります。

親指の肉もブヨブヨしていて赤くなっている場合が多く見られます。

■原因

「足ヘバーデン」で足指が変形して固まってしまうと親指の爪が浮き、親指を使って歩くことができず、爪が萎縮・退化して巻いてきます。親指が浮いてしまうと足指の付け根で歩くことになり、親指の爪に重力の負担が加わらなくなってしまったことが原因なのです。若い人の巻き爪は「浮き指」が原因です。同じように寝たきりになると重力の負担がなくなり、一～二年でほとんどの人が巻き爪になってしまうという事実があります。

ですから「足ヘバーデン」で巻き爪や陥入爪になっている人は、複数の関節に慢性痛や自律神経失調に伴うさまざまな不調が起こっているのです。

40歳以降の女性で「足ヘバーデン」が原因となる巻き爪を「仮称：足ヘバ巻爪」と呼び、若い人に多い浮き指が原因となる巻き爪と区別しているのです（以降「足ヘバ巻き爪」と称する）。

■足健療法《あしけんりょうほう》 ⬇その場から痛みがなくなり、普通に歩けて今日から治り始めます！

①「足ヘバーデン」と同じですが、初期状態なら「グーパーリハビリ体操」（⬇P77参照）とカサハラ式テーピング法（⬇P46参照）で足裏のバランスを整え、足指を使った正しい歩行を約一年続けると改善してきます。痛みがある場合は足関節に包帯固定をしてください（⬇P50参照）。

②できるだけスニーカーなどのヒモ靴を履き、靴の中には人工筋肉素材の免震インソールを入

【カサハラ式グーパーリハビリ体操】

〈左足の場合〉

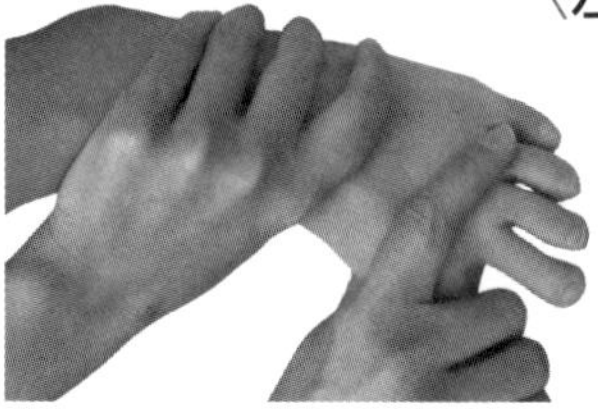

④親指を左右に回す、**「パーの運動」**。反対足も同様に行う

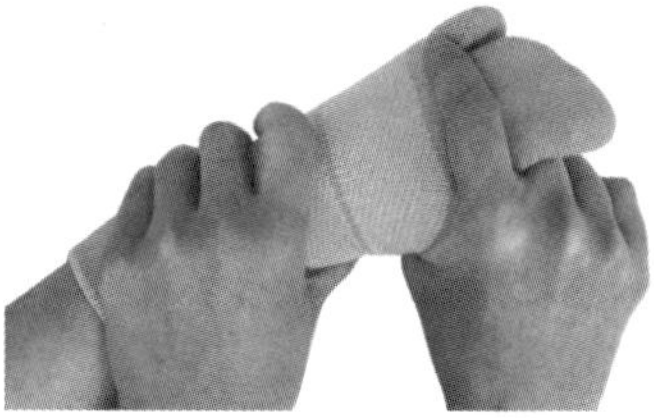

⑥３本指テーピング靴下を履いて行うのも効果的

これだけはやってはいけない

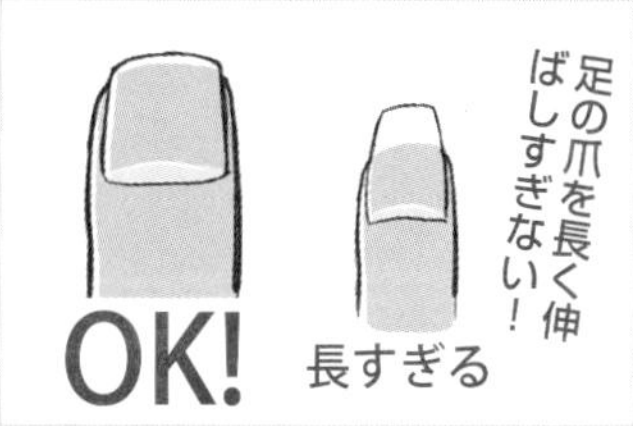

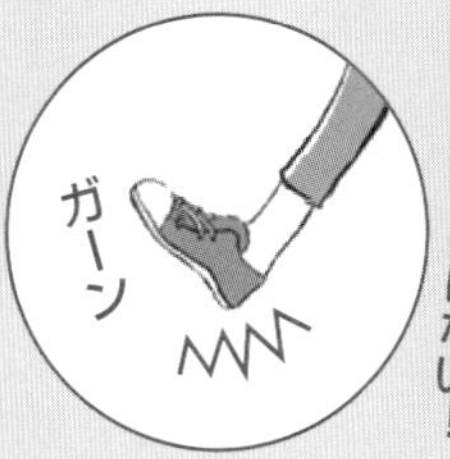

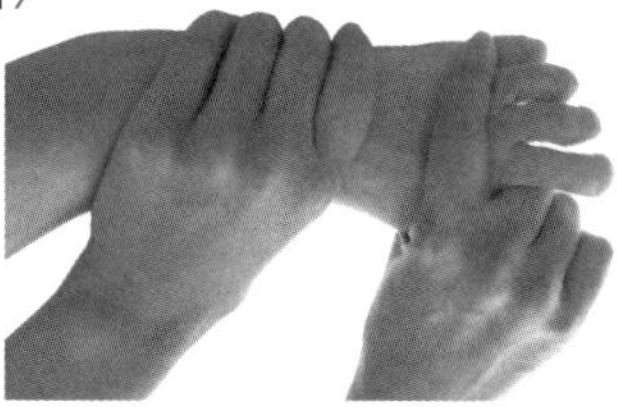

①右手の人差し指を伸ばし、親指と残りの３本で、足の親指を握る。反対の左手で、足首が動かないように甲をしっかり持つ

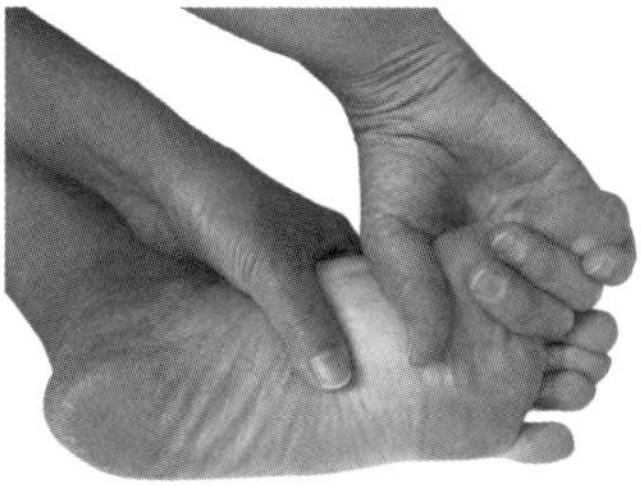

②右手の親指を、足裏の親指付け根に当てる

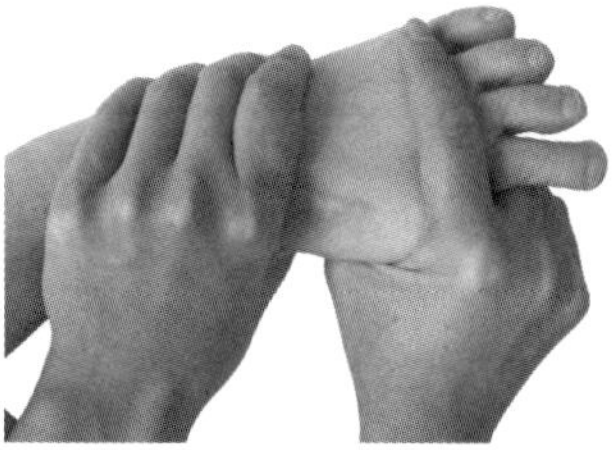

③テコの原理で、親指を指の付け根から深く下へ曲げる。**「グーの運動」**

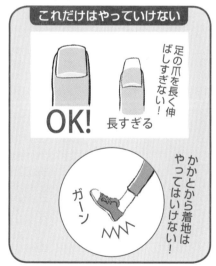

れ、靴の中でも親指の先を踏ん張れるよう運動可動域を保ちます。爪に重力の負担が加わり続けることで爪が正常に発達してきます。

③ **爪は今までの常識と異なりますが、長く伸ばしすぎないことです。長く伸ばすと、それだけ踏ん張ることが難しくなり、巻き爪が悪化するからです。また、短すぎてもよくないので、親指の先端と爪が同じ位置になるように切りましょう。**

●自分で簡単に足裏のバランスを整え、普通に歩ける90％の固定療法

① 自分で簡単に行う場合、履くだけで足裏のバランスを整える機能の付いた専用のテーピング靴下（三本指タイプ）を履き踏ん張る癖をつけ、靴の中には免震インソールを入れ、過剰な衝撃波や横滑りから起こる過剰なねじれ波から体を守ってください。また、専用のテーピング靴下（3本指タイプ）を履いたまま「グーパーリハビリ体操」（⬇P77参照）をすると、頭（脳）内で足指を曲げようとしても曲がらなかったものが、足指の動きが一致して曲がるようになってきます。

② 足裏のバランスを整えてから足裏全体で踏み込むように心がけ、決してかかとから着地しないようにしてください。

③ 巻き爪、陥入爪もひどい場合は化膿やひょう疽《そ》になることがあるので、まずは早めに専門医の治療を受けてください。

⑩ 爪の色が黒く変色するのは「仮称：足ヘバ黒爪」

■ 症状

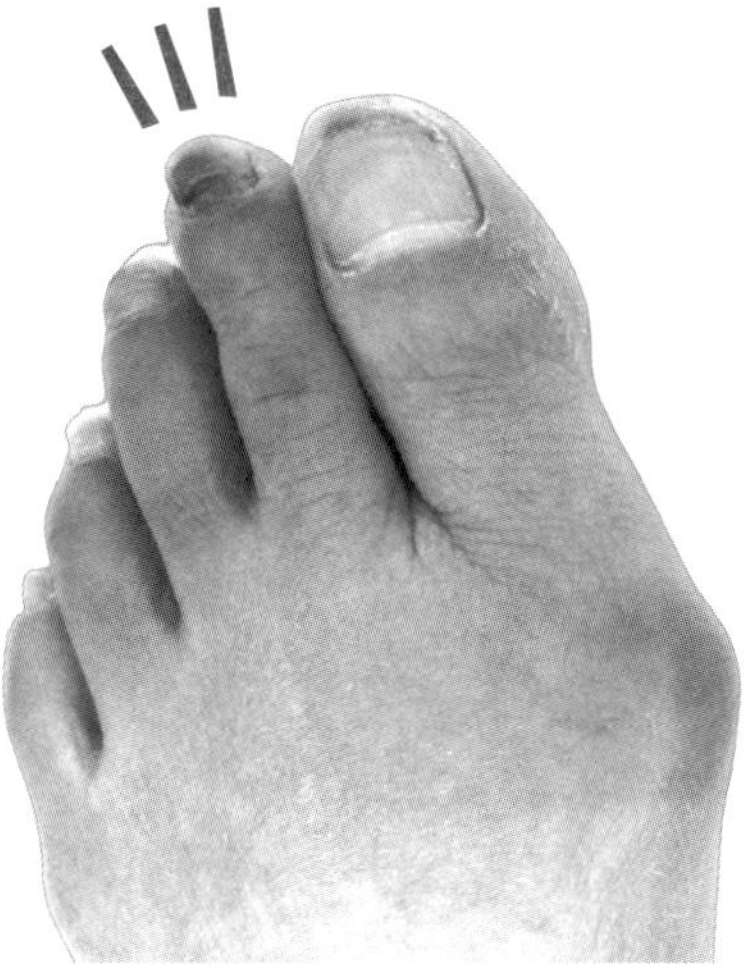

チェック：爪が黒く変色

気が付いたら足指の爪のひとつが黒く変色していた、いつまでも黒さが消えない、思い当たる原因がないので、なぜ黒くなったのかわからない、という人が40歳以降の女性に多く見られます。

また、山歩きやハイキングのあとに気が付いたら爪が黒くなっていたと訴える人のほとんどは、決まって「足へバーデン」の人たちです。

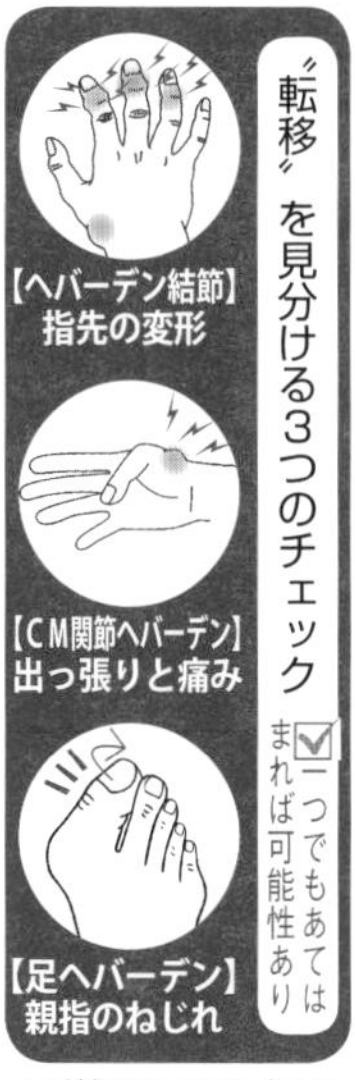

➡詳細は P32 参照

■ 原因

爪が黒く変色する人は「足へバーデン」によって変形したひどい外反母趾と、小指が内側に曲がる内反小趾が見られます。

長時間の歩行や日々の歩行でも指先が外反母趾と内反小趾になっているため、両側から足指が圧迫され続けます。逃げ場を失った足指が上に押し上げられ、靴先の内面に当たり過ぎたことが原因です。

爪の色が黒く変色するのは内出血によるものです。爪の上に物を落とし内出血で黒く変色するのと同じことが、時間をかけて靴の中で起こっていたのです。

40歳以降の女性で「足ヘバーデン」があり、爪が黒く変色している場合に限り、「仮称：足ヘバ黒爪」と呼び、黒くなった原因をわかりやすく説明しています（以降「足ヘバ黒爪」と称する）。

足健療法《あしけんりょうほう》 ⬇その場から痛みがなくなり、普通に歩けて今日から治り始めます！

① カサハラ式テーピング法（⬇Ｐ46参照）で足裏のバランスを整え、足先の圧迫を軽減することで自然と消えてきますが、一年間くらいの長期間を要します。多くの場合、足ヘバーデンの治療中に爪が伸びるのに比例して消えてきます。

② できるだけスニーカーなどのヒモ靴を履き、圧迫されるのを防ぎ、靴の中には人工筋肉素材の免震インソールを入れ、圧迫を軽減してください。

③ 自分でもっと簡単に行う場合は、三本指テーピング靴下で足裏のバランスを整え、指が圧迫

されないようにします。足指の運動可動域を拡げる「グーパーリハビリ体操」（⬇P77参照）も有効です。靴の中には免震インソールを入れ、足指で踏ん張ることを心掛けてください。

●自分で簡単に足裏のバランスを整え、普通に歩ける90%の固定療法

①自分で簡単に行う場合、履くだけで足裏のバランスを整える機能の付いた専用のテーピング靴下（三本指タイプ）を履き踏ん張る癖をつけ、靴の中には免震インソールを入れ、過剰な衝撃波や横滑りで起こる過剰なねじれ波から体を守ってください。また、専用のテーピング靴下（3本指タイプ）を履いたまま「グーパーリハビリ体操」をすると、頭（脳）内で足指を曲げようとしても曲がらなかったものが、足指の動きが一致して曲がるようになってきます。

②足裏のバランスを整えてから足裏全体で踏み込むように心がけ、決してかかとから着地しないようにしてください。

③巻き爪、陥入爪もひどい場合は化膿やひょう疽になることがあるので、まずは早めに専門医の治療を受けてください。

第3章

「足ヘバーデン」の悩みと疑問にすべてお答えします

「足へバーデン」のQ＆Aであなたの症状の改善にもつながるはずです！

本文中で説明できなかったところ、また言い表せなかった部分を「Q＆A」で補い、細かい説明を付け加えているのでよりわかりやすく、自分の症状と一致するでしょう。「Q＆A」は私がこれまで患者さんから聞いた切実な不調であり、それぞれの悩みに答えています。この真実を自分のこととして頭に入れていただきたいのです。今まで行動をためらっていた人であっても頭に入れることによって、やってみようという気持ちが自然と起こります。知識として知っているだけでは意味がなく、行動を起こしていくことで改善や寛解につながるのです。

Q1 そもそも外反母趾ってこんなにひどく曲がるもの？

◉「足の親指が変形して固まり、ひどい状態で人に見られたくない」…64歳女性

20年程前、右足の外反母趾から始まり、今まで四件の整形外科で治療を続けてきました。どこも納得のいく説明と治療法がなく、年々悪化するばかりです。五〜六年前から両足の親指が第二指（人差し指）の下に入り込み、すべての指が変形し、固まってきました。タコもひどくなっています。人に見られたくありません。将来歩けなくなるのでは、という不安で気持ちがとても暗くなっています。関節リウマチでもないのにこんなにひどく変形するのには、何か別の病気が関係しているのでしょうか？　本当のことが知りたい、教えてください。

A 足へバーデンだから、ひどく曲がる

ほとんどの医療機関で一般的な外反母趾と年々悪化するひどい外反母趾「足へバーデン」とが区別されていません。

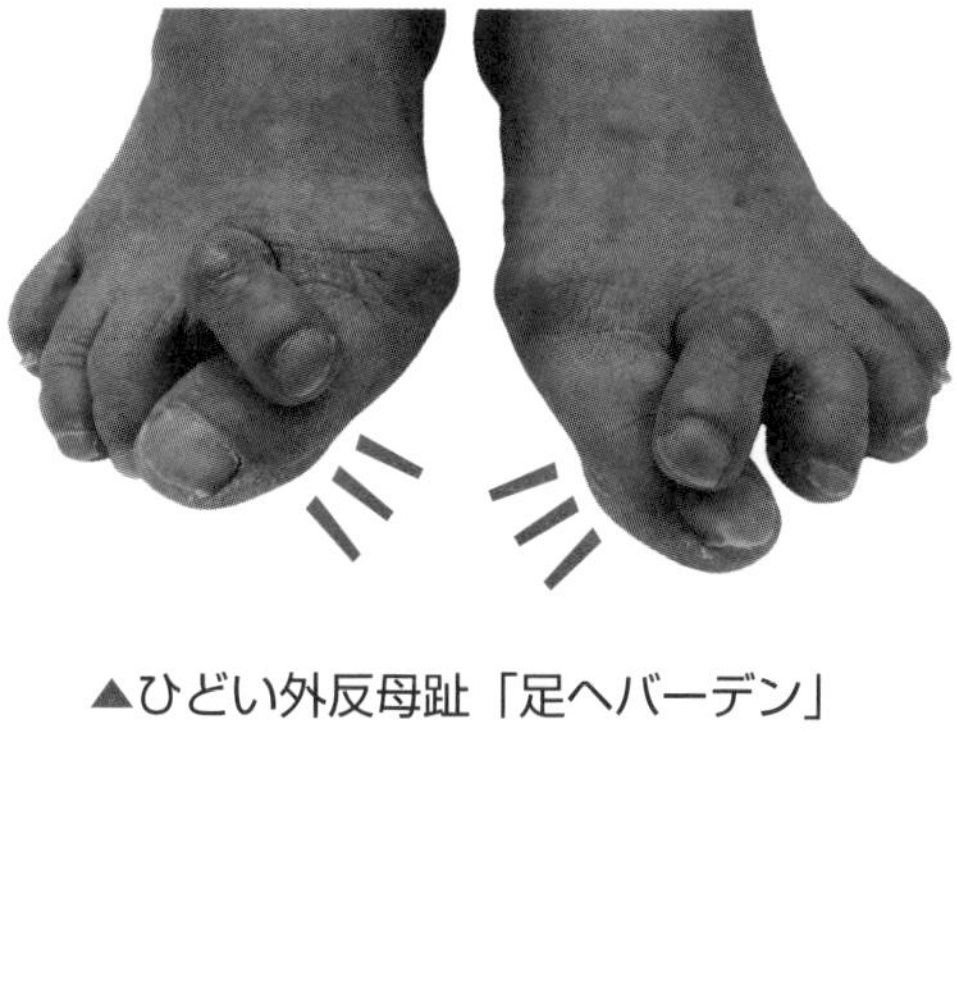

▲ひどい外反母趾「足へバーデン」

これが大きな問題と考えています。

手の第一関節が変形するヘバーデン結節は、足に転移したり、また足から始まる場合もあります。これがまだ知られていないため、多くの人が悪化させ、悩んでいます。ヘバーデン結節はひどい外反母趾へと悪化させる以外にも、足関節やひざ関節、股関節、腰部、背部、頚部、肩関節などバランスの悪い関節に転移したり、またそこから発症することが考えられます。原因不明の痛みで悩んでいる人の多くがヘバーデン結節を併発しています。

未だにこの関係が見落とされているのです。結果的に複数の関節を慢性化させてしまったり、悪化させている場合が多く、中にはこれが隠れた原因となって運動器系の障害（ロコモ）を起こしたり、要介護者になる人もかなり多くいます。それを本能的に感じているのでしょう。

質問の内容からは「足ヘバーデン」だと考えられ、まず①手のヘバーデン結節や②「CM関節ヘバーデン」の有無を調べてください。さらに③変形した足の親指と爪が外方向にねじれていないかを確認してください。そのひとつでもあてはまれば「足ヘバーデン」の可能性が高いのです。それと同時に、長年の首こりや肩こりと共に複数の関節に慢性痛があるはずです。

「足ヘバーデン」に対しては今からでも遅くありません。重症化する前の未病のうちに「グーパーリハビリ体操」で親指の運動可動域を広げたり、専用のサポーターで「**90%の固定**」をすることで変形をこれ以上ひどくさせないことを目指してください。

特に、痛みがある場合は「カサハラ式足裏バランステーピング法」で足裏のバランスを整え、まずはこれ以上の炎症と変形を止めることです。「痛い時は曲がる時」なので、早めに「90％の固定」が大切です。痛みはほぼ100％なくなり、形も約30％くらい改善することが望めるので、これを目指してください。本書で本当の原因と治療法を知れば、専用のサポーターやテーピング靴下を使い分け、自分で改善することもできます。

一般的な外反母趾は「足へバーデン」と異なり、30歳くらいの時の足の状態が続き、高齢になった時でも重力の負担で多少変形が進む程度です。いずれにせよ足裏のバランスを整えておくと、生活の質も高まります。最後まで自分の足でトイレに行くことができるので、まずは自分で改善を目指し、健康寿命を延ばすことを最優先にしてください。

Q2　痛みで眠られない夜もあるが…？

◉「痛みを取るには手術しかないのか!?」…45歳　女性

以前から外反母趾があり、時々痛む程度でした。

パンプスを履いて仕事することが多いので、休日にはスニーカーや低いヒールの靴を履くように心掛けていました。三ヵ月前、左足の親指の付け根にズキンとした激痛が走り、それ以来、靴を変えたり、足を揉んでみたりしてがまんしてきました。

最近はスニーカーを履いても痛みが走り、帰宅して靴を脱いでも同じような痛みが続き、熱っぽく感じるようになってきました。

親指も急に曲がってきて、ますます悪化してきました。痛みで眠られない夜もあるので思い切って整形外科に行きましたが、「関節リウマチではない」、「原因不明」、「痛みを取るには手術しかない」と言われ、逃げ帰ってきました。

仕事上、長期間会社を休むわけにはいきません。どうすればいいか取り急ぎ教えてください。

A 変形が急に進む急性期（炎症期）だから痛む

一般的な外反母趾ならこれほど急に変形したり、夜も寝られないような痛みが何日も続くことはありません。急に激しい痛みが起こり、その後三〜四ヵ月で見た目にわかるほど変形が進むのは、ヘバーデン結節が足に転移したことが考えられます。そして今が急性期（炎症期）なのです。これも「足ヘバーデン」の特徴であり、**急性期（炎症期）は激しい痛みと共に熱感を伴います。**

また、長年かけて慢性的に進行する場合は、痛みがないまま悪化していきます。

手のヘバーデン結節が隠れた原因となり、「変形性関節症（炎）」が足に転移したものや、手よりも先に「足から始まる」場合もあります。いずれも履物で新鮮な外力が部分的に繰り返され、軽い捻挫がきっかけとなり、軟骨の破壊がいっきに進んだ状態なのです。

私はこれを「痛い時は曲がる時」、そして「40歳からの外反母趾」はヘバーデン結節が足に転移、またそこから発症した、「足へバーデン」だと警告しているのです。

私はこの事実を50年間追究し続けてきたので確信しているのです。

急性期（炎症期）にある「足へバーデン」やまたどんな「足の痛み」に対しても、「重力とのバランス医療」の考えの中では、すでにその保存的療法や標準的治療法は確立されています。この重要なことが未だ一般的に知られていないのです。まず、「カサハラ式足裏テーピング法」で足裏のバランスを整えます。次に、足関節を背屈させた状態で「サラシ包帯固定」を巻き、親指の付け根に加わる重力の負担（負荷重）を約90％軽減させます。これにより自然治癒力（自己治癒力）が最大限に発揮され、炎症と痛みが止まり、これ以上の変形を防ぐことができます。治すために必要不可欠となる患部の環境条件を整える、という根本療法ができるのです。

これが「足へバーデン」に対する治療法や寛解までの最短距離であり、これより近道はないのです。

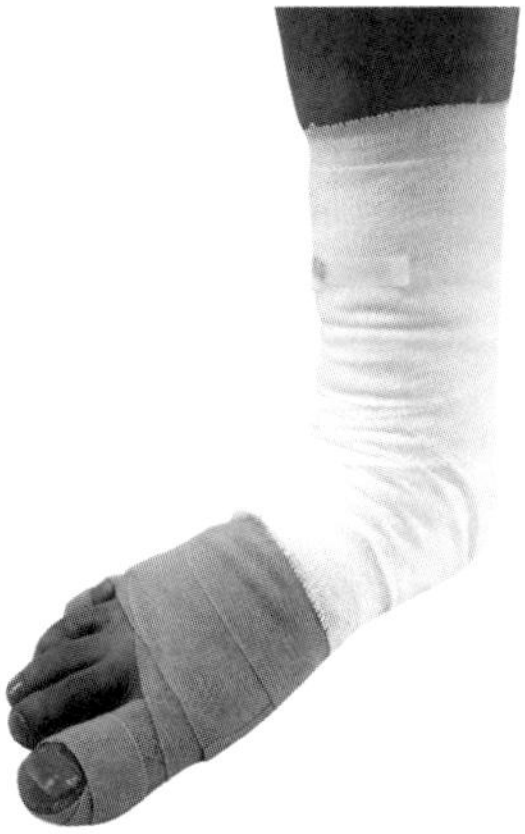

▲テーピングの上にサラシ包帯固定

よって、90％の固定をしたその日から改善に向かい始め、この保存的療法を施した瞬間から痛みを感じなくなり、普通に歩いて帰れる人がほとんどなのです。

どんな痛みも固定をすれば、ほぼ100％よくなるという「重力とのバランス医療」（Gバランス医療）の原点を知ることが大前提です。

注意点として、急性期（炎症期）の手術はかえってよくない場合があります。どうしても手術をするというなら、痛みが完全になくなってから判断しても決して遅くはないのです。

Q3

右足だけがひどい外反母趾、老後が心配だが？

◉「足の親指の変形がひどく、うまく歩けない」…66歳　女性

温浴施設でパートしたこともあり、それとなく人の足を見る機会がありました。多少曲がっている人は意外に多くいましたが、私の外反母趾は右足の親指だけがひどく曲がり、爪が外側にねじれています。その角度も鋭角に曲がり、第二指にはりついています。親指の付け根の骨も厚く、太くなっています。

反対側の足と比べると形や甲の高さ、横幅、足のサイズまで違うのです。分厚いタコも右足だけにあります。以前は長時間外出した後に限り痛みを感じる程度でしたが、年々ひどくなってい

るのがわかります。最近は反対の足にも変形が起こってきて、うまく歩けません。歩き方にも迷ってしまい、出かけるのが苦痛になってきました。

今後どこまで変形は進むのでしょうか。老後が心配です。今自分でできる最善のことを教えてください。

A　「足へバーデン」は「片足から始まりやすい」という特徴がある

質問者と同じような症状がある人は、次のことを点検してください。

1. 片方の親指だけが鋭角に曲がり、外方向へねじれている
2. 親指の付け根の骨が反対側と比べると厚く、太くなっている
3. 甲の骨が片方だけ高く、出っ張っている
4. 横幅や足のサイズが左右で違っている
5. 片方の足に分厚いタコができている

などはまさに「足へバーデン」の典型的な特徴なのです。

「足へバーデン」は10年、20年と時間をかけ慢性的にゆっくり

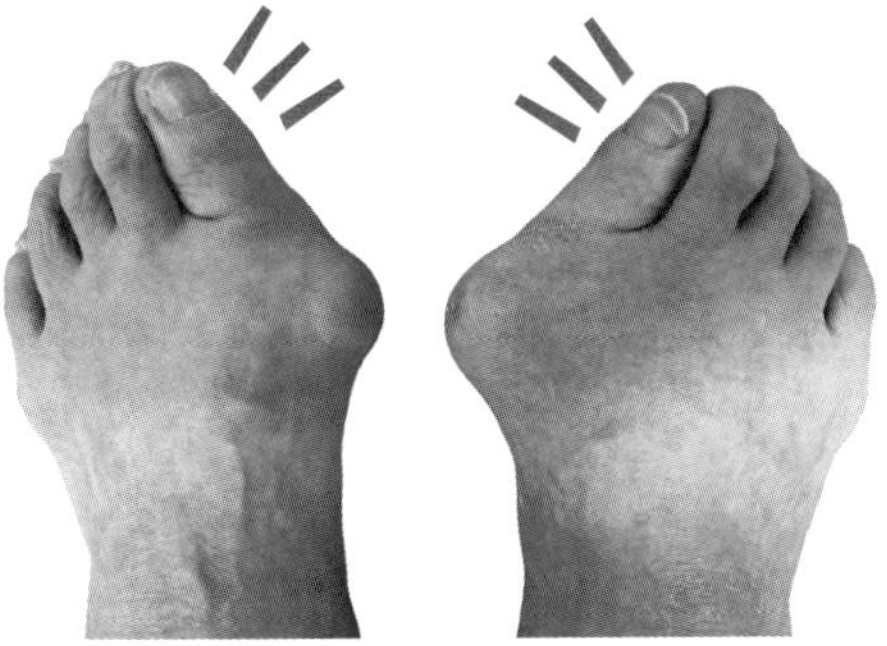

▲「足へバーデン」は片足から始まりやすい

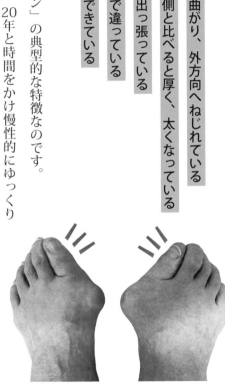

進行・悪化していく場合は痛みがないことが多く、気づいたら「こんなにひどく曲がっていた」という人もいます。片方の足だけの人もいますが、最初片方の足から始まり、10年、20年後に反対側の足にも同じような変形が起こり、ヘバーデン結節の転移が認められます。これも「足ヘバーデン」の特徴なのです。

「足ヘバーデン」は重力の負担（負荷重）によって、炎症や変形、軟骨破壊が進むという特徴があります。

親指の付け根は重力の負担（負荷重）が集中するところです。**何もしないでいると時間経過と共に関節の変形や骨の破壊が進み、さらに他の関節にも転移していきます。**

老後が心配ということですが、ヘバーデン結節は足以外にも足全体の痛みや足首、ひざ、股関節、腰部、背部、頸部、肩関節など重力とのバランスの悪い関節に転移したり、またそこから原因不明の「変形性関節症（炎）」を起こすという重大な特徴があり、要介護者に移行する割合も七〜八倍高くなると推測しています。ただこれが、医療関係者にあまり知られていないのです。

「40歳以降の女性で接骨院や整形外科に行ったがよくならない」、「原因や治療法に納得できない」、「思うように治らず老後に希望を持てない」で悩んでいる人の多くにヘバーデン結節の転移が隠れた原因になっているのです。

今、あなたができる最良のことは、**自分の足に対し〝基礎工事〟をすることなのです。**

その方法は、①まず足裏のバランスを整えるために「カサハラ式テーピング靴下」を履き、②次にかかとからの過剰な衝撃波とねじれ波という介達外力が上部に繰り返されるのを吸収無害化するため、人工筋肉素材の免震インソールをスニーカーに入れて足の〝基礎工事〟をする、③最後は重力の負担を約90％軽減した固定をすることなのです。固定として「外反内反・足へバサポーター」と足首専用へバサポーターが簡便です。**これなら自分でもできるはずです。「自分の体は自分で守る」という考えが必要な時代です。体を長持ちさせることに務め、最後まで自分の足でトイレに行けることを目指してください。**

Q4

定年を間近にヒールが履けなくなったが…？

◉「手術を受けたくないので、それ以外の方法はないか？」…58歳女性

15年前から外反母趾に悩み、痛くなったり、楽になったりを繰り返し、二か所の整形外科にも行きました。勧められた矯正器具を試しましたが効果がありませんでした。

自分でも市販されているサポーターを試してきましたが、どれも合わない感じがします。

最近は変形が急に進み、痛くてヒールが履けなくなりました。有名な病院に行ったところ、長年のハイヒールが原因と言われ、手術を勧められています。

私と同じように長年ヒールを履く人は大勢いるのに、友人は外反母趾になっていません。どうしてひどくならない人と、私のようにひどくなる人とに分かれるのかが疑問です。定年を間近に悩んでいます。今は手術をしたくはありません。手術以外に何か自分で改善できる方法はないのでしょうか？

A 足や靴に悩みがある人は「足へバーデン」が隠れた原因

まず、手にへバーデン結節があるかどうか調べるのです。

手の第一関節が変形しているようなら、へバーデン結節が足に転移した「足へバーデン」が考えられます。ヒールやパンプスはあまり関係がありません。一度もヒールやパンプスを履いたことのない国の人たちの中にも、ひどく変形した「足へバーデン」が見られるからです。

「足へバーデン」は世界共通の問題なのです。

ひどく変形する人と、変形しない人との差はへバーデン結節があるかないかで決まるのです。

これも伝統医療が見落としているのです。手術をしない保存的療法はすでに確立されています。

①まず、「カサハラ式テーピング法」で足裏のバランスを整えます。また、テーピングの機能が編み込んである三本指タイプのテーピング靴下でも対応することができます。

②次に「過剰な衝撃波とねじれ波」を吸収無害化する人工筋肉素材の免震インソールを入れます。

③最後に足関節を背屈させた状態でサラシ包帯を巻き、患部に繰り返される重力の負担（負荷重）を約90％軽減させます。サラシ包帯の代わりとなる専用の足首サポーターもあります。最終的にはヒールを履けるようになり、今まで通りの日常生活を送ることができるようになります。

本当の原因と改善法を知れば自分でも未病のうちに改善できるのです。

手術を勧められ悩んでいるなら、痛みが完全になくなってから改めて手術を考えればよいのです。人は痛みがなくなると手術など夢にも考えもしなくなり、不安も消えてくるものなのです。

Q5

足の痛みでイライラ、人間関係がうまくいかないが？

◉「足の痛みが原因不明で治らないのはなぜか？」……51歳　女性

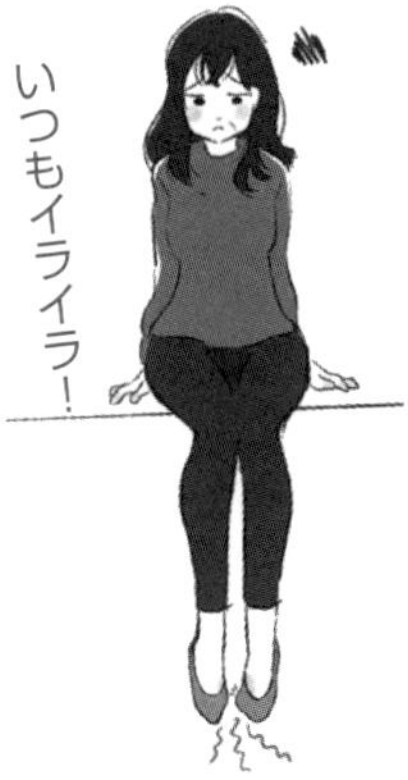

コンサルの仕事で一日中ヒールを履いています。立っている時間も長く、午後になると決まって右足が痛くなってきます。外反母趾の痛みだけでなく、小指の付け根や甲、かかとの裏、くるぶしなどが痛くなり、どこが本当に痛いところな

のかがはっきりしない、日によって痛むところが変わります。

三か所の医療機関で診てもらったが、いずれも画像診断では異常は認められませんでした。原因がわからないままインソールを入れてリハビリを行っていますが、どれも効果は感じられません。日々の仕事で自分が率先して動けなくなったせいもありトラブルも多く、イライラが限界、気づかないうちに周りの人に強く当たってしまう自分がいます。同僚や上司と衝突することも多くなり、今は心療内科で安定剤を処方されていますが、足の痛みはよくなっていません。

現代医学はすばらしいと思っています。これだけ医学が進歩しているのに、どうしてこんな足の痛みのことがわからないのでしょうか？　何か別の治療法があったら教えてください。

A 「足へバーデン」の治療をしなかったから自律神経失調状態になっている

「痛いところがはっきりしない」「日によって痛むところが変わる」「骨に異常はない」「治療の効果がない」「足が全体的に痛む」という症状を訴える患者さんのほとんどは、へバーデン結節が足に転移した「足へバーデン」なのです。

また40歳以降の女性で足のさまざまな痛みで整形外科や接骨院に行く人のほとんどが「足へバーデン」が隠れた原因になっているのです。これも大きな発見ですが、しかし多くの医療機関ではまだ、これに気づいていないのです。本書の内容を理解することで疑問や医療の矛盾・「足と自律神経失調との関係」が解け、あなたのさまざまな不調や治らなかった理由もわかると思います。

何か別の治療法ということですが、セカンド療法として①カサハラ式足裏バランステーピング法を行い、②その上から足関節を背屈させた状態で「サラシ包帯固定」を多めに巻き、足部へ繰り返される重力の負担（負荷重）を約90％軽減させることにより、自然治癒力（自己治癒力）が最大限に発揮されるという改善法がすでに確立されています。自分で改善する場合は足裏のバランスと固定を有した、専用のサポーターなどを応用してください。③さらに、「免震インソール」で、悪い足による悪い歩行でかかとから体の上部に繰り返される衝撃とねじれを防ぎます。

痛みがなくなると自律神経が安定し、表情がよくなり、心も穏やかになってきます。

来院時、言葉がきつく、治らないのはまるであなたのせいだというような口調でまくしたてる人であっても、痛みが軽減すると顔の表状も穏やかになり、完全に痛みがなくなるころには別人のように心も顔も穏やかになってきます。実はこのような人は意外と多いのです。

Q6 どんな靴を履いても合わないが、よい方法は？

◉「足の専門家に勧められた靴でも結局ダメなのはなぜか？」……67歳　女性

ちょっとおしゃれな靴を履くと決まって二〜三週間、痛みが残ります。

年々靴が合わなくなってきました。最近は靴先を見ても外反母趾の出っ張りがわかります。足の形やサイズも左右で違います。靴を何足も買い替えてきましたが、いまだに合う靴に巡り合えません。長く歩くと足全体が痛むので、出かけることも旅行にも行けず悩んでいます。
シューフィッターに勧められた靴でも同じです。整形外科では装具士の人に高価なインソールを造ってもらいましたが、最初のうちだけ楽に感じたものの、四ヵ月で土踏まずの高さが気になりだし、やはり同じような痛みが起こっています。

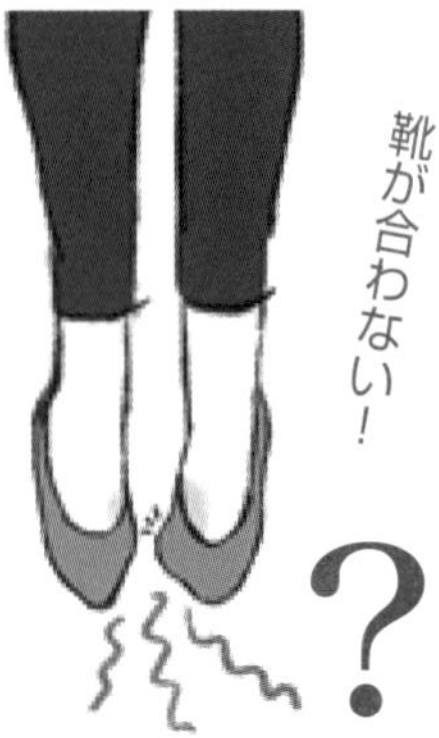

自分に合う靴を探すのがこんなにも大変なのでしょうか？合う靴を探すポイントを教えてください。

A 合う靴が見つからない！というのは「足へバーデン」だから

靴を変えた程度では改善しません！

まず本当の原因を追究してください。本当の原因を知り、自分の痛みや不調は未病のうちに自分で治したり、改善させるという時代なのです。

今まで「重力とのバランス医療」（Ｇバランス医療）がなかったため、「足から未病」を改善するという考え方やその治療法がわからなかったのです。

「どんな靴を履いても合わない」という場合は「足へバーデン」があるからです。靴のせいばかりするのではなく、「靴の責任半分、足の責任半分」という考えが必要です。

「靴の責任とは免震機能を重点に選び」、「足の責任とは自分の足裏のバランスを整え、90％の歩ける固定をする」ことなのです。足裏のバランスを整える方法は本書の中で詳しく説明しています。現代人は足の退化に伴い、外反母趾や浮き指・扁平足・外反足などの異常が多くなり、40歳以降の女性はこれに「足へバーデン」が加わり足裏が不安定になっているのです。

不安定な足裏は「重力とのバランスが悪い」ということです。

「重力とのバランス」が取れていない足にヘバーデン結節が転移したり、またバランスの悪い片足から始まる「足へバーデン」もあるのです。

変形した足の左右差や形、サイズも「足へバーデン」の程度に比例するので、外反母趾や浮き指、扁平足、外反足などそれぞれの特徴を残したまま変形しているということです。

この判断法も新しい考え方なのです。「どんな靴を履いても合わない」という人は、「靴と足へバーデンとの関係」を理解することで本当の原因がわかります。人は本当の原因、その真実がわかると、自分で治したい、また人にも知らせたいという思いが自然にこみ上げてくる、これも感じることができるでしょう。

Q7 手術は大丈夫?・手術の後遺症はありますか?

◉「手も足も手術を勧められて困惑している」…50歳女性

44歳の時、手の第一関節が変形するへバーデン結節と診断されました。最近は、朝起きた時指先を正常にうまく伸ばすことができません。また、他の指も横に曲がってきました。

足にもひどい外反母趾「足へバーデン」があり、親指が第二指の下に入り込み、人差し指が押し上げられ、爪側の関節にタコもでき始めました。「あなたの指先、変形していませんか?(自由国民社)」の本を読むと、私の症状とぴったりです。

手のへバーデン結節の手術とひどい外反母趾「足へバーデン」の手術を勧められ困っています。手術した場合、手や足の後遺症はありますか、また手術をしたほうがよいのか、しないほうがよいのか、それ以外に治す方法がありますか。

A 痛みが取れ、冷静になってから考える

手のへバーデン結節の手術をした一～二年後に来院してくる患者さんも多くいます。

痛みもなくなり指もまっすぐになりそれなりに力も入るのですが、困ることは「第一関節が固

まってしまい動かなくなった」という訴えで、もう他の指を手術する気になれないと言っています。

またひどい外反母趾「足へバーデン」の手術をした場合でも「一～二年で元の変形に戻ってしまった」「親指は完全に固まって動かないためうまく歩けない」「親指が反対側に曲がってしまった」「足のほかの部分が痛くなった」「手術が大変だったので二度としたくない」などと言っている人も多くいます。あくまで当院の情報として答えていますので参考にしてください。

手術は、変形がひどくて日常生活に大きな支障がある場合や、美的にどうしても容認できないという人にはよいと思います。

しかし、**手や足の場合でも痛みは「カサハラ式テーピング法」や捻挫をした時の包帯固定法でほぼ100％よくなるので痛みがなくなってから考えることです。痛みがなくなると、人は手術を夢にも思わなくなります。**もともと痛みがなく、慢性的に進行している場合でも慌てて手術することは考えないことです。急性期（炎症期）は痛みます。まずは痛みをほぼ100％なくしてから冷静に考えてください。知り合いの医師も同意見です。

ひどい外反母趾「足へバーデン」の場合は、まず初めに「自分で治す！外反母趾」または「あなたの指先、変形していませんか？」（共に自由国民社）」を参考にしてください。

Q8

「足ヘバーデン」や「転移」が知られていないのはなぜ？

◉「ヘバーデン結節が〝転移〟することを知ってもらいたい」…77歳女性

足の親指が曲がるのはすべて外反母趾だと思っていました。本を読んで一般的な外反母趾と、ひどく変形する外反母趾「足ヘバーデン」があることを初めて知りました。私の外反母趾は人に見せられないくらいひどく曲がっていたので、長年の疑問が解け、納得することができました。20年前くらいから手の第一関節も太く変形しています。また、手の親指の付け根にある「CM関節」も出っ張っていて痛みます。腰には分離症があり、首こり、肩こりに悩まされてきました。本の内容から転移や関連性もイメージできました。

これだけ医学が進歩しているのに、なぜ、「足ヘバーデン」や「転移」のことが知られていないのですか？

A 少数派の意見は相手にされないが、私は仮説として訴え続けている

ヘバーデン結節が発見された当初、全身にも起こる（全身性）ことが記されています。手の指はいつも見ているので気づきやすいので、いつしか手のことだけが言われるようになっ

たのだと思います。

また、これといった治療法と施術の効果がなく、命に係わる問題ではないため、軽く見られたり、見逃されて、研究が進まなかったようにも思えます。

さらにほかの関節に転移した場合であっても、痛みや炎症を部分的なすり減りによる「変形性関節症（炎）」としてかたづけ、「ヘバーデン結節と転移」との関係性を全身的に追求することができなかったのだと思います。

今後、「なぜ他の関節に転移したり、重症化させるのか」、「人工関節や人工骨頭の置換術になる人とならない人の差」、「要介護になる人とならない人の差」、「健康寿命の短い人と長い人の差」などが統計的な見地からであっても、「ヘバーデン結節とその転移の関係性」が立証されることによって、研究が一段と進み、間もなく新聞やTVなどのマスコミでも取り上げられる日が来ると思うのです。

Q9

「足へバーデン」は他の国の人にも起こっていますか？

◉「足へバーデンは世界共通、人類共通の問題だと知った」…68歳女性

手のヘバーデン結節が足に転移するということを初めて知り驚きました。もっとひどい外反母

趾「足ヘバーデン」のことが知りたいのです。他の国の人たちにも「足ヘバーデン」は起こっているのですか?

A 私もこのことを知りたくて裸足で生活する人たちを調査した

それは開業して以来、どうしてもこの目で確認したいという思いが日に日に強くなっていったからです。そして「痛くなる人とならない人との差」、「治療してよくなる人と治らない人との差」、「悪化し、手術をしなければならない人と手術をしなくてもすむ人との差」などを始め、さまざまな医療の矛盾や疑問を解決したいという自分でも抑えきれない思いが勝り、多くを犠牲にしながら一日の大半を裸足で生活する人たちの調査に行きました。

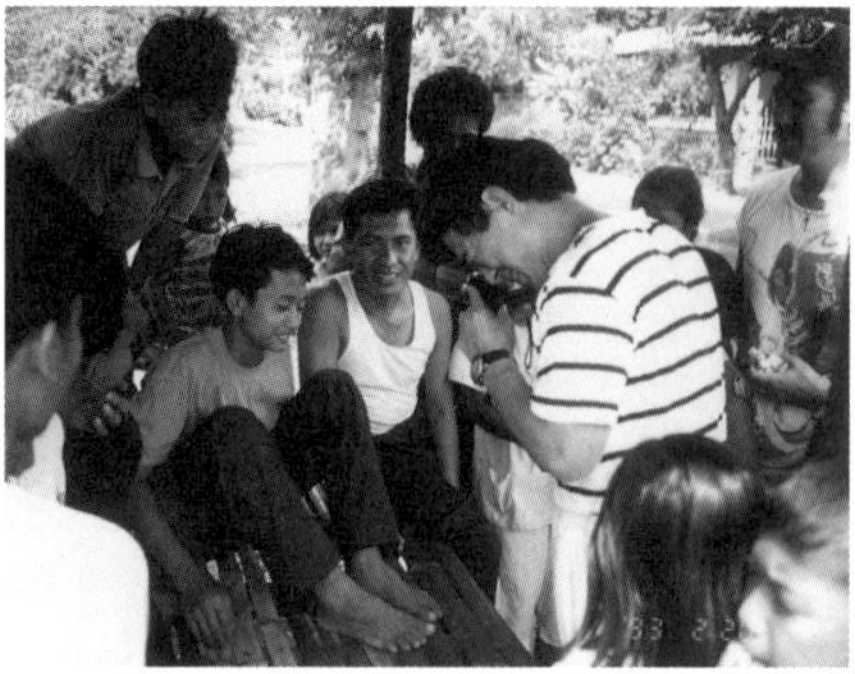
▲裸足で足で歩く人たち

今から35年前の40歳から45歳までの五年間で七か国へ行きました。年に一～二回、十日くらいの休みをとり強行しました。今思えば若かったから無謀なことができたのだと思います。

結果は一度もヒールやパンプスなどを履いたことのない原住民の中にも、何人かのヘバーデン結節と共にひどい外反母趾「足ヘバーデン」が見られました。また、街中では観光的にファイヤーダンスをしている男性にも、ひどく出っ張った「足へバーデン」を見つけることができました。また、最近の10年間はアメリカやヨーロッパで極めて簡単な調査ではあったものの、やはり同じようにへバーデン結節と共に「足へバーデン」が多く見られました。

結論として、へバーデン結節や「足へバーデン」は世界共通だったのです。それと同時に足首やひざ・股関節・腰・背部・首などに転移し原因不明の「変形性関節症（炎）」を発症させているという事実を知り、それを柔道整復師の立場から仮説として叫んでいます。

Q10

小学三年生の娘の足を見て驚いたが、大丈夫？

◉「子どもの不調も「足へバーデン」が原因だったとは!?」…46歳男性

小学三年生の娘の左足を見て驚きました。親指と爪が外側にねじれた外反母趾で、30度以上曲がっています。

「あなたの指先、変形していませんか?」（自由国民社）の本の写真と同じなのです。子どもの足にも「足へバーデン」が起こることを知り、なんでこんなに曲がっているのか、なぜ子どもの調子が悪いのか、その理由を初めて知ることができました。

実は姿勢が悪く側弯症を指摘されています。また首こり・肩こりと共に頭痛もあると言って学校にも行きたがりません。どうしたらよいか教えてください。

A 子どものひどい外反母趾は子どもの「足ヘバーデン」と考える

小学生の女子の足を調べると約7％に30度のひどい外反母趾「足ヘバーデン」が見られ、同時に親指を甲側に押した時、90度に曲がる浮き指も約11％見られました（当院調べ）。一般的に子どもの足を調査すると、発達不足に伴う外反母趾と浮き指が合併した「外反浮き指」が多く見られます。この足にヘバーデン結節が発症したため、関節内の軟骨が破壊され30度以上曲がったと考えられます。なぜなら、子どもや男性にも女性ホルモンは微小ながらあるからです。このことから子どもの「足ヘバーデン」や男性の「足ヘバーデン」を推測することができます。

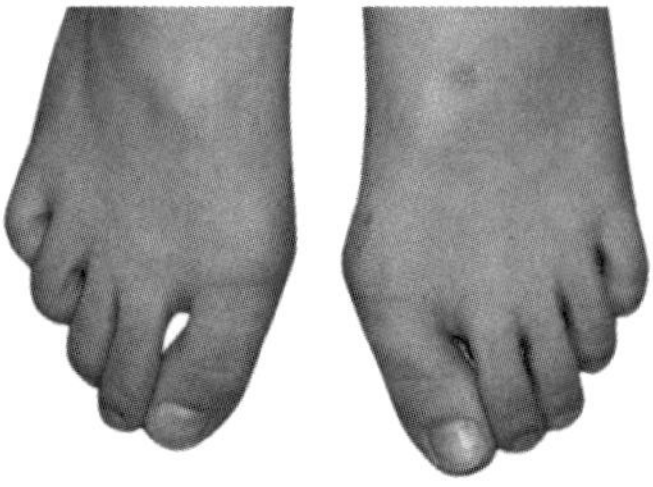

▲9歳・女子　子どものひどい外反母趾　側弯症、起立性障害

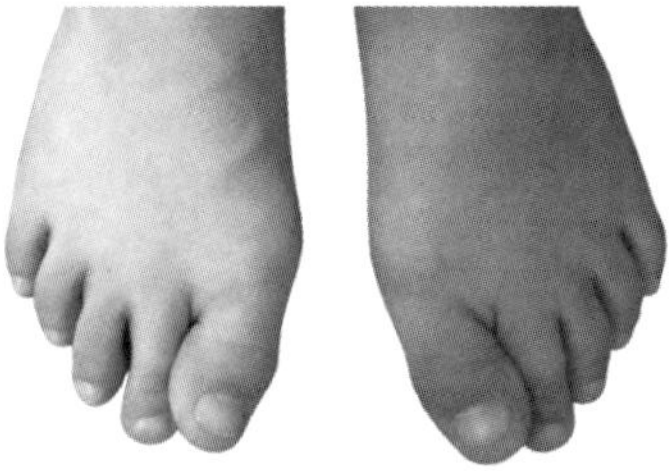

▲8歳・女子　子どものひどい外反母趾　側弯症、胃腸障害

その裏付けとなる症例で説明すると、姿勢の悪さや背骨が曲がる側弯症で親に無理やり連れられてきた子どもさんたちの足を調べると、「足ヘバーデン」としか説明のしようのないひどい外反母趾や外反浮き指があり、これに比例して首こり、肩こり、頭痛、めまいを訴えます。

さらに自律神経失調と診断され、すでに薬を飲んでいたり、不登校になっている子どもが多く見受けられます。側弯症は足裏の不安定（ゆがみ）に比例していると考えています。

まず、子どもの「足へバーデン」と「足と健康との関係」を知ることです。

〝一生の足〟は小学三年生（10歳くらい）までに決まってしまうと推測しています。気づいたら早めに足裏のバランスを整え、これ以上変形させないことです。

カサハラ式テーピング法や専用の三本指タイプの靴下、それに股関節専用のサポーターとの併用で人間の土台となる足裏のバランスと、左右の股関節のバランスを整えると、その上に乗る上半身の姿勢もよくなり、側弯症も自然と半分くらいは改善する場合があります。

しかし、完全に治すことはできません。残念ながら今のところ最高でも50%、平均でも30%近くしか改善の見込みがないのです。まれに90%近くよくなる場合もありますが、これは例外と考えています。残りの改善しない部分を補うには常に足裏のバランスを整えることを続け、足と側弯症に対し、これ以上の変形や進行を止めることです。

「重力とのバランス医療」（Gバランス医療）、または「未病学」として本当の原因を知り、足裏から全身を重力とのバランスで整え、自然治癒力（自己治癒力）を最大限に発揮させることで原因不明の痛みや自律神経失調に伴ういろいろな症状がひとつずつ回復してきます。

詳しくは、「お母さん！子どもの足が危ない！」（宝島社）を参考にしてください。

Q11 人差し指の付け根が痛いのに外反母趾の手術が必要か？

◉「足の痛みと外反母趾の手術の関連性がわからない」…69歳女性

歩き始めに第二指（人差し指）の付け根にズキンとした痛みがあり、だんだんひどくなっています。最近では少し腫れもあり、色もうっすら赤くなっています。

整形外科では外反母趾の手術を勧められました。

痛いのは第二指の付け根なのにどうして外反母趾の手術をするのでしょうか？

聞いても意味がよくわかりません。何か違うのではないかと不安です。どうしたらよいのか教えてください。

A 第二指付け根の痛みや疲労骨折は画像診断では見落とされやすい

第二指の付け根が痛むのは「足へバーデン」で親指に力が入らず、代わりに第二指の付け根が地面に多く打ち付けられたためです。わずかに炎症を起こしているところにへバーデン結節が転移し、「変形性関節症（炎）」と共に疲労骨折や脱臼を起こしたことが本当の原因です。

一般的には思春期の女性に多い、フライバーグ病や第二ケーラー病がありますが、これとは区別します。また、関節リウマチとも区別します。

これとは別に、ヘバーデン結節が第二中足骨骨頭部に転移した状態を、仮称として「第二中足骨頭ヘバーデン」と名付け、本書でもわかりやすく説明しています。

この症状に対し、足裏のバランスを整える「カサハラ式テーピング法」はすでに確立されています。**答えは、外反母趾の手術より、第二指付け根の治療が優先です。**

詳しくは私の著書、「自分で治す外反母趾」、「あなたの指先、変形していませんか?」（共に自由国民社）を参考にしてください。

どんな痛みであってもほぼ100％改善します。

重力の負担（負荷重）を90％軽減した固定により、自然治癒力（自己治癒力）が最大限に発揮されるので、**多くの場合、固定したその瞬間から痛みを感じなくなります。**

Q12

「足ヘバーデン」で痛みがない、このままでよいか？

◉「足の痛みはないが、このまま悪化する可能性は?」…72歳女性

若い時より外反母趾があり、今では足の指全体が曲がってしまい、人に見られるのが気になります。「自分で治す外反母趾」、「あなたの指先、変形していませんか?」（共に自由国民社）を読んで、私の足が「足ヘバーデン」であることに初めて気づき、今までのすべてのことに納得することができました。

しかし今は足に痛みはありません。このままでよいのでしょうか？

A 足に痛みはなくとも、すでにひざ・腰・首に慢性痛があるはず

一般的な外反母趾と「足ヘバーデン」との違いがわかっただけでもよかったと思います。

足は重力の負担（負荷重）を一番多く受けたり、バランスをコントロールするところです。「足ヘバーデン」があると重力の負担が蓄積され、足の形も年々悪化してさらにひどい外反母趾「足ヘバーデン」へと進行し、全身のバランスも悪くなってきます。

進行してしまうと足ばかりでなく、足首やひざ、股関節、腰、背部、頚部、肩関節などのいずれかまたは複数の関節にも転移し、重症化させてしまいます。

このことから推測すると、今足に痛みはなくとも、すでにこれらの関節のどれかまたは複数の関節に慢性痛や骨の損傷があるのではないでしょうか！　今やるべきことは足裏の〝基礎工事〟をして、これ以上の悪化を止め、関節を長持ちさせることなのです。その方法は、次の通りです。

①まず足裏のバランスを整えるため、専用の三本指テーピング靴下と専用の足ヘバサポーターとの使い分けや併用法で足裏を安定させることです。建築工事で言えば四隅にバランスよく杭を打

ち、安定した土台を造るという考え方です。

②次に土台の上に人工筋肉素材の足へバ免震インソールをヒモ靴やスニーカーの中に入れ、過剰な衝撃波とねじれ波を吸収無害化し、すでに他の関節に転移している変形性関節症（炎）から体を守り、悪化するのを防ぐのです。建築工事で言えば、土台の上に大きな免震ゴムを敷き詰め、地震の縦揺れと横揺れを吸収無害化するなどの〝基礎工事〟をして建築物を長期間守るということです。

③最後に、ひざや腰など上部の関節を固定するための専用サポーターや専用へバベルトで、約90％の固定や補強をしておくと自然治癒力が最大限に発揮されるのです。建築物に例えて説明すると、外壁に強い素材を使用し環境の変化に耐え、長持ちさせるということです。

まずは足裏の〝基礎工事〟から始めてください。

Q13

足の痛みと腫れが治らないが、病院では骨に異常なし？

◉「足の痛みが全体的に広がるが、骨は異常なしという診断だが？」…44歳男性

足先の痛みと腫れが続いています。四ヵ月目くらいから痛む場所が変わってきました。今は甲の内側から足関節にかけての痛みと腫れがあります。痛みは全体的で、どこが悪いのかはっきり

しません。外反母趾はあるが、痛みはありません。

三か所の整形外科に行きましたが、いずれも骨に異常なし。仕事に行くことも苦痛になり限界に近い状態です。先日、先生の「自分で治す外反母趾」（自由国民社）を読んで「足へバーデン」だと直感しました。

どうしたらよいか教えてください。

A 男性の足の痛みのほとんどは「足へバーデン」が隠れた原因

男性のへバーデン結節は手の第一関節より、足やひざから始まる場合が多く見られます。

「足へバーデン」は親指の付け根だけでなく、足全体に起こります。特に痛みのある箇所をかばい、重力の負担（負荷重）が集中したところに転移するという特徴があります。

足の甲や足関節にも多く発症します。画像診断には異常が現れることは少ないため、原因不明の「変形性関節症（炎）」として片付けられているようです。

四ヵ月以上経っても痛みと腫れが変わらないということは、固定をしない治療をしてきたためで、まだ急性期（炎症期）が続いているということです。

「足へバーデン」が隠れた原因となる「変形性関節症（炎）」を治す治療法はすでに確立されています。重力の負担（負荷重）を約90％軽減させたサラシ包帯固定なのです。捻挫の施術と同じ

方法です。

ギプスなどで固定しすぎても、また逆に運動しすぎてもいけないのです。運動可動域を残し、日常生活や仕事に支障の少ないサラシ包帯固定こそが、「足へバーデン」に対する根本療法なのです。この時、痛風と間違えないように注意することが必要です。

まず本書に従い、自分なりにサラシ包帯をしてみることです。その日から急に楽になり、その日からやっと改善に向かい始めます。

Q14

インソールを何回変えてもよくならなかったが？

◉「専門家が勧める外反母趾用の装具を使用しても足の痛みは継続」…79歳女性

30年前にはすでにひどい外反母趾になっていました。今まで整形外科で何回も靴とインソールを作ってもらいました。それ以外にも、自分でデパートやインソール専門という所で、足型に合わせて作ってきました。いつも最初のうちは楽に感じるのですが、二～三ヵ月目くらいから土踏まずが当たるようになり、だんだん足全体が痛くなります。

今では外反母趾の変形も進みかなりひどく曲がっています。「自分で治す外反母趾」（自由国民社）を読んで、長年の疑問が一気に解けました。

私の「足へバーデン」に合うよいインソールはあるのでしょうか？

A インソールの前に「足へバーデン」を知ること

すべての問題は「足へバーデン」が世に知られていないことなのです。「足へバーデン」の場合、靴とインソールを変えただけでは逆に悪化します。

インソールの土踏まずを足底板のように高く持ち上げてしまうと、高くなったところで体を支えることになり、それに頼ってしまいます。その分足先の踏ん張り力は衰え、足指も退化し、より変形が進んでしまいます。最初は楽に感じても、途中から苦しくなるのはこのためです。

そもそも土踏まずを高くする足底板の役割は足指や足先などのケガや骨折で一時的にかばうことであり、これにはかなり有効です。しかし、負傷がなく、履き続けるにはよくありません。

足へバーデンの人は、

①まず、人工筋肉素材の免震インソールで足を守ると共に、さらにかかとからの「過剰な衝撃波とねじれ波」という介達外力（上部へ繰り返される突き上げ）を吸収無害化し、ひざ、股関節、腰、背部、頚部の二次的損傷を防ぐということに専念してください。

②次に、足裏のバランスを整えることを目的とし、専用の三本指テーピング靴下や専用のサポーターを使い分けます。靴はスニーカーなどのヒモ靴を履き、面倒でも紐を時間をかけてその都度

締めてください。

③最後に靴選びですが、スニーカーであればだいたい問題ありません。人工筋肉素材の免震インソールを入れるだけで高級靴に変わります。**注意点は足先部分に余裕のあるものを選び、靴の中で足指が動き、踏ん張れることが重要なポイントです。また、靴の横幅がゆるいものはかえって足指を変形、悪化させるので注意が必要です。**

Q15

へバーデン結節がどうして固定でよくなるのか？

◉「サラシ包帯固定で原因不明の痛みが改善する仕組みとは？」……72歳女性

「自分で治す外反母趾」（自由国民社）を読んで、初めて「足へバーデン」であることを知りました。腰や首にも慢性痛があり、どこへ行っても原因不明の「変形性関節症（炎）」といわれるだけでよくならず悩んでいました。最近はさらにひざにも痛みがあります。まるで自分のことがそのまま書いてあるような気がして一気に読み終わりました。

今までいろんなところに起こった痛みに対し、納得と共に長年の疑問が解け、気持ちが楽になりました。しかし疑問が一つだけ残りました。どうしてへバーデン結節や「変形性関節症（炎）」がサラシ包帯固定だけでよくなるのか、その意味をわかりやすく教えてください。

A「変形性関節症」を改善する最も効果的方法は「サラシ包帯固定」

その秘訣は、重力の負担（負荷重）を約90％軽減した「サラシ包帯固定」なのです。つまり重力の負担（負荷重）を約90％軽減させ、約10％残したサラシやサポーター、包帯を用いた固定法なのです。原因不明や負傷の瞬間を特定できない「変形性関節症（炎）」は重力の負担（負荷重）を約90％軽減させたサラシ固定で、①痛みと炎症を止める、②それ以上の変形と損傷を防ぐ、③変形したり、損傷した骨を修復させる、という三つの効果があるのです。

「変形性関節症（炎）」の治療法は「安静にし過ぎてもよくない」また「運動療法をやり過ぎてもよくない」のです。

重力の負担（負荷重）を約90％除き、約10％残したサラシ包帯固定をすることにより、骨芽細胞（造骨細胞）と破骨細胞（余分な骨を吸収）による修復作用が最も活性化されるのです。つまり固定により「過剰仮骨の吸収と付加骨の添加」という自然治癒力（自己治癒力）の原理原則が最大限に発揮されると医学的にも証明されているのです。

全体的（トータル的）に判断するあしけん整体に90％の固定を加えることで、自然治癒力が最大限に発揮され、恒常性（あらゆる環境や状況下でも一定の生命活動を保つために働く力）と共に免疫力も高まってくるのです。

私は開業以来50年間、一貫してこの動けるサラシ包帯固定を提唱しています。

第4章

ヘバーデン結節はバランスの悪い関節に転移する

体の不調とヘバーデン結節の〝転移〟が一致しているなんて！

整形外科にかかる患者さんの約80％、接骨院へ行く患者さんの約90％が負傷の瞬間を特定できないひざ、股関節、腰部、背部、頸部の痛みや変形性の損傷と言われています。このような症状で悩んでいたら、まずヘバーデン結節の〝転移〟を念頭において一致するかどうか判断してください（➡P32参照）。確かに思い当たる！これなんだ！と心に響くような感覚があったら、それを見過ごしたり否定するのではなく、一つひとつの内容を自分に何回も照らし合わせ隠れていた本当の原因を知ることです。一致するかどうか、そしてこのことを重要と思うか否かで、あなたの健康寿命を伸ばすことができる、それは明るい未来の始まりなのです。

治らないひざの痛みのほとんどが「仮称：ひざヘバーデン」

■症状：ひざにもヘバーデン結節が転移

治らないひざの正体、40歳以上の女性や男性のひざが変形する本当の原因を、私はすでにわかっているのです。あなたのひざの痛みは軟骨のすり減りが原因といわれている一般的な「変形性ひざ関節症」ではありません。実は手のヘバーデン結節が離れたひざに転移した「仮称：ひざヘバーデン」による「変形性関節症（炎）」だったのです。この真実を知ることで、あなたのひざ治療に対する誤った先入観が根本から変わります。医療関係者も、まずは驚きから始まり追試や再現を繰り返すことで次第に理解に変わると思います。この「仮称：ひざヘバーデン」が医学的にはほとんど知られていません。また参考文献も見つけられません。

私はこれをわかりやすく知らせるため、あえて「仮称：ひざヘバーデン」と呼び、多くの著書で繰り返し説明しています（以後「ひざヘバーデン」と称する）。また関節リウマチによる「変形性ひざ関節症」、その他の病気が原因となるひざ痛とも区別しています。

この真実を知らない人があまりに多いので、本書でも繰り返し説明することで、驚きから次第に理解や納得、そして確信へと変わっていくと思うのです。

●水を何回も抜くとひざが曲がらなくなる

これといった原因もないのに次第に腫れや熱感を伴って水（関節液）が溜まり、何回も水を抜いたりしている人が多くいます。非ステロイド性消炎鎮痛薬やヒアルロン酸を使用して、その時は一時的によくなったように感じるが、またすぐ同じ状態に戻ってしまう場合が多くあります。

これを長年繰り返しているうちにひざの変形や関節の破壊が進み、内側の骨が出っ張って「へびの頭」のように太く変形してしまった人も多くいます。こうなると軟骨損傷や半月板の変性断裂と共に重症化し、運動可動域が制限され「曲がらない」「正座ができない」などの障害が残ってしまいます。ひざに水（関節液）が溜まったら、まず「ひざへバーデン」を疑うことです。

●「ひざへバーデン」を知らないことは大きな落ち度

これまでひざの痛みに対し、一般的な「変形性ひざ関節症」と診断され、今日まで過ごしてきたのではないでしょうか？

現状維持ではいけないのです。治らないひざの痛みの真実、それはへバーデン結節がひざへ転移したものであり、または手よりも先にバランスの悪いひざ関節から始まる「ひざへバーデン」だったのです。

女性でも男性でも治らないひざの痛みは「ひざへバーデン」の可能性が極めて高いのですが、

「ひざヘバーデン」を見分ける３つのチェック

「ひざヘバーデン」の特徴

- ☑ ひざに水がたまる
- ☑ 夜間もひざが痛む
- ☑ 正座できない
- ☑ 急に変形が進んだ
- ☑ 痛みが著しい
- ☑ 手術を勧められた

①ヘバーデン結節

手指の第１関節の
変形や痛み

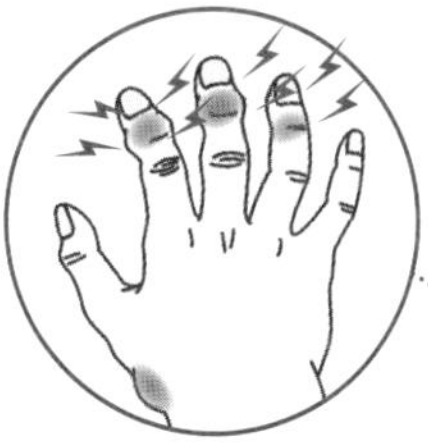

②ＣＭ関節ヘバーデン

手の親指の付け根の
出っ張りと痛み

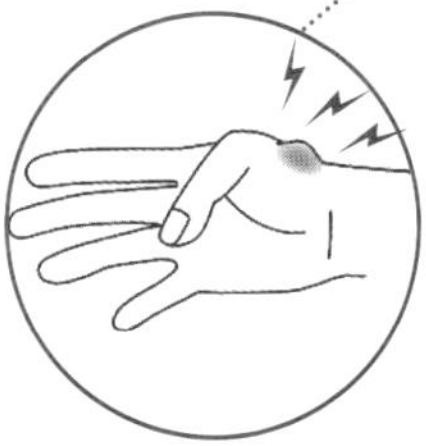

③足ヘバーデン

足の親指と爪が
ねじれて外を向く

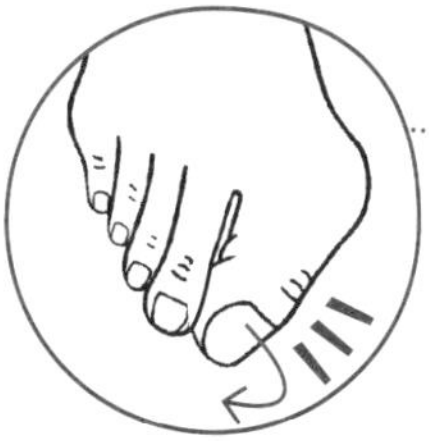

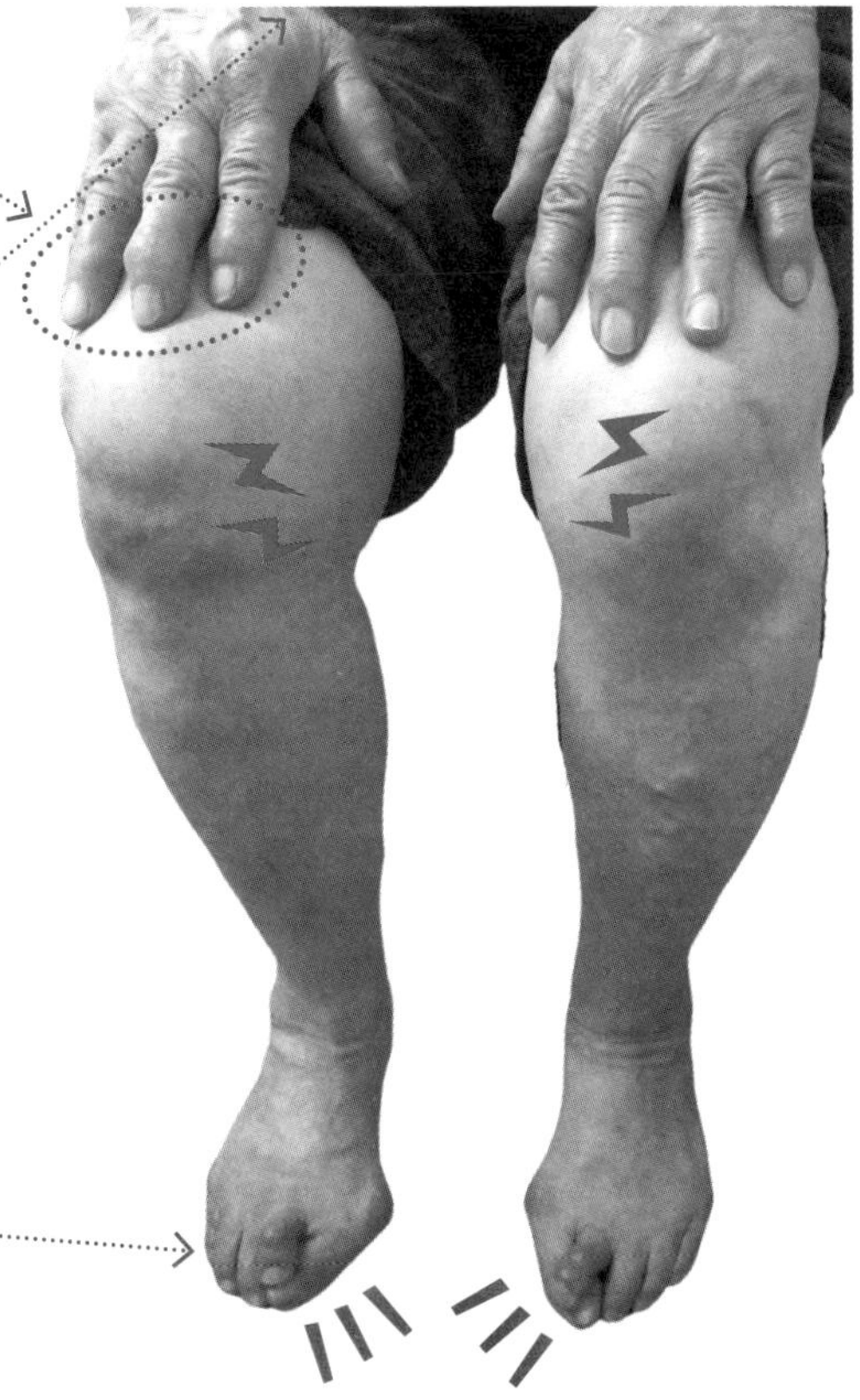

これがまだまだ知られていないのです。それはバランスの悪いひざから始まる「ひざへバーデン」もあるので見逃しているのです。女性ではすでに手のへバーデン結節や「CM関節へバーデン」を発症している人もいます。男性の場合、手の症状よりもひざの変形と共にひどい外反母趾「足へバーデン」を併発している人を多く見かけます。さらに詳しく調べると、男女共に腰痛や首こり・肩こりなど複数の関節にも慢性痛が起こっています。

伝統医療の実態は軟骨のすり減りが原因となる、①一般的な「変形性ひざ関節症」と、②へバーデン結節が原因となり、重症化する「ひざへバーデン」とが区別されていません。

そのため、治療法にも間違いが起こり、医療機関においても「治らない」「治せない」、患者に対しても「治ると言えない」という状況にあるのです。その理由は、「ひざへバーデン」に対し最も重要で効果的な治療法である「**90％のサラシ包帯固定**」がなされていないからなのです。これは医療ミスといっても過言ではないくらい重要なことなのです。未病（初期）のうちに重力の負担（負荷重）を約90％軽減したサラシ包帯固定で、早めに改善することができます。

たとえどんなに悪化したとしても、一年間という長めのサラシ包帯固定でかなりよくなり、そして完解に至ります。治療をあきらめ希望を失って、こじらせたひどいひざの変形であっても、一様に誰でもよくなるという真実の治療法が「**90％のサラシ包帯固定**」なのです。そして、それはひざの運動可動域を10％残すことで、安心して歩ける固定法なのです。

●治らないひざの痛みは「ひざヘバーデン」

■原因

「ひざを悪化させている人があまりにも多すぎる！」という事実を、私は黙って見ていられないのです。ひざを悪化させる原因は「重力の負担」と「ヘバーデン結節の転移」にあります。具体的に説明すると、**ひどい外反母趾「足ヘバーデン」があると重心がかかとに片寄り、その左右差を伴って、足先が外方向へ流れる「ねじれ歩行」になるため、ひざの関節面を挟んで上下で相反するねじれのストレスが発症し「ひざのかみ合わせ」が悪くなります。**このかみ合わせの悪い関節にかかとからの「過剰な衝撃波とねじれ波」という介達外力によって軽い捻挫を繰り返してしまうのです。

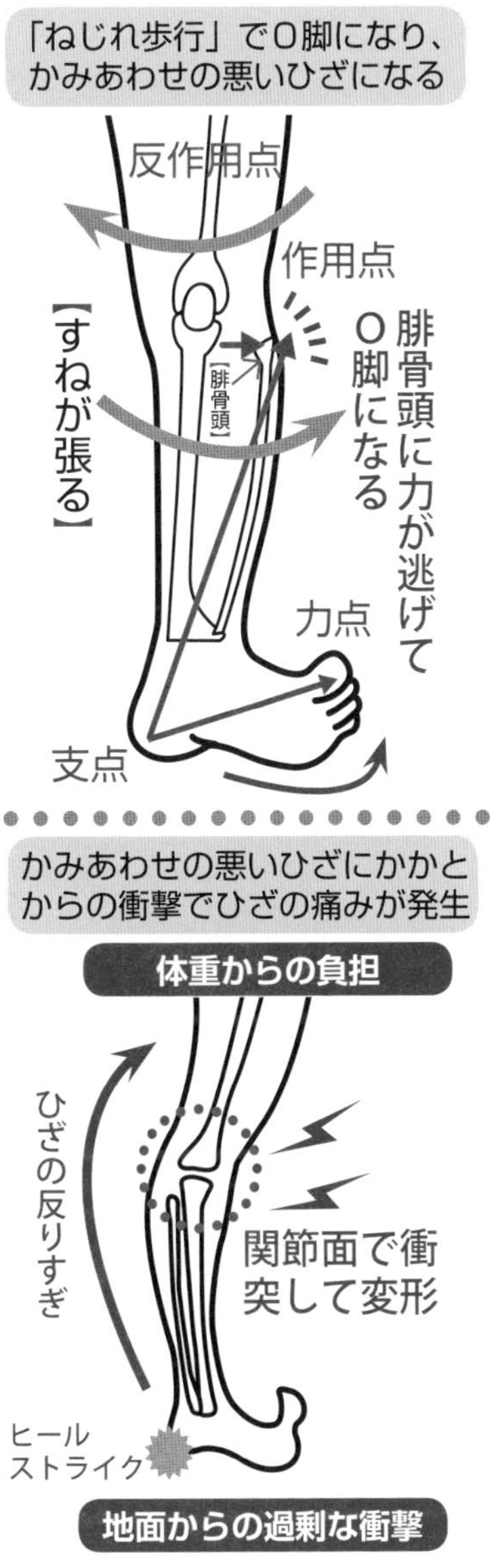

たとえわずかな介達外力であっても、長期間反復されると大きなダメージとなります。この時はまだ痛くなくても、すでに90％の潜在的な損傷が蓄積され、微細な炎症や変形が起こっているのです。この「かみ合わせ」の悪いひざ関節にヘバーデン結節が転移したり、またひざから発症した「ひざヘバーデン」によって、炎症や変形・骨破壊が進行するため、治らない「変形性ひざ関節症」を起こしているのです。

●再現性が可能

伝統医療にとって「ひざヘバーデン」はまだひとつの仮説にすぎませんが、真実というものは強いものです。時が経てば経つほど、多くの医師が理解を示してくれるので確信が増しています。私は統計的な見地から、長年に渡り再現を繰り返してきたことで確信しているのです。再現性が常に90％以上を超えているなら、それもひとつの科学的根拠と考えているからです。

もちろん「変形性ひざ関節症」の原因には十種類以上ありますが、**「治らないひざの痛み」で悩んでいたら、まず最初に「ひざヘバーデン」を疑うのです。なぜなら女性の場合、①手の第一関節が変形するヘバーデン結節や②手の親指の付け根が出っ張り痛む「CM関節ヘバーデン」、それに③変形のひどい外反母趾「足ヘバーデン」、これらのひとつか、またはこの三つが合併して「ひざヘバーデン」を発症している場合がほとんどだからです**（➡P121参照）。あなたの治らないひざの痛みも、これらの症状と一致しているはずです。

あなたもこの真実を実感することで、隠れていた本当の原因を理解できると思うのです。

●固定をしない治療法は医療ミス

「ひざへバーデン」による変形性ひざ関節症には重力の負担を約90％軽減する固定が最優先されなければならないのです。固定をしないですぐにリハビリをしてはいけません。その前にやるべきことがあるのです。たとえどんなにひどい状態であっても、この歩ける約90％のサラシ固定をするのです。

炎症と痛みを止め、それ以上の変形を最小限に食い止めることができるのです。特に痛む急性期（炎症期）にサラシ包帯固定をすると三週間くらいで痛みや腫れが治まってきます。

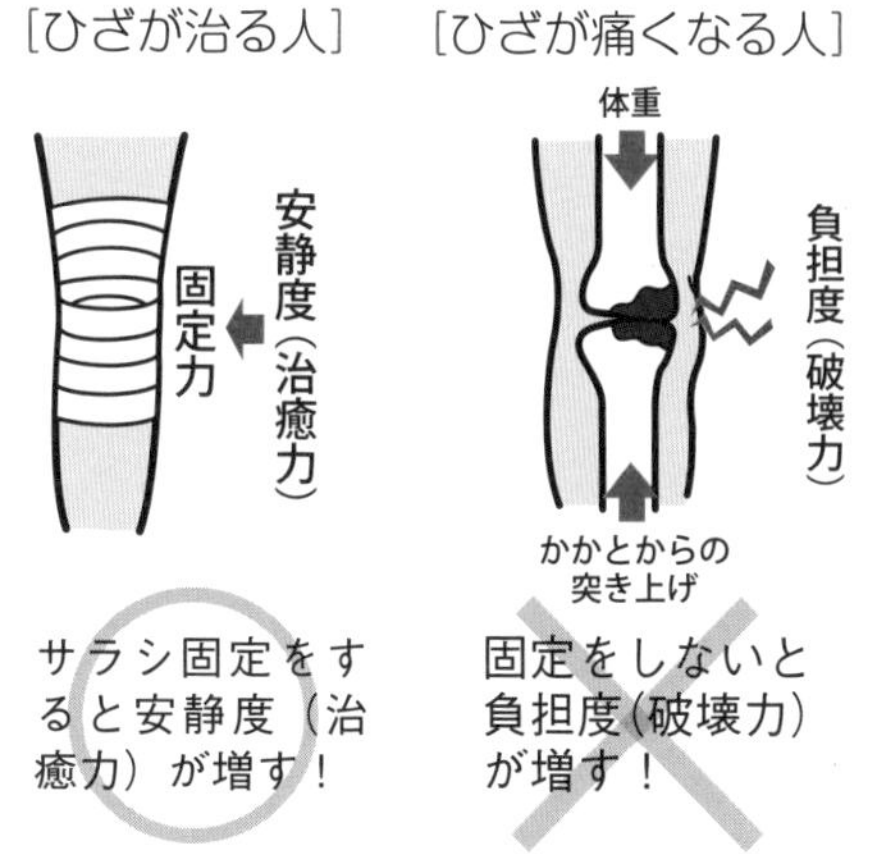

中には三週間で半分治ったと実感する人も多くいます。早めに固定をすると、それだけ早く痛みと炎症が止まり、治療経過や症状が改善した予後の状態がとてもよいのです。これも再現性が常に90％以上あるので、この効果を実

感し誤った先入観を変えていただきたいのです。

重力の負担を約90％軽減するサラシ包帯固定をすることにより、負担度（破壊力）より安静度（治癒力）が上回るので、あなたの自然治癒力（自己治癒力）を最大限に発揮させるための条件が整います。これにより恒常性と共にヘバーデン結節に対する免疫力も高まってきます。悩んでいたらまずこの考え方に従い行動を起こすべきです。

いろいろな治療法に迷うのではなく、歩ける「90％のサラシ固定」を治療の出発点にしなければならないのです。重要なので繰り返し断言します。

「固定をしないひざ治療は医療ミス」と言っても過言ではありません。

●重力によって変形と軟骨破壊が進む

なぜなら、「ひざヘバーデン」は「関節リウマチ」と同じように軟骨を破壊・変形させるという共通点があります。変形や関節の破壊を起こす一番大きなエネルギー（ストレス）が重力の威力（破壊力）、そのすごさなのです。宇宙飛行士も同じことを言っています。**よって治療法は重力の負担度を約90％軽減させる「サラシ包帯固定」が必要不可欠なのです。**

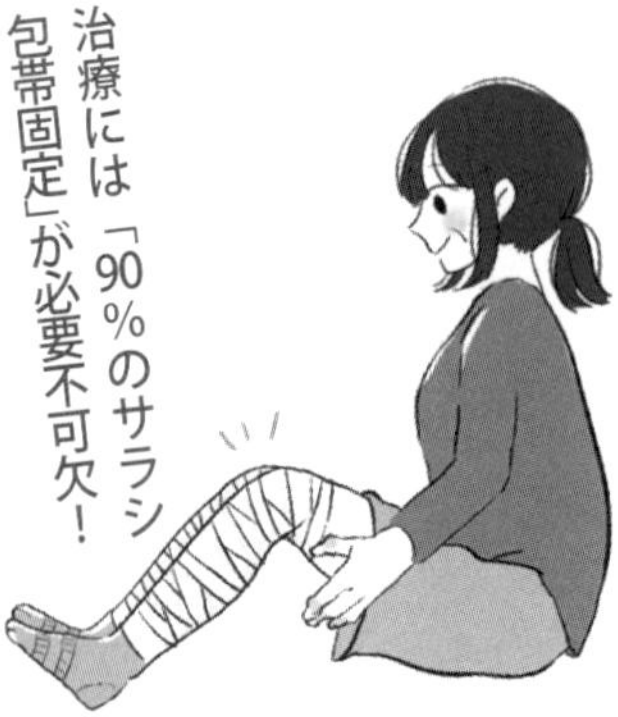
治療には「90％のサラシ包帯固定」が必要不可欠！

今までいろんな治療をしてきたとしても、これほどの効果は実感できないはずです。固定が治癒までの最短距離になるのです。サラシ包帯固定は日常生活にさほど支障がありません。

ですから「歩けるギプス包帯」や「サラシ無重力療法」と呼び、サラシ包帯固定の重要さを著書や講演・マスコミ・ＴＶなどいろんな角度から長年訴え続けているのです。

●リハビリより固定が優先

特に注意しなければならないことなので、ここでも繰り返し説明します。

「ひざへバーデン」は初期段階では、画像診断に異常が現れない場合がほとんどです。骨に異常がないからといって、すぐにリハビリ（電気、マッサージ、運動療法など）がもっともらしく行われることがありますが、これが間違いなのです。その前にやることがあるのです。

固定をしないですぐにリハビリをするため、逆に悪化させて何回も水を抜いたり、またよくなったり悪くなったりを繰り返す人が多くいます。「ひざへバーデン」の真実を知らないため、未病の初期状態から次第に悪化や重症化させてしまい、結果的に深刻な障害を残してしまうのです。

これが五年、十年と長期にわたり、真面目に通院したにもかかわらず結果的に、「ひざが曲がらない」、「正座ができない」、「うまく歩けない」ということになり、最終的には「人工関節置換術」になってしまった人たちの隠れた原因になっているのです。

●もう自分で治すしかない、その勇気

今までの治療やリハビリに疑問や限界を感じていたり、治る見込みがないと思っていたり、治療に不信感や希望を失っていたら、もう自分で治すしかないと覚悟を決めるのです。

自分のひざの痛みは自分で治す、自分が一番の名医になるという考え方が必要です。

自分より心配してくれる人は他にいないのですから、今からでも迷わず重力の負担（負荷重）を90％軽減するサラシ包帯固定を試してください。**ほとんどの人は「三〜四週間くらいで半分治る」という劇的な効果を実感することができます。現状維持ではあってはならないのです。**

重力の負担を約90％軽減する固定にはそれほど治す働き、つまり自然治癒力（自己治癒力）を最大限に発揮させる力があり、恒常性と共に免疫力も高まってくるのです。

特に破骨細胞と骨芽細胞の働きが活性化されます。これは**「過剰仮骨の吸収と付加骨の添加」**と呼ばれ、医学的にも立証されているのです。

【自分でできる90％のカサハラ式サラシ包帯固定】

ここでは、「カサハラ式サラシ包帯固定」の作り方から巻き方まで詳しく図解しますので、理解して実践してみてください。

［カサハラ式サラシ包帯固定の作り方］

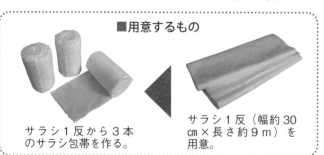

■用意するもの

サラシ１反（幅約30㎝×長さ約９ｍ）を用意。

サラシ１反から３本のサラシ包帯を作る。

①

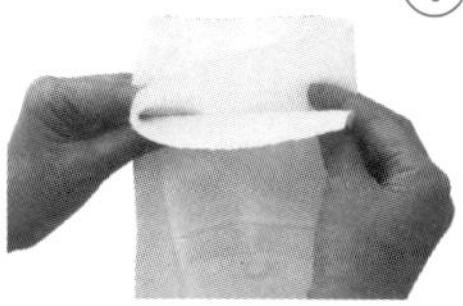

サラシ１反の先端を３等分になるように三つ折りする。

②

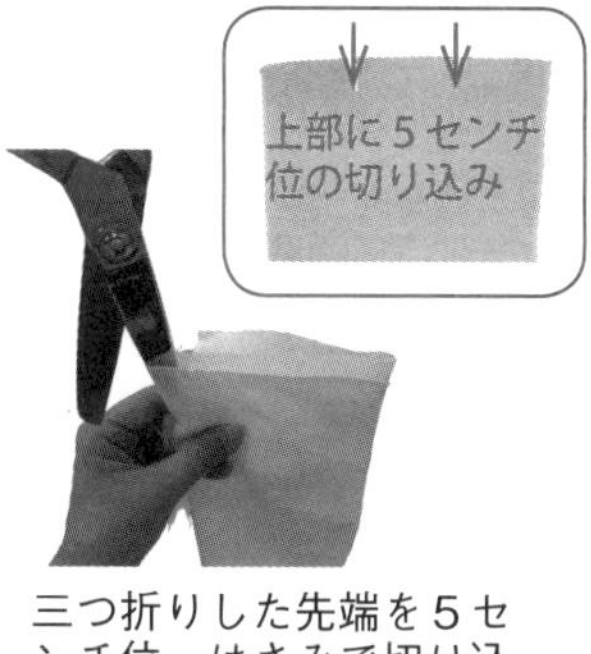

三つ折りした先端を５センチ位、はさみで切り込みを入れる。

③

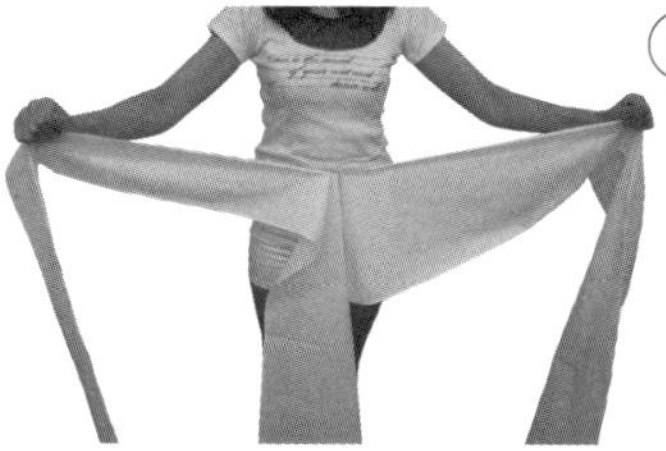

立って、切り込みを一つずつ裂く。切れ目の根元の両端を手でしっかり持ち、勢いよく両手を開いて裂く。

④

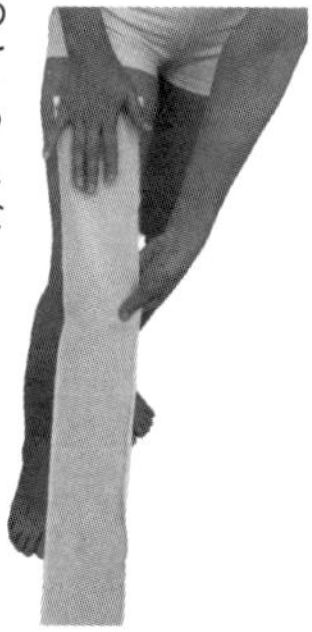

裂いたサラシを１本ずつ固く巻く。この時、立って太ももの上で転がしながら巻くとスムーズ。これを、足首、ひざ、股関節、腰などの固定に使う。

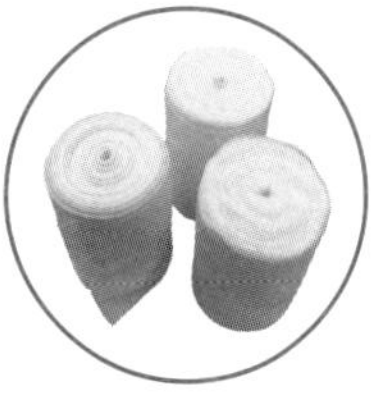

「３本のサラシ包帯」が完成

［カサハラ式サラシ包帯固定の巻き方］

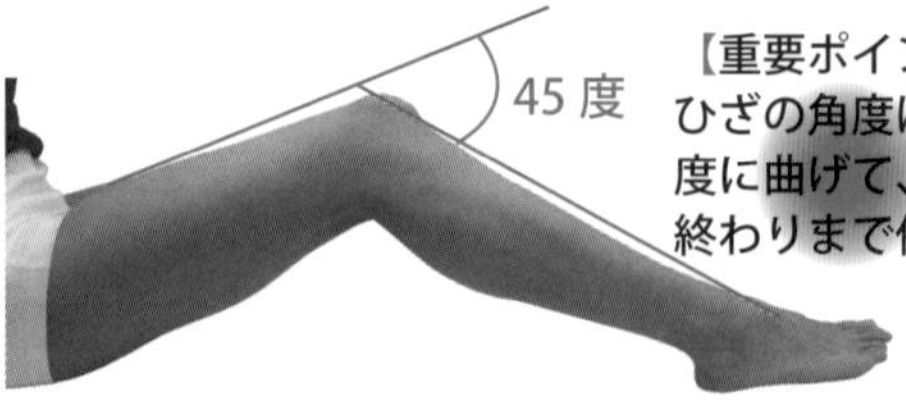

【重要ポイント】
ひざの角度は４５度に曲げて、巻き終わりまで保持！

①

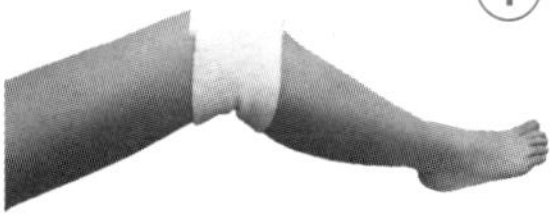

▶ひざの裏側のスレ防止に、ガーゼや綿花をあてる。

②

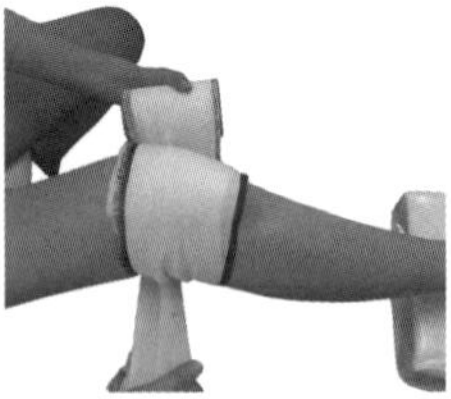

▶ひざのお皿から巻き始める。サラシの先端を１０センチ位とって持ち、ひざの真裏でクロスしてひと巻き毎に絞る。同じ位置で３回繰り返して巻く。

③

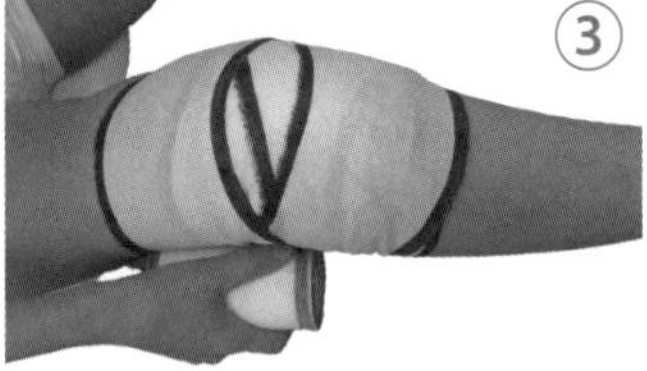

▶ひざのお皿を中心に少しずつずらしながら上下行ったり来たりを繰り返して５周位巻く。サラシがたるまないように毎回強くしっかりと巻く。

※見やすくするために包帯の端を黒くしています。

④

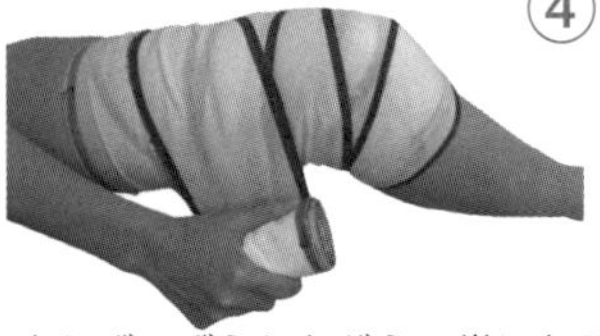

▶少しずつずらしながら、常にたるまないようにしっかりと引っ張りながら、太もも２分の１くらい上の方へ巻く。たるむ時や方向を変えたい時はサラシを折り返す。

⑤

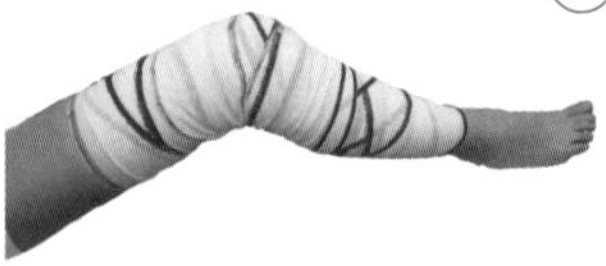

▶太ももから少しずつずらしながら、足首くらいまで幅広く巻く。サラシがたるまないようにしっかり引っ張りながら、脚全体を均等に巻き、終わりは先端を三角に折って紙テープで留める。

サラシ包帯固定は昼間行い、夜寝る時は外す。３週間で痛みが半減

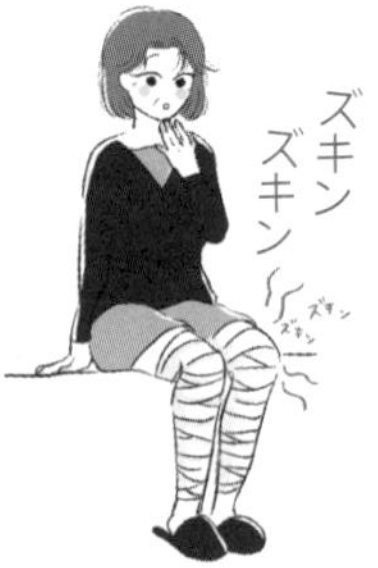

サラシ包帯を正しく巻けると、最初の約５分間ズキンズキンと脈を打つ。一時的な防御反応で５分程経つと安全本能が働き自然と消えてきます。逆に、脈を打たない場合は巻き方がゆるくて固定になっていないという目安。

［カサハラ式サラシ包帯固定と専用サポーターの併用法］

①

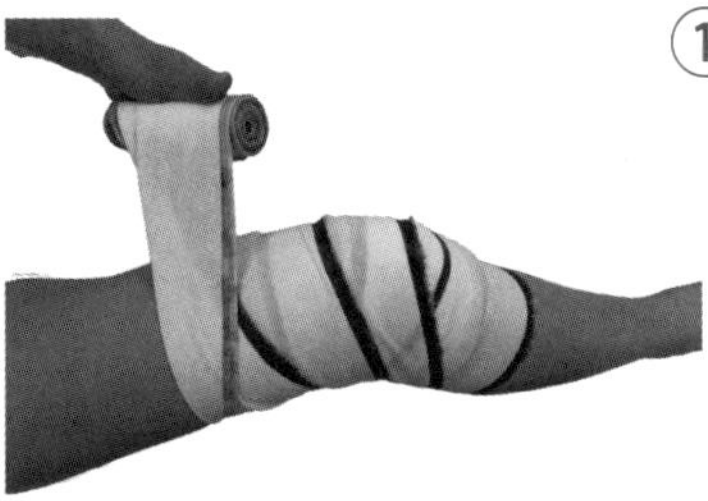

▶サラシ固定法と同じ要領で巻く。もも半分くらいから、足首の上あたりまでを、しっかり引っ張りながら均等に巻く。

②

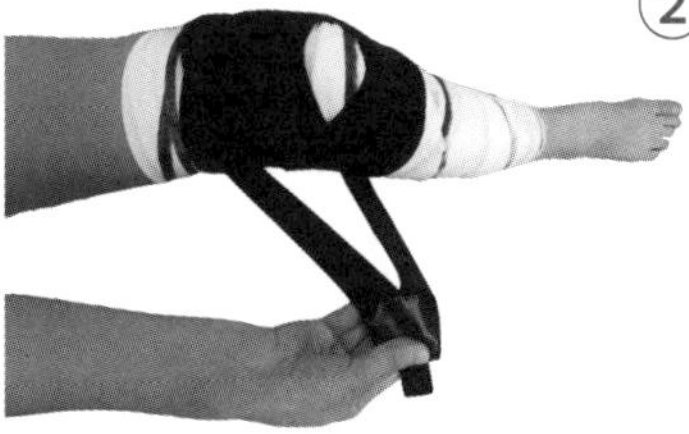

▶その上から、専用ひざサポーターを装着し、ずれ防止と固定力をよりしっかり補強する。

■用意するもの

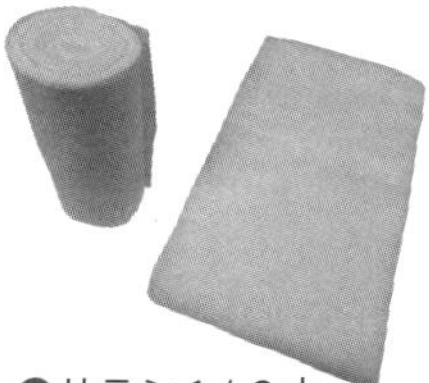

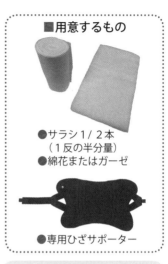

●サラシ１/２本
（１反の半分量）
●綿花またはガーゼ

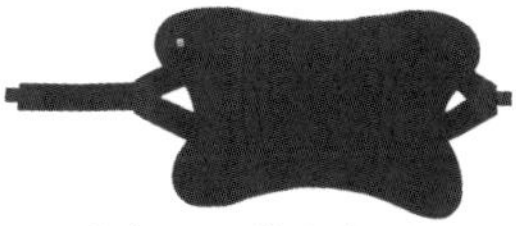

●専用ひざサポーター

ひざの痛みには重力の負担を約90％軽減できるサラシ包帯固定が必要。巻く時間がない、面倒だと感じる人はサラシ包帯を半分巻き、その上から専用サポーターを併用する。「歩きはじめにだけ痛い」、「立ち上がる時痛む」など比較的軽い症状に改善したら。専用サポーターだけでもＯＫ。

［サラシ包帯の固定量の目安］

サラシ包帯の目的はひざへ加わる重力の負担度（破壊力）より安静度（治癒力）が上回ることで、分量の目安は体重に比例する。

■体重が60キロまでの人はサラシ包帯一本

■体重が80キロまでの人はサラシ包帯一本半

■それ以上の人はサラシ包帯２本

●しっかり巻けたサラシ包帯は気持ちよく安心感が起こる

図解したように、これだけ多めに巻くと最初は「歩きづらい」「苦しい」というイメージをもつかもしれませんが、決してそうではありません。しっかり巻いたサラシ包帯は気持ちよくその場で安心感が起こってくるものなのです。

二〜三日目からは安全本能が働き、逆に包帯を外すことで痛みが再発するという危険を感じるようになります。

最初のうちは違和感があったとしても、ほとんどの人が二〜三日で安心感に変わってきます。ギプスのようにしっかり巻けると最初の約五分間ズキンズキンと脈を打つ現象が現れます。ひざにとってサラシ包帯は異物なので脈を打ち、落としたり外そうとする防御反応が起こります。五分くらいたつと、安全本能により受け入れられ、自然と消えてくるので心配はいりません。

●伝統医療に疑問を持つ時代

今受けている治療法を一方的に盲信する時代は終わったのです。

自分のひざの痛みは自分で本当の原因を知り、90％のサラシ固定で自分で治す時代なのです。それには今受けている診断と治療・経過、それに疑問を持ち、正しいかどうかを追究することです。決して歩きすぎや老化、歳のせい、太り過ぎだけではないのです。本当の原因と、根本療法の真実を知ることなのです。

●常にこの疑問を持っていれば自然と答えが出てくるもの

(1) なぜ、原因もなくひざが痛くなる人とならない人とに分かれるのか？
(2) なぜ、変形する人としない人に分かれるのか？
(3) なぜ、同じ治療を受けても治る人と治らない人とに分かれるのか？
(4) なぜ、悪化し人工関節置換術をしなければならない人と、手術をしなくても治ってしまう人とに分かれるのか？
(5) なぜ、最終的に手術をすれば済むという考えが先行してしまうのか？

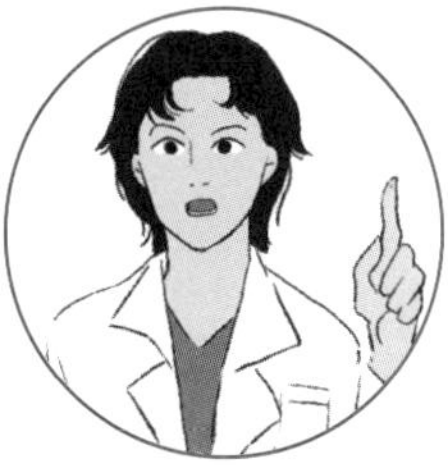

その答えがヘバーデン結節のひざへの転移、または重力とのバランスの悪いひざから始まる「ひざヘバーデン」だったからです。

これが理解できなかったため、固定につながらず、ひざの悪い人が増え、それに比例して介護を受ける割合も六～七倍と高く、健康寿命も短くなっているのです。

男女とも治らない「変形性ひざ関節症」で悩んでいたら、すぐ「ひざヘバーデン」を疑うべきです。なぜなら90％のサラシ包帯固定が根本療法となり改善するからです。

自分でできる未病改善の3原則【ひざ痛編】

第3の原則（固定）

重力の負担を90％軽減するサラシ固定または専用ひざサポーターでひざ関節の負担度より安静度を高める。

サラシ半分量とひざサポーターの併用

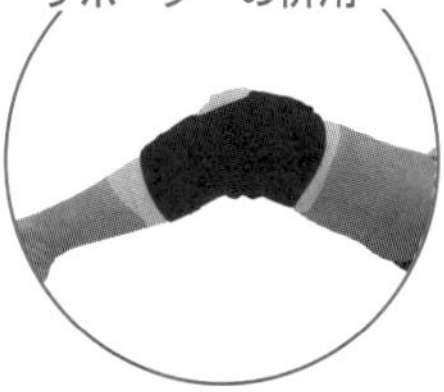

第2の原則（免震・血行）

不安定な足裏からひざに繰り返される過剰な衝撃とねじれの負荷重を免震インソールで吸収無害化。

体重からの負担

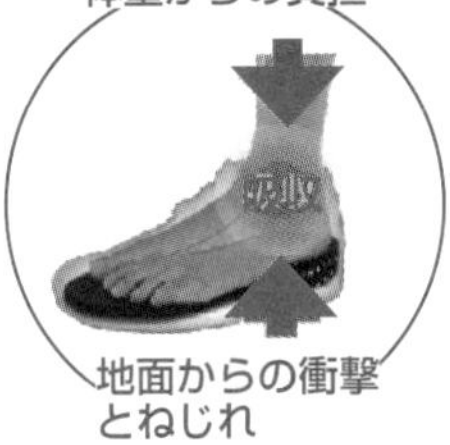

地面からの衝撃
とねじれ

第1の原則（バランス）

体の土台「足裏」のバランスを整え、正しい歩行でひざ関節のかみ合わせを整える。

3本指テーピング靴下で体の土台を整える

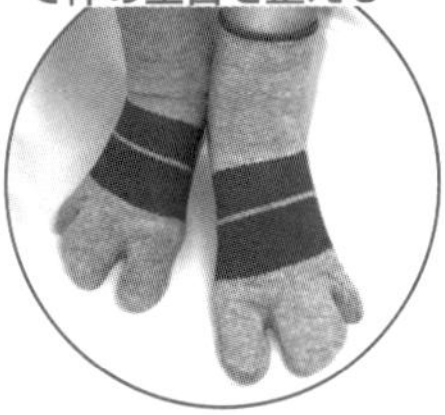

改善ポイントは「あしけんバランス立ち」でひざの負担を軽減すること

ひざをほんの少しゆるめて立つと、筋力で体重を支え、骨の負担を軽減できる！

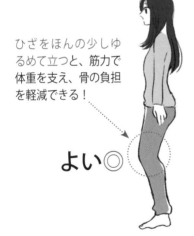

よい◎

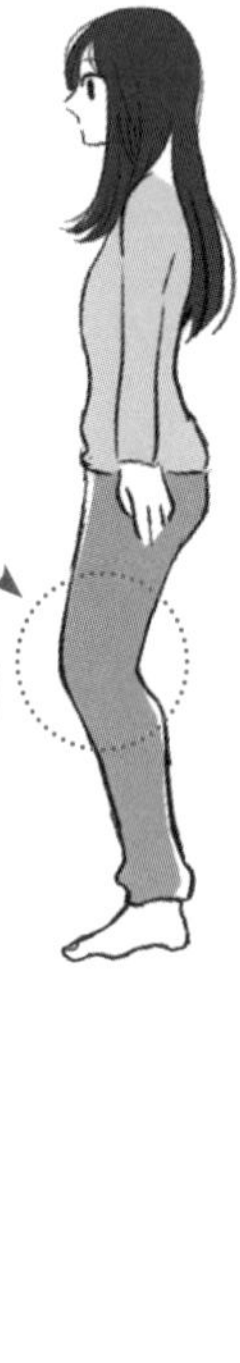

ひざを伸ばしきって立つと、骨に頼ってしまい、ひざ痛を悪化させる！

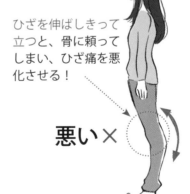

悪い×

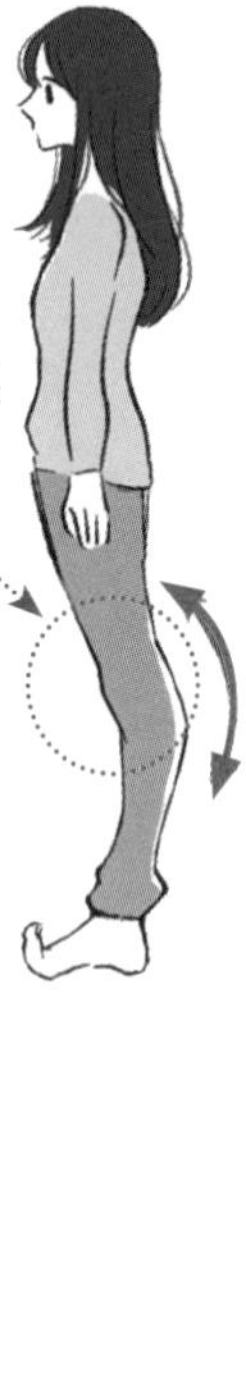

変形性股関節症の多くが「仮称：股関節ヘバーデン」

■症状

40歳以降の女性で股関節が痛み「変形性股関節症」と診断された人の多くに、ヘバーデン結節が股関節に転移した可能性があります。

しかし、これが今まで見落とされていたので、初めて聞く内容だと思います。これを「仮称：股関節ヘバーデン」と呼んで、本文中で繰り返し説明することで理解できるようになると思います（以後「股関節ヘバーデン」と称する）。

治らない股関節の痛み、股関節の軟骨がすり減ってしまう「変形性股関節症」で悩んでいたら、もうひとつの原因である「股関節ヘバーデン」を疑ってみる必要があります。

なぜなら、今すでに発症している①手のヘバーデン結節、②それが隠れた原因となる「ＣＭ関節へバーデン」、③さらに足に転移したひどい外反母趾「足ヘバーデン」とが一致している場合が多いからです。

また重力とのバランスの悪い股関節は、重力の負担（負荷重）がより集中するため、摩耗やすり減りによる一般的な「変形性股関節症」が起こりやすくなっています。

ここにヘバーデン結節の炎症物質が加わることで、股関節から先に「股関節ヘバーデン」を発症する場合も多くあります。

この股関節から先に始まる「股関節ヘバーデン」はわかりづらいので、まとめて「変形性股関節症」としているようです。主な症状は

①ある日、急に股関節に痛みを感じ始めた。様子を見ているとよくなったり悪くなったりを繰り返すなどの未病状態から始まり、次第に長く歩いたあとや次の日に強く痛むようになった。
②中には股関節よりも大腿部や臀部などに痛みを感じ、腰と間違えることがある。
③強めの運動やスポーツをしたあと痛みが増す。
④だましだましで六カ月が過ぎた頃、痛みが軽くなった後、片方の股関節の開きが悪い、運動可動域の制限に気づいた。開脚運動が左右同じようにできない。
⑤左右で下肢の短縮（長短差）が感じとれる。
⑥股関節の外側にある大転子の位置が骨盤より出っ張っているのがわかる。
⑦進行していくと歩き方にも違和感があり、次第に引きずるような跛行《はこう》が現れてきた。
⑧X線やMRIなどの画像診断で骨頭部の変形、短縮、摩耗、臼蓋形成《きゅうがいけいせい》不全《ふぜん》などの異常が確認されるようになった。
⑨人工股関節置換術を勧められた。

⑩ヘバーデン結節の有無・転移を判断する「三つのチェック」（⬇P32参照）と一致している。

このように重力とのアンバランスが原因となる一般的な「変形性股関節症」と症状が似ているため、「股関節ヘバーデン」とが区別されにくいのだと思います。40歳以降の女性で「変形性股関節症」と診断されたら、まず最初にヘバーデン結節の有無をチェックして一致しているなら、「股関節ヘバーデン」を疑うべきです。

■原因

40歳以降の女性で股関節に痛みや運動制限などの異常を感じたり、変形性股関節症、臼蓋形成不全、まれに大腿骨頭壊死症と診断されたら、まず最初にヘバーデン結節が股関節に転移したものなのか、あるいは股関節から始まるヘバーデン結節かどうか、最初にヘバーデン結節の転移を確認するため「三つのチェック」をすることが重要です（⬇P32参照）。

なぜならヘバーデン結節が股関節に転移したり、股関節から発症するという文献や報告を今はまだ見つけられません。ということは、この「股関節ヘバーデン」が見落とされている可能性があるからです。そのため原因不明、何かの原因とあいまいになってしまう場合が多いと考えています。

私はヘバーデン結節が股関節に転移したり、手よりも先に「重力とのバランス」の悪い股関節から発症する場合を含めて「股関節ヘバーデン」と名付け、一般的な変形性股関節症や関節リウマチと区別し、さらに病的要因や遺伝的要因、喫煙が要因と指摘されているものなどとも区別しています。

股関節痛の原因は「外反母趾」や「浮き指」「扁平足」に手のヘバーデン結節が足に転移した「足

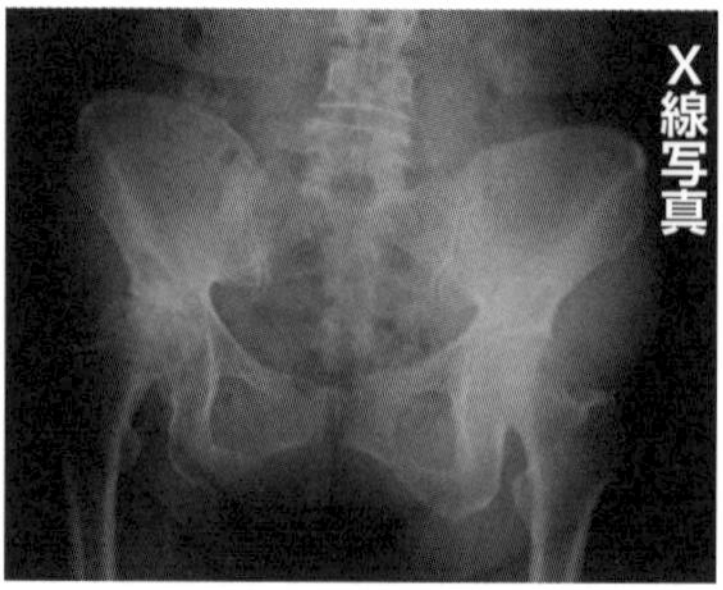

７４歳　女性
・股関節の変形と痛みで歩行困難、
・手の親指の付け根の出っ張りと痛み（仮称：CM 関節ヘバーデン）
・ひどい外反母趾「足ヘバーデン」

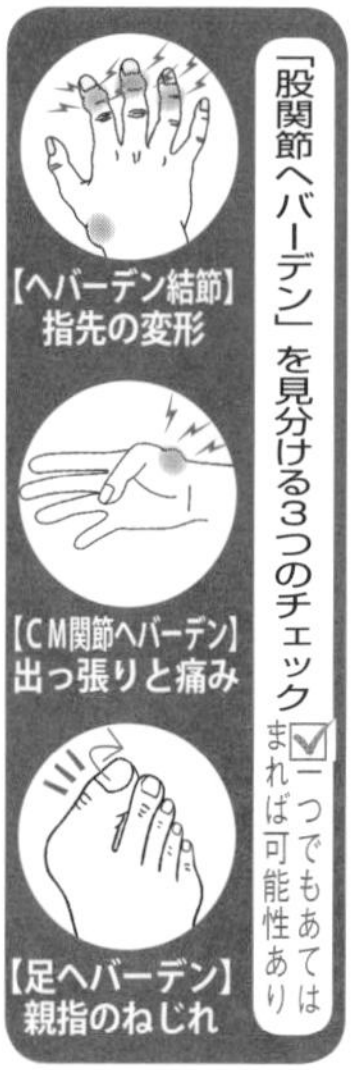
「股関節ヘバーデン」を見分ける3つのチェック
☑一つでもあてはまれば可能性あり
【ヘバーデン結節】
指先の変形
【CM関節ヘバーデン】
出っ張りと痛み
【足ヘバーデン】
親指のねじれ

➡詳細は P32 参照

「足ヘバーデン」と「CM 関節ヘバーデン」とが一致

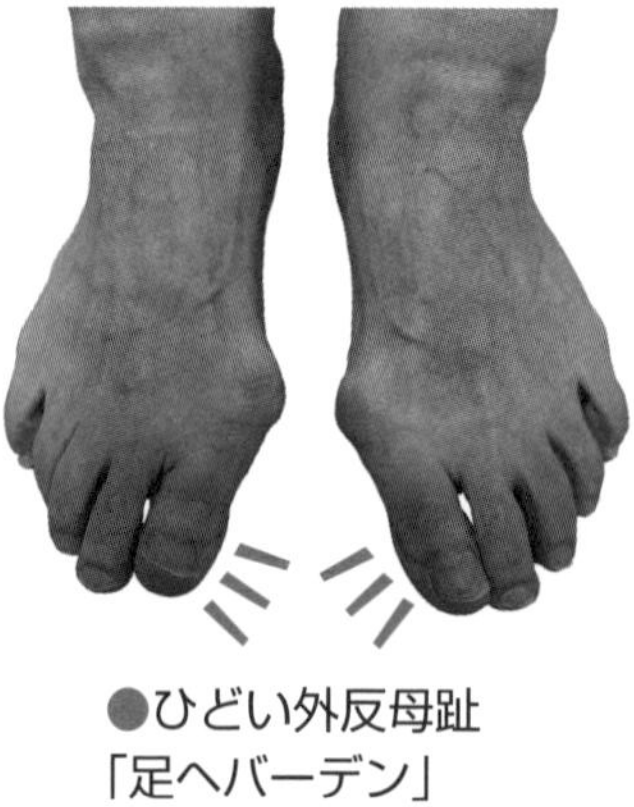

●ひどい外反母趾
「足ヘバーデン」

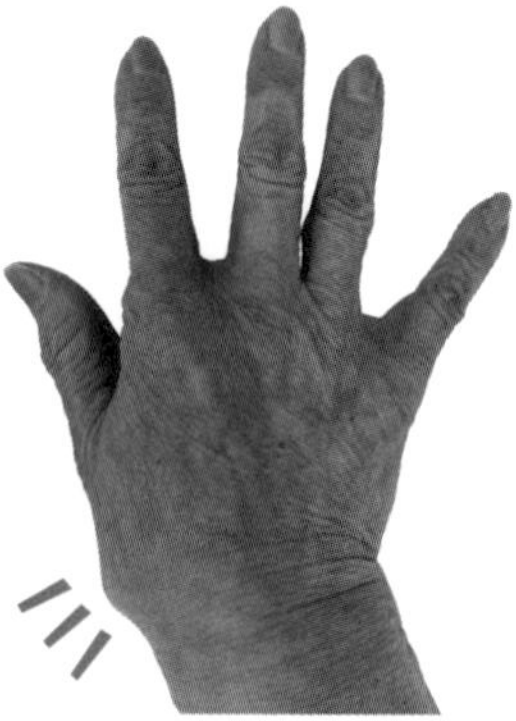

● CM 関節の出っ張りと痛み（仮称：CM 関節ヘバーデン）

ヘバーデン」があると足裏が不安定になります。足裏が不安定になると重心がかかとへ片寄り、その片寄りにも左右差を伴います。この左右差が大きいと歩く時、片方の足先が外方向へ流れる「ねじれ歩行」になり、股関節の臼蓋と大腿骨頭とのバランスが悪くなり、軽い捻挫を繰り返してしまうのです。表面の軟骨が摩耗したりすり減って、変形と共に微細な炎症が起こってきます。

ここまでが一般的な変形性股関節症ですが、この微細な炎症や変形がある股関節にヘバーデン結節が転移したり、また股関節から始まったことが「股関節ヘバーデン」の主な原因と考えています。ヘバーデン結節は重力とのバランスが悪く、以前から微細な炎症があり弱くなっている関節に転移しやすい、また抗体（炎症物質）を呼び込みやすいと推測しています。股関節から先に始まり、数年後に手のヘバーデン結節を発症する場合も多くあります。

重力とのバランスの悪い股関節にヘバーデン結節が転移、またはそこから発症しやすいという新しい考えが必要なのです。なぜなら足裏のバランスを整え、免震処置などの人間の土台となる足の〝基礎工事〟をしたうえで、股関節に90％のサラシ包帯固定をするいう根本治療が不可欠であり、初期なら自分で未病のうちに改善することができるからです。

結論として、足、ひざ、腰などさまざまな関節に起こり原因不明とされ、長年治らない「変形性関節症（炎）」の正体は、ヘバーデン結節が隠れた原因になっている場合が多いということを、手遅れにならないためにも知ることが必要なのです。

自分でできる未病改善の３原則【股関節編】

第3の原則（固定）

重力の負担を 90％軽減するサラシ固定か専用「大転子ベルト」で股関節の負担度より安静度を高める。

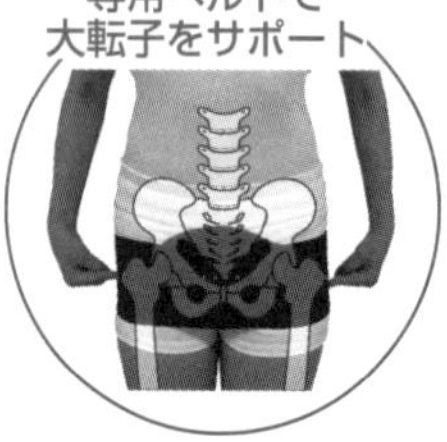

第2の原則（免震・血行）

不安定な足裏から股関節に繰り返される過剰な衝撃とねじれの負荷重を免震インソールで吸収無害化。

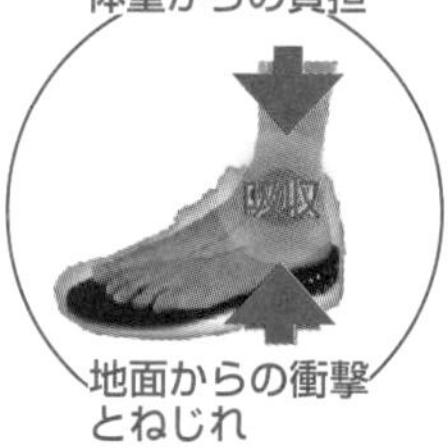

第１の原則（バランス）

体の土台「足裏」のバランスを整え、正しい歩行で股関節の左右差を整える。

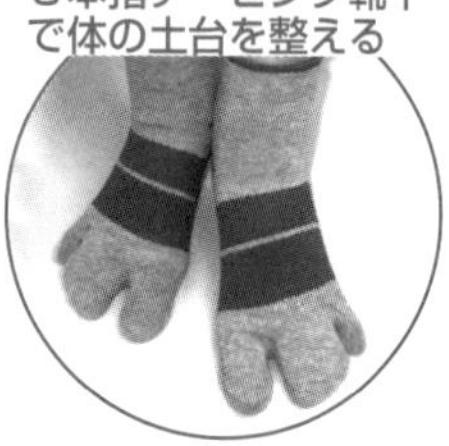

改善ポイントは土台「足裏」のバランスを整え、大転子を固定すること

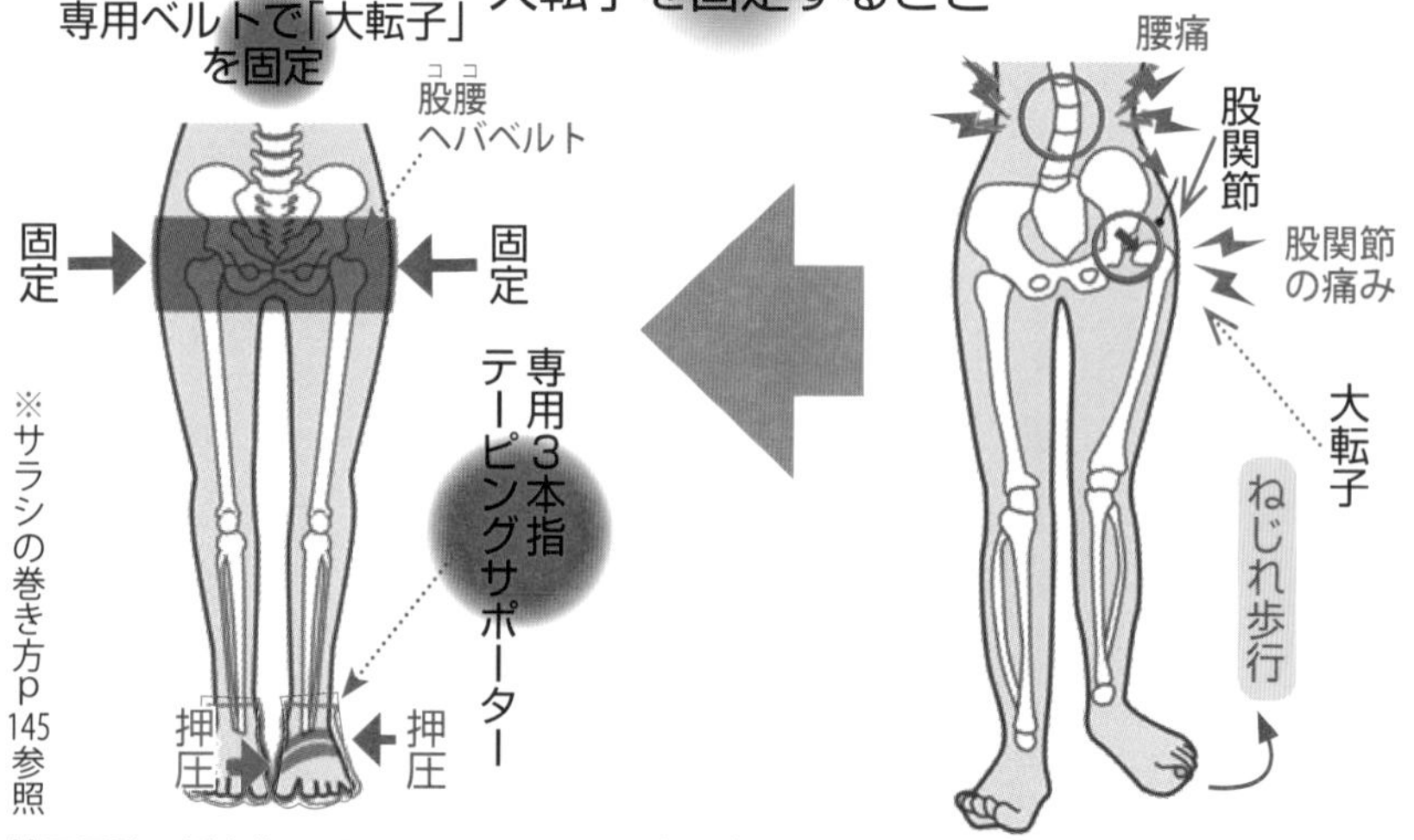

外反母趾、浮き指、扁平足、そして足ヘバーデンがあると、足先が外方向へ流れる「ねじれ歩行」となり、股関節の外側「大転子」がズレて、股関節や骨盤、腰椎もゆがむ。自分でできる解決法は、足裏のバランスを整え、大転子を固定するとバランスが整ってくる。

治らない腰痛は「仮称：腰ヘバーデン」

■症状

ヘバーデン結節が腰に転移した真実も見落とされています。私はこれをわかりやすく説明するために「仮称：腰ヘバーデン」と呼んでいます（以後「腰ヘバーデン」と称する）。「腰ヘバーデン」は40歳以降の女性に多く見られますが、男性にも一割くらいの割合で発症しています。

これといった原因もなく腰が痛む、何年も治療しているのに腰痛が治らない、「いつもよりちょっと長く立っていただけ」「同じような座り方を続けていただけ」「軽い荷物を持ったり、中腰になっただけ」、このようなわずかなことで重苦しい腰痛を繰り返している。そんな時整形外科に行き、初めて「腰椎分離症」「すべり症」「ヘルニア」「狭窄症」と診断される場合がほとんどです。はじめのうちは、よくなったり悪くなったりを繰り返す未病状態の人が圧倒的に多く見られます。

腰痛が治らなくて長年悩んでいる人は、最初に今まで見落とされていた「腰ヘバーデン」を疑うことです。40歳以降の女性の場合は腰痛と共にすでに手の①ヘバーデン結節や②「CM関節ヘバーデン」、③足へ転移したひどい外反母趾「足ヘバーデン」を併発している場合が多いので、ヘバーデン結節があるかないかの三つのチェックをしてください。（⬇P32参照）

■原因

(1) 40歳以降で腰痛で悩んでいる人は、女性も男性も「腰へバーデン」を疑う
(2) へバーデン結節が腰へ転移したものなのかを明確にする
(3) 手よりも先にバランスの悪い腰から始まった「腰へバーデン」なのかを判断する
(4) すでに腰椎分離症、腰椎すべり症、脊柱管狭窄症と診断されているなら「腰へバーデン」を疑う
(5) 腰が前に「く」の字形になっていたり、横に曲がっているなど（生理的弯曲の消失）を確認する

腰痛と共に著しい「首こり・肩こり・頭痛・めまい」などの不調と共に自律神経失調状態やうつ状態などを併発している人も多くいます。

一方、腰から始まる「腰へバーデン」はまだ知られていませんが、40歳以降の女性に集中して見られます。

まだはっきりとした鑑別診断法はできていませんが、原因不明の治らない腰痛なら「腰へバーデン」を疑うことが必要です。

なぜなら、へバーデン結節が腰に転移することやバランスの悪い腰から始まる「腰へバーデン」に関する論文発表や、報告を未だ見つけられないので、私はあえて「腰へバーデン」と名付けています。

今まで原因不明とされる「変形性腰椎症」（骨の異常）の多くが、実はヘバーデン結節が隠れた原因になっているという仮説を立てることで、私は社会に役立ちたいと願っています。

これにより関節リウマチやその他の損傷とも区別することができるので、90％のサラシ固定を中心とした「根本療法」につながります。区別することが伝統医療の革命や未病改善に役立つのです。

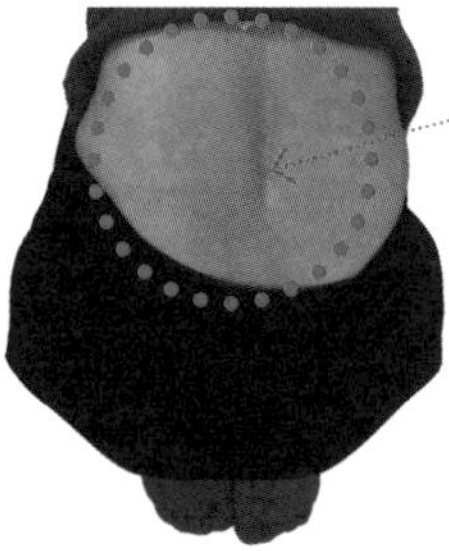

６８歳　女性
腰椎分離症・すべり症の手術痕
ひざ痛、腰痛、首こり、肩こり、不眠を訴える
手の指先にはヘバーデン結節がみられる。

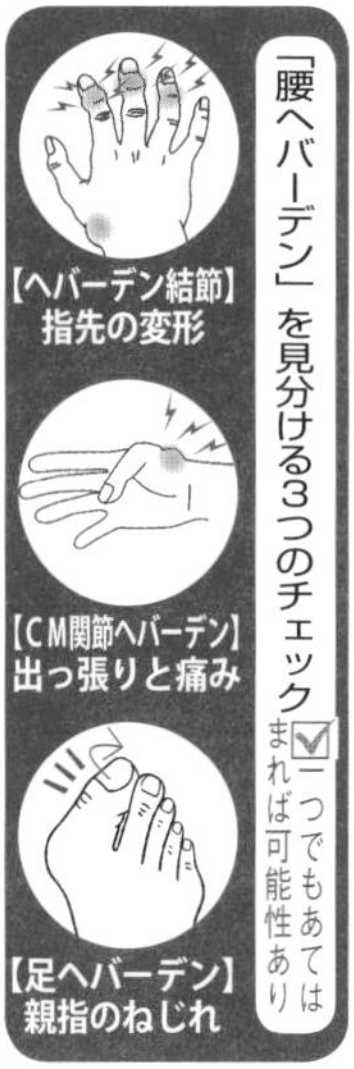
「腰ヘバーデン」を見分ける3つのチェック
☑一つでもあてはまれば可能性あり
【ヘバーデン結節】
指先の変形
【CM関節ヘバーデン】
出っ張りと痛み
【足ヘバーデン】
親指のねじれ

➡詳細は P32 参照

「腰ヘバーデン」とCM関節の痛みとヘバーデン結節とが一致

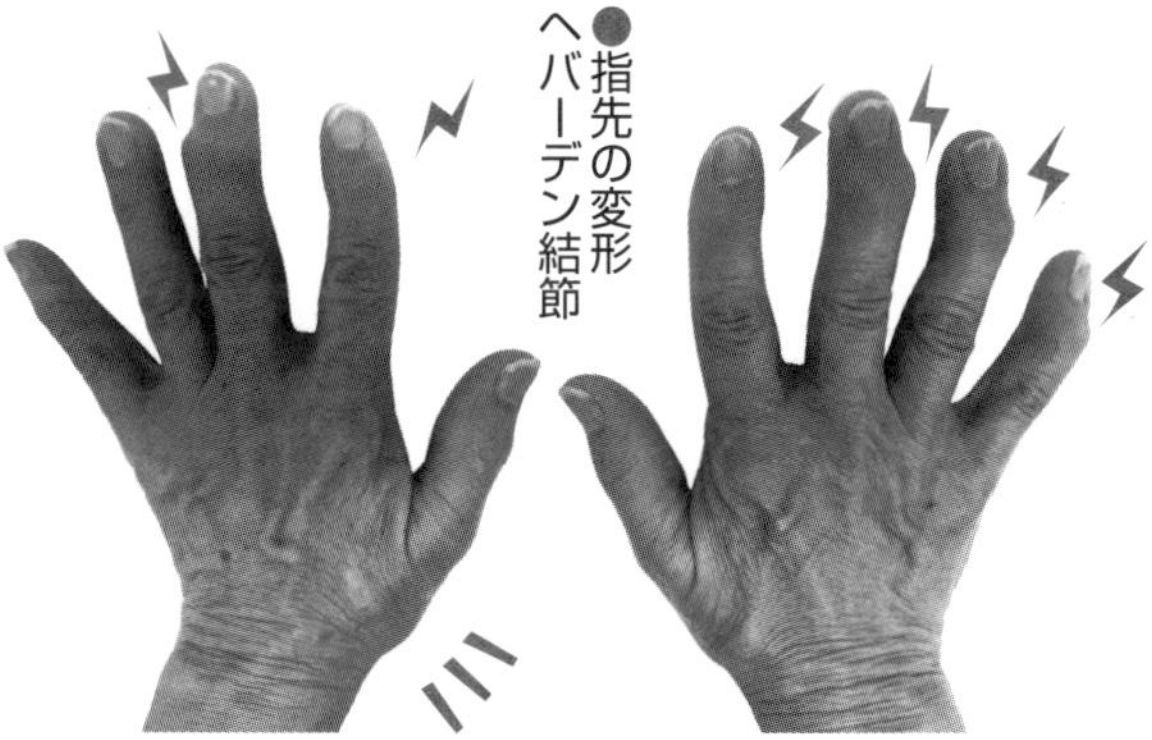

自分でできる未病改善の３原則【腰痛編】

第３の原則（固定）

重力の負担を 90％軽減するサラシ固定または専用「大転子ベルト」で股関節の外側「大転子」を強力サポート。

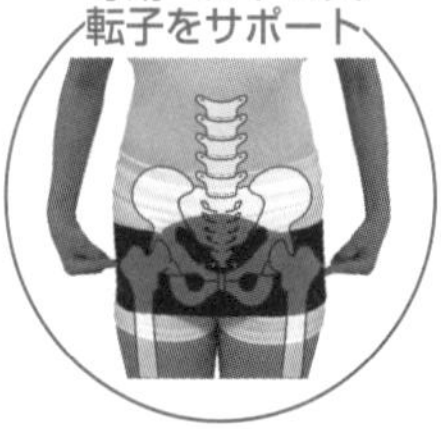

第２の原則（免震・血行）

不安定な足裏から腰に繰り返される過剰な衝撃とねじれの負荷重を免震インソールで吸収無害化。

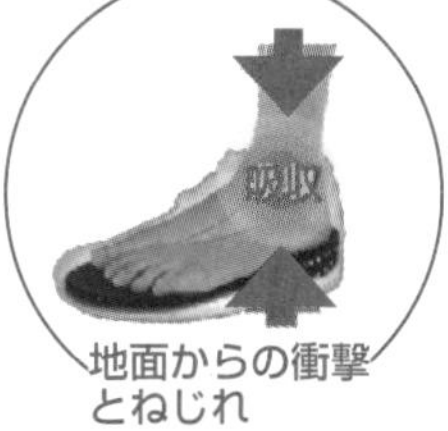

第１の原則（バランス）

体の土台「足裏」のバランスを整え、正しい歩行で腰のバランスを整える。

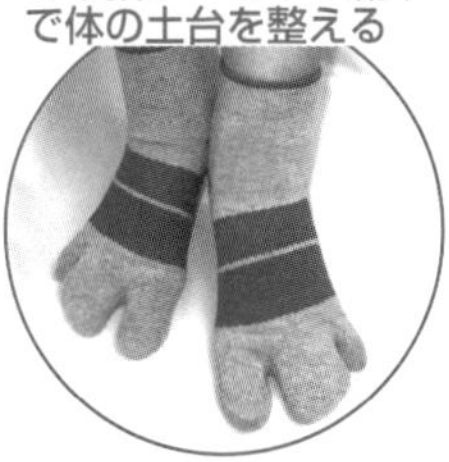

改善ポイントは土台「足裏」のバランスを整え、
大転子を固定すること

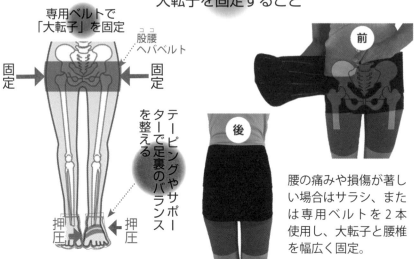

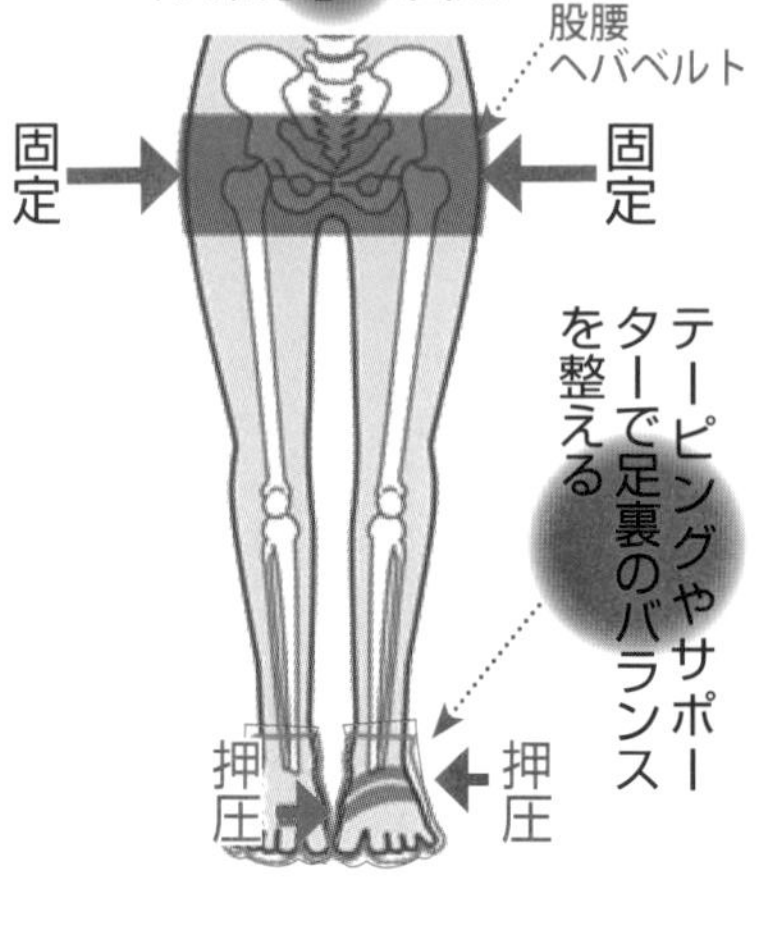

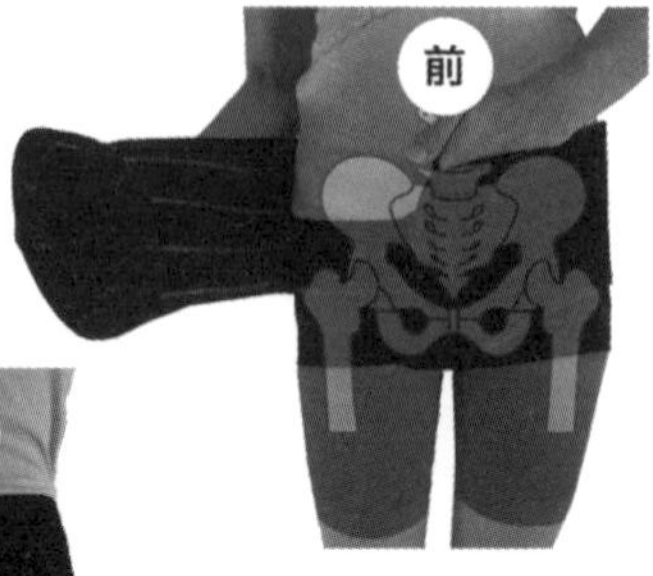

腰の痛みや損傷が著しい場合はサラシ、または専用ベルトを２本使用し、大転子と腰椎を幅広く固定。

●大転子サラシ包帯固定の巻き方●

股関節・腰・背部【共通】

■用意するもの

サラシ

＊サラシの作り方は
P 129 参照

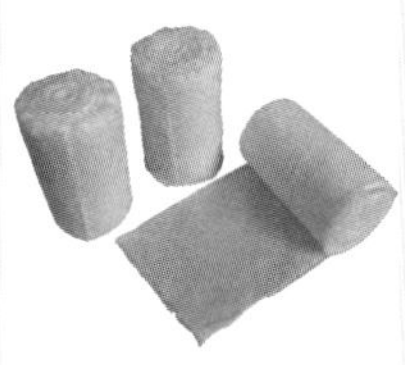

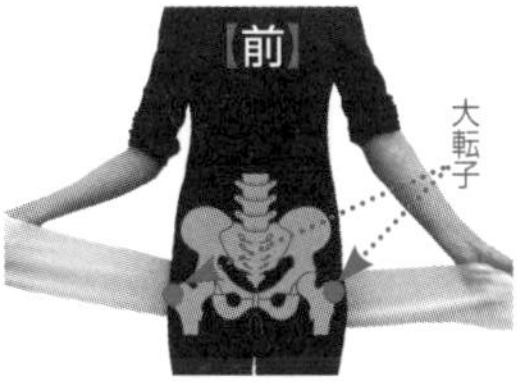

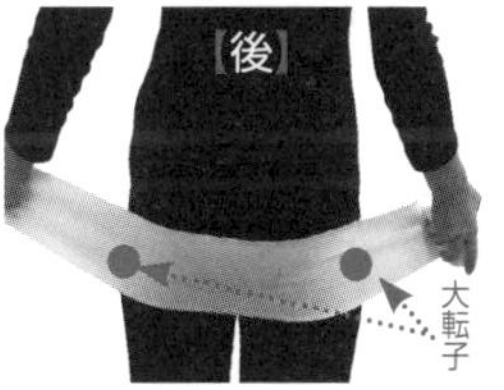

①股関節の外側にある「大転子」の位置を確認し、サラシ包帯の中心になるように巻く。

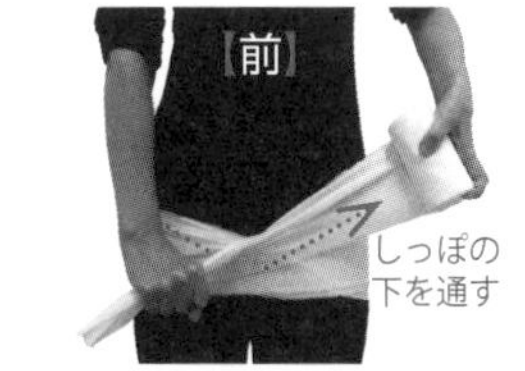

②サラシ先端（しっぽ）を握り、しっぽの真下を毎回通す。

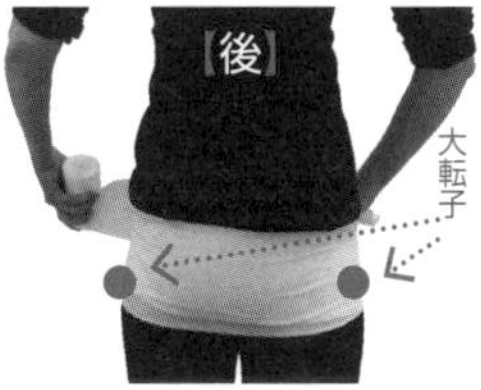

■「大転子」の真上を平行に、4～5回強く巻く。

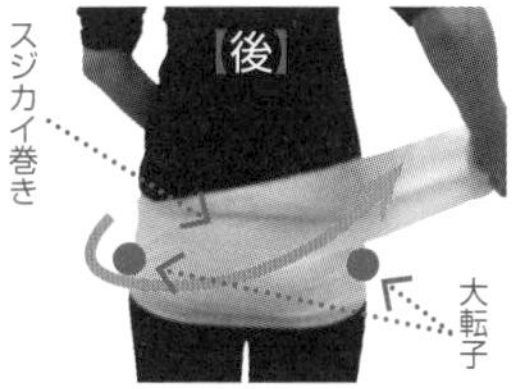

③「大転子」から斜めに、「スジカイ巻き」で2回巻く。

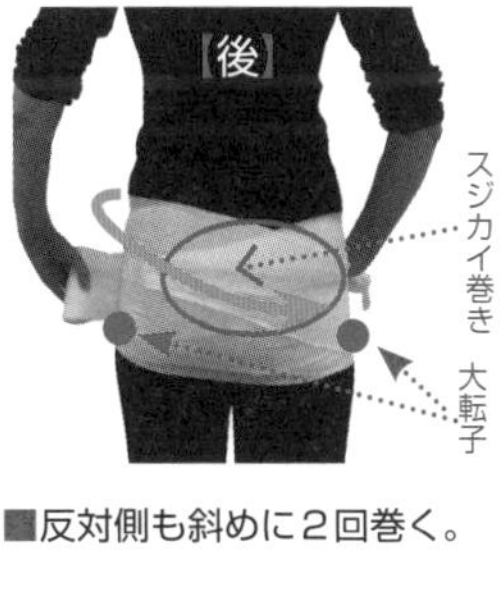

■反対側も斜めに2回巻く。

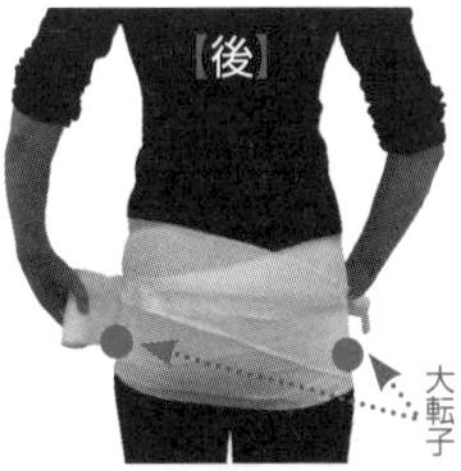

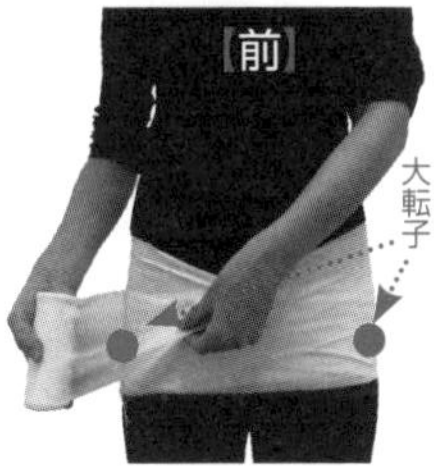

④ここでサラシの「しっぽ」（サラシの先端）を中に巻き込む。

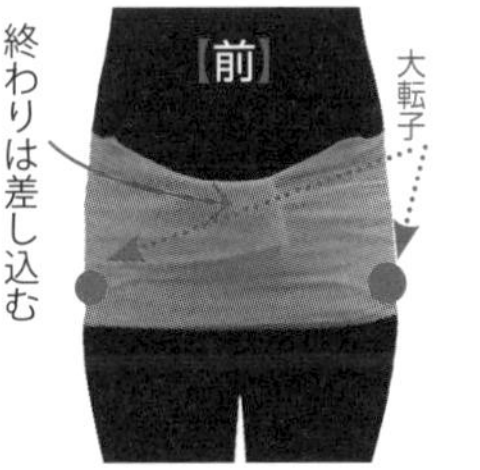

⑤巻き終わった位置で先端をサラシに差し込む。

●ひどい場合はサラシの上から専用ベルトを巻く

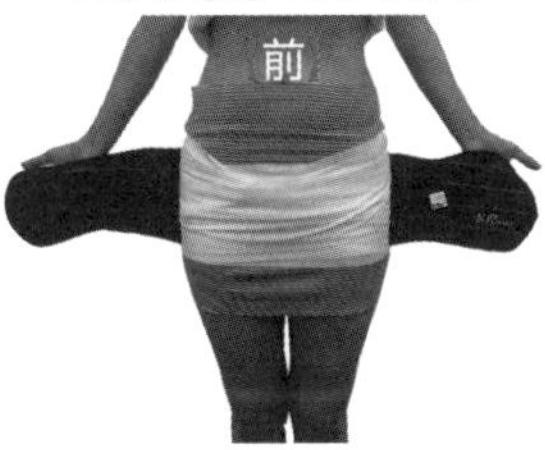

背骨が曲がる、身長が縮むのは「仮称：背部へバーデン」

■症状

40歳以降の女性で、①「背骨が横にひどく曲がっている人」②「背骨と腰が著しく前に曲がっている人」③「ひどい猫背になっている人」④「見るからに姿勢が悪い人」⑤「いつの間にか骨折（圧迫骨折）があると言われた人」⑥「身長が5センチ以上縮んだという人」などの症状です。

このような人たちを調べると、そのほとんどに手の①へバーデン結節が見られ、②「CM関節へバーデン」や③ひどい外反母趾「足へバーデン」を伴っているという共通点があります。

なぜ、自分の背骨がこのようになってしまったのかわからず不思議に思ってる人はまず、「仮称：背部へバーデン」を疑うべきです（以後「背部へバーデン」と称する）。

■原因

「へバーデン結節は重力とのバランスが悪い関節に転移、または発症しやすい」という当院の調査結果を訴え続けています。もともと姿勢の悪い人は背骨のゆがみ（ズレ）と共に、摩耗や擦り減りによる気づかない炎症、画像診断には現れない変形があります。

そこにへバーデン結節が転移し、膠原病体質に免疫が過剰反応した結果、変形・骨破壊（変形性関節症（炎））を起こしていると推測しています。

また、重力とのバランスが悪い背部から単独に発症した場合も考えられます。

これを私は「背部ヘバーデン」と名付け、「一般的な猫背や側弯症、突発性脊柱側弯症、関節リウマチ、脊椎カリエスなどの病的要因と区別」し、この知識をもって治療することが大切であると警告しているのです。

手のヘバーデン結節と「背部ヘバーデン」との関係や転移はまだ新しい内容なので「仮説」としていますが、手のヘバーデン結節や「ＣＭ関節ヘバーデン」や「足ヘバーデン」と90％以上の割合で一致しています。

さらに一歩進めた仮説として、原因不明とされている小中学生の突発性のひどい脊柱側弯症や小学生のひどい外反母趾もヘバーデン結節との関連性を疑っています。

原因不明とされる子どもの突発性脊柱側弯症やひどい外反母趾に対してもヘバーデン結節（変形性関節症）の全身性から、本当の原因を追究し解明していかないと正しい治療、根本療法（原因療法）に繋がらないからなのです。

本当の原因を早めに知ると「足から未病」のうちに改善でき、初期段階でこれ以上の変形を止めるという医療の原点に立ち戻ることができ、これが本人にとっても社会にとっても大きなメリットとなるのです。

足と股関節と骨盤、この三カ所の基礎が安定することによって初めて、その上に乗る腰椎と胸椎のバランスも整い、姿勢が安定してきます。基礎を無視した、上半身だけの姿勢矯正は経験的にも持続的な効果は感じられませんでした。

このことからもわかるように、〝基礎工事〟に比例して背部や上半身のバランスも整い、初めて姿勢がよくなってくるのです。（しかし、私の治療経験では最大でも約50％くらいしか改善しないと考えています）

具体的には、「自分でできる未病改善の三原則」の「背部編」（⬇P150参照）として、第一の原則「バランス」、第二の原則「免震・血行」、そして第三の原則「固定」があげられますが、積み木の一段目「足裏のバランス」を整えた上で、第二の土台「股関節」と第三の土台「骨盤」の両方をサラシ固定の代わりに、専用ベルト二本で固定することがポイントです（子どもはベルト一本）。そうすることで、背部に反復される重力の負担度（破壊力）より安静度（治癒力）が上回る環境条件が整います。

これにより、自然治癒力（自己治癒力）が最大限に発揮され、恒常性と共に免疫力が高まり、早期なら姿勢も約50％改善したり、またこれ以上の悪化を防ぐこともできます。

●指先の変形バーデン結節

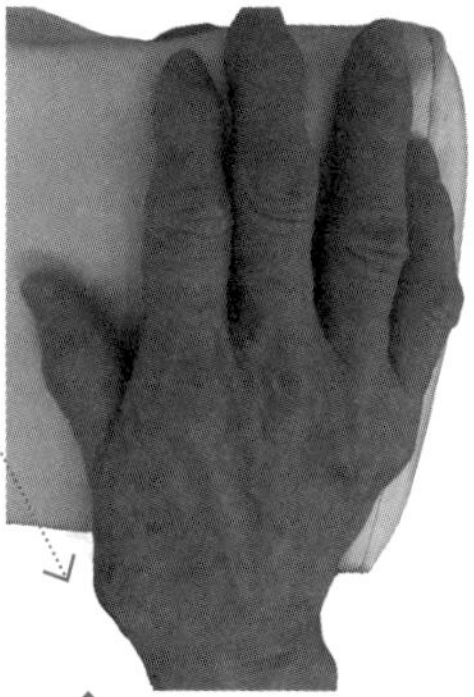

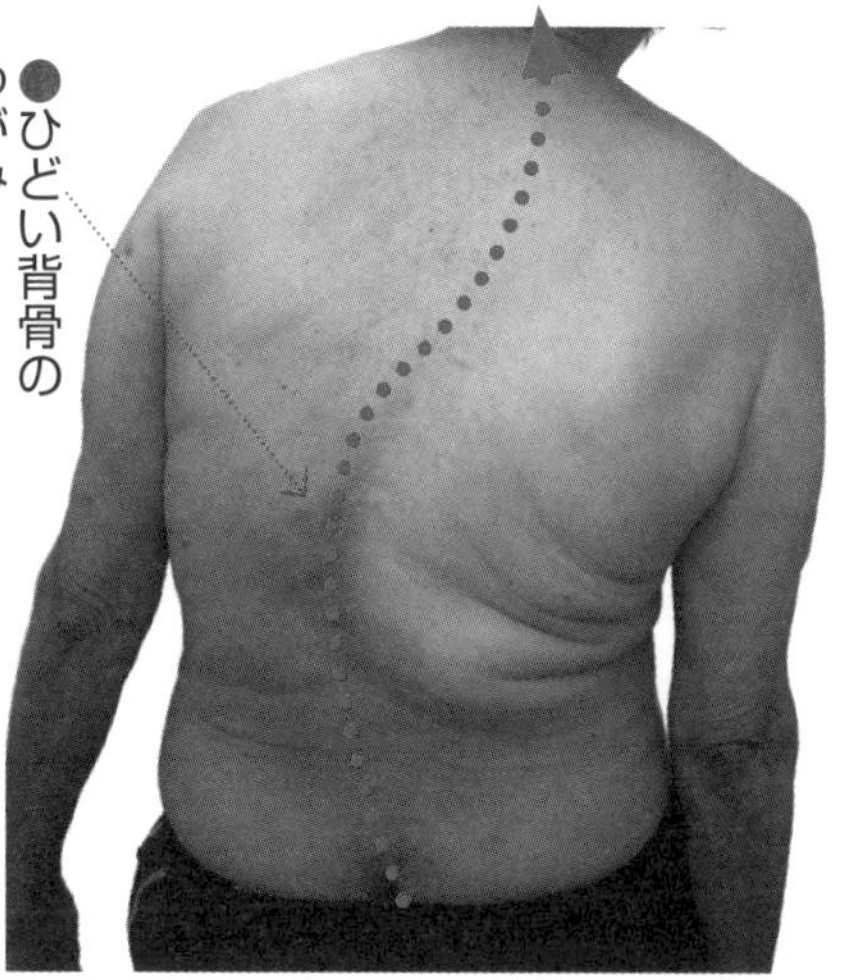

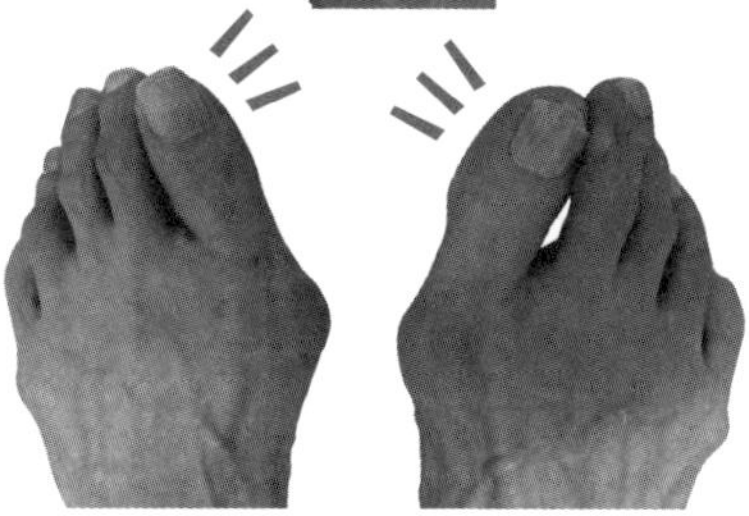

７０代女性
ひどい側弯症「背部ヘバーデン」と「足ヘバーデン」、手のヘバーデン結節、母指ＣＭ関節症

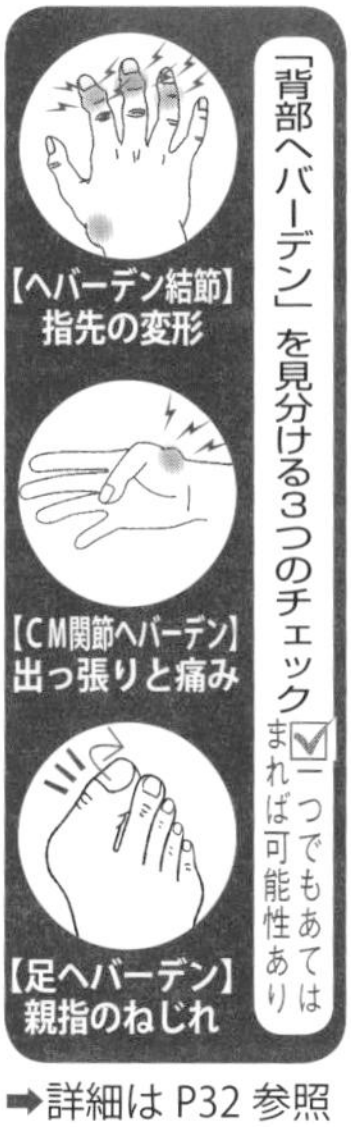

➡詳細は P32 参照

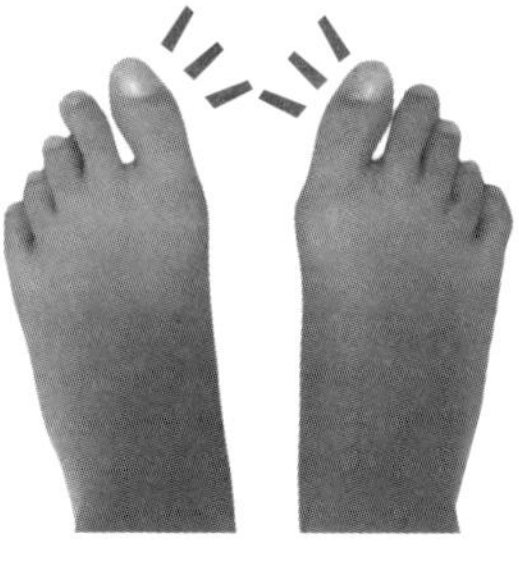

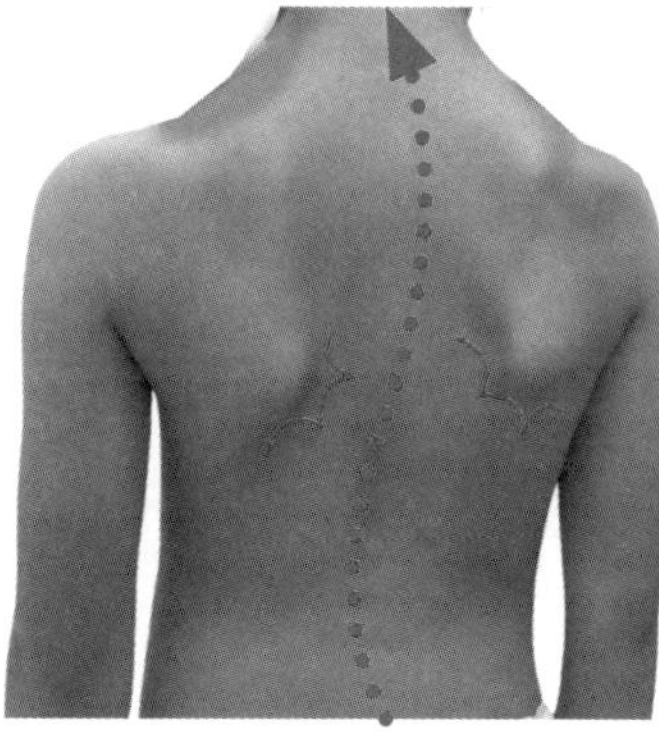

９歳女子
子どもの「足ヘバーデン」と「背部ヘバーデン」
（３０度以上のひどい外反母趾と側弯症）

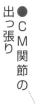

自分でできる未病改善の３原則【背部編】

第3の原則（固定）

“積み木”の１段目の足裏のバランスを整え、２段目の股関節と３段目の骨盤の両方をサラシ固定の代わりに専用ベルトで固定。

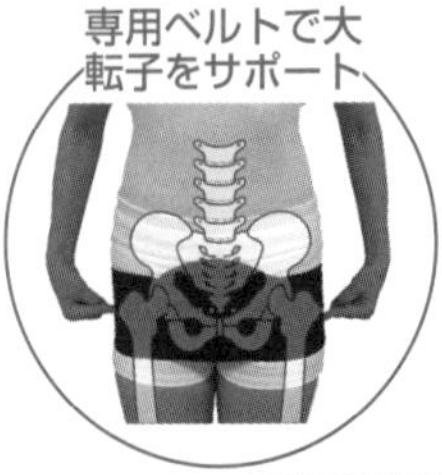

第2の原則（免震・血行）

不安定な足裏から背部に繰り返される過剰な衝撃とねじれの負荷重を免震インソールで吸収無害化。

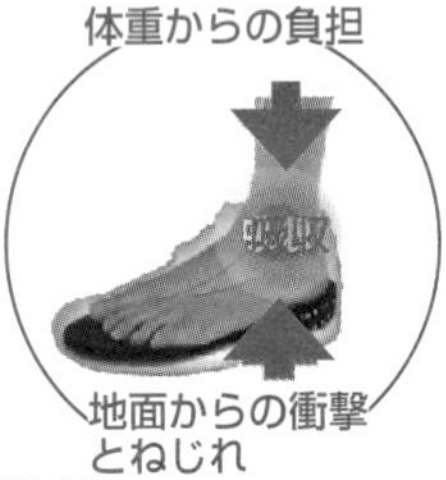

第1の原則（バランス）

体の土台「足裏」のバランスを整え、踏ん張り力が高まると、自然と正しい歩行と共に姿勢のバランスが整えられる。

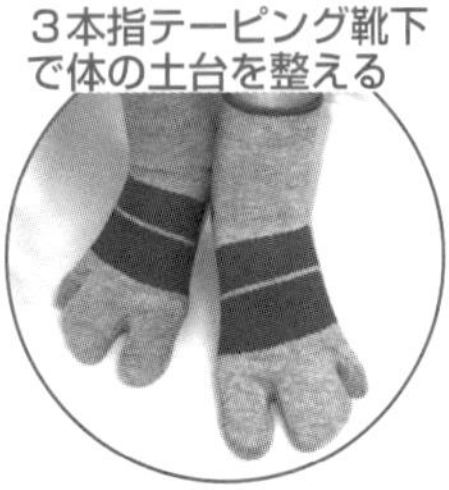

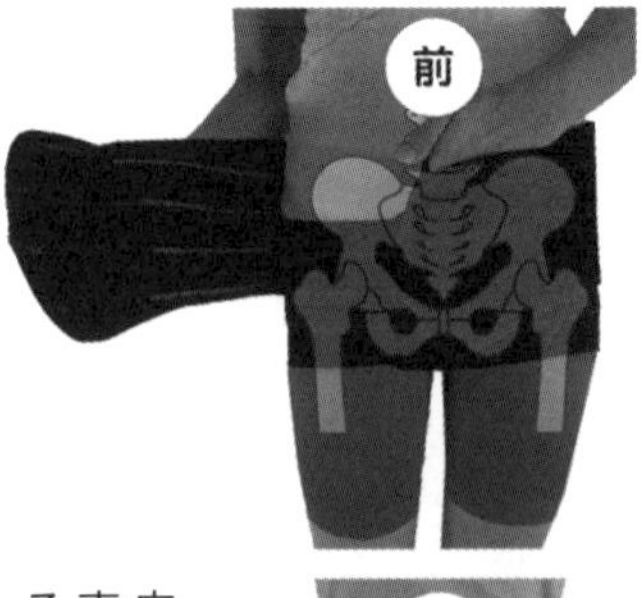

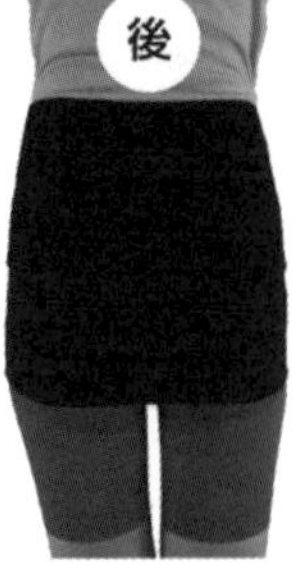

症状が著しい場合は、専用ベルトを２本すると効果的。

改善ポイントは「開脚運動」でバランスを整えること

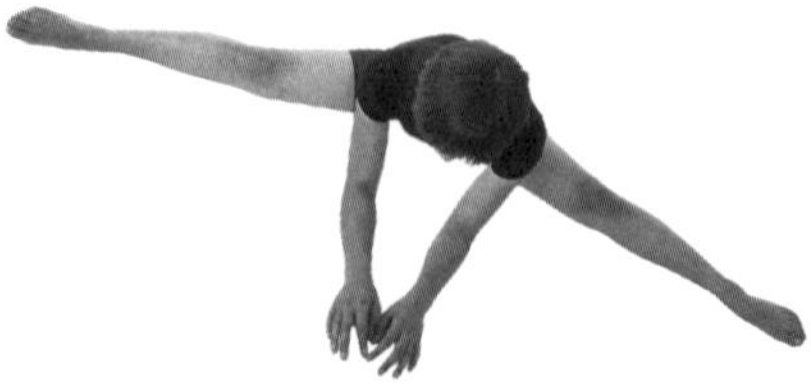

開脚運動を毎日 10 分くらい行い、上半身と下半身を繋ぐ第２の土台、股関節の外側に位置する「大転子」のバランスを整えると、「積み木の原理」でその上の背部のバランスや姿勢も整ってくる。床に上半身がつくように少しずつ慣らす。

首の異常「頸椎症」は「仮称：首ヘバーデン」

■症状

40歳以降の女性で長年ひどい首こり、肩こり、頭痛、めまいで悩んでいたり、すでに頸椎症と診断されていたり、さらに突発性難聴や耳鳴り、自律神経失調、うつ状態の疑いがあるなら、ヘバーデン結節が首に転移した「仮称：首ヘバーデン」を疑うべきです（以後「首ヘバーデン」と称する）。

なぜなら多くの場合、首に異常がある人は、①手のヘバーデン結節や、②その関連症状となる親指の付け根の出っ張りと痛み「CM関節ヘバーデン」、③足に転移したひどい外反母趾「足ヘバーデン」とが多くの場合一致するからであり、関係性を疑わずにはいられないのです。

ヘバーデン結節は特にストレートネックなどバランスの悪い首に転移しやすいという特徴があるのです。これが隠れた原因となって気づかないうちに炎症や変形、骨破壊などを伴う頸椎症が起こっているのです。しかし、この「首ヘバーデン」が隠れた原因となる「変形性頸椎症」が見落とされているのです。

そのため、整体やカイロで首をボキボキとした後、かえって悪化するなどの医療事故が絶えないのです。ですから、ヘバーデン結節のある人は首をボキボキされることに「危険」を感じ、本能的に怖がります。また首をけん引した時、かえって気分が悪くなる人も多くいます。

「首ヘバーデン」は首の骨に異常を起こすため、「むち打ち症」の後遺症に似た症状を引き起こし、これが自律神経失調状態やうつ状態などの隠れた原因になっていると、当院の統計的な見地からも考えられます。

【「首ヘバーデン」の主な症状】

①首に慢性痛があり、首がつったり、ギックリ首や寝違いを起こしやすい
②首こりやひどい肩こり、頭痛、めまいと共に、自律神経の失調やうつ状態に長年悩まされている
③首が悪いのに枕が悪いと錯覚し、枕を買い替えることが多い
④首の動きが悪く、特に片方（右方向）を向くと引っかかるなどの運動制限がある
⑤首を回したり上を向くとめまいや手の指がしびれる
⑥力仕事をした後、首に痛みを感じる
⑦急に難聴になったり、耳鳴りや耳が詰まることがある
⑧朝起きた時から首の調子が悪く、長年不眠症に悩み、姿勢も悪いと感じている

●親指が外を向く

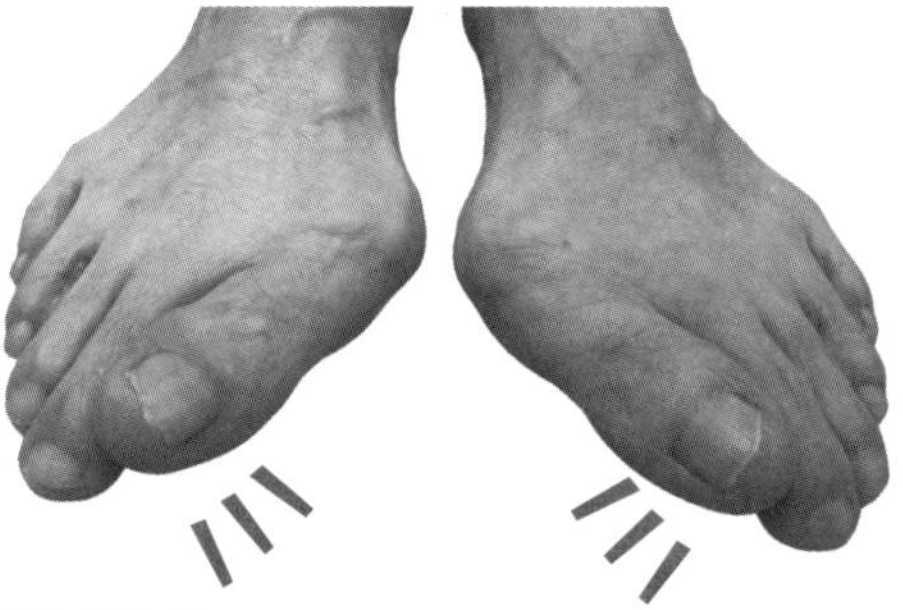

●手指の変形
ヘバーデン結節

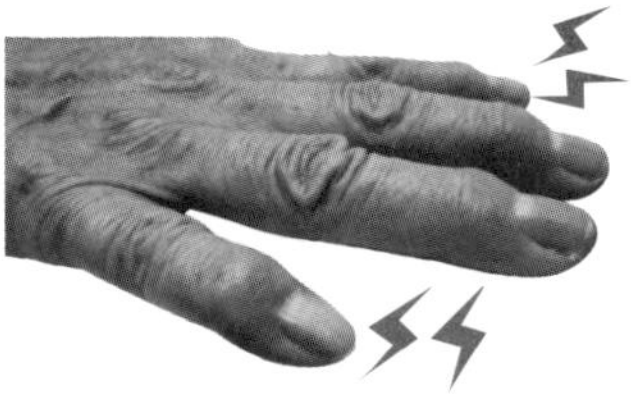

60代女性
ひどい外反母趾「足ヘバーデン」
手指の変形「ヘバーデン結節」
首こり、肩こり、不眠・胃腸障害

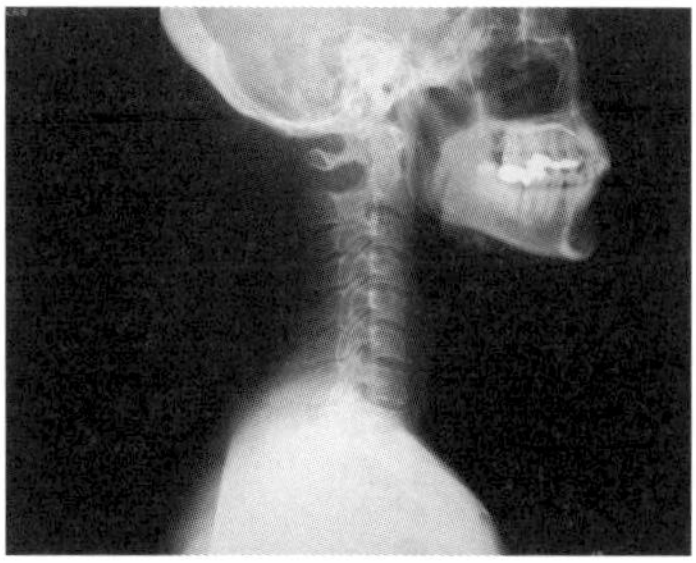

●ストレートネックなど
バランスの悪い首（右）

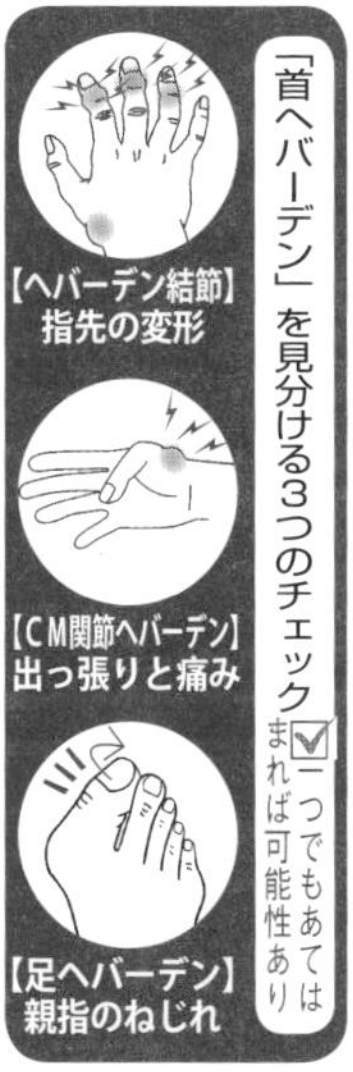
「首ヘバーデン」を見分ける3つのチェック
☑一つでもあてはまれば可能性あり
【ヘバーデン結節】
指先の変形
【CM関節ヘバーデン】
出っ張りと痛み
【足ヘバーデン】
親指のねじれ

➡詳細はP32参照

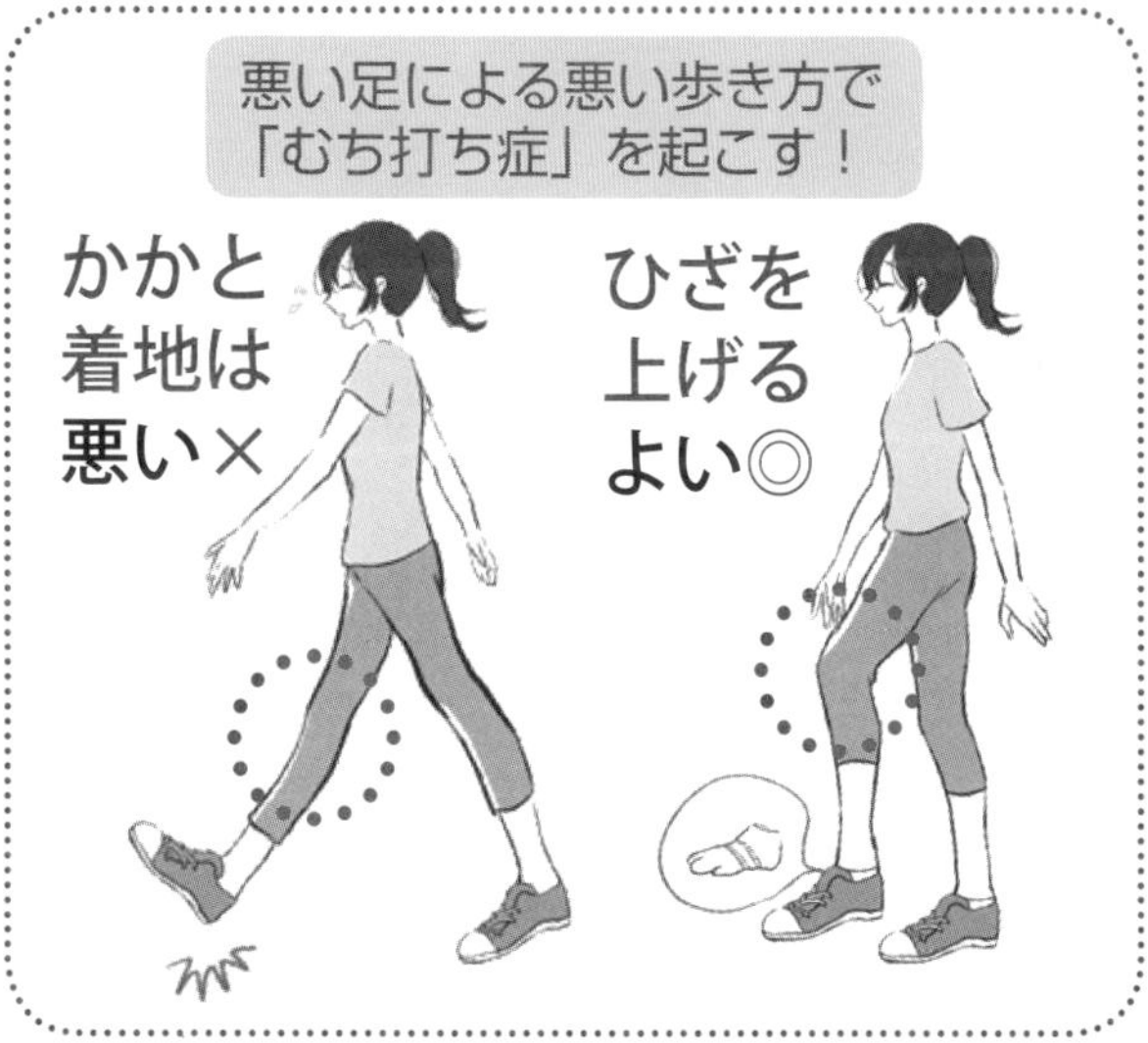
悪い足による悪い歩き方で
「むち打ち症」を起こす！
かかと
着地は
悪い×
ひざを
上げる
よい◎

■原因

「足へバーデン」があると体の重心がかかとへ片寄り、その左右差と共に足裏が不安定になっています。①この足裏の不安定を最上部の首が補い、首にゆがみ（ズレ）が起こります。②そのゆがんだり、ズレている首にかかとからの過剰な衝撃波とねじれ波という介達外力が首に多く伝わり、③これが日常生活の中で気づかないまま反復されるため、いつのまにか頚椎に炎症や変形、骨破壊が起こっているのです。

これを私は「悪い足よる悪い歩き方でむち打ち症を起こす」といって警告しているのです。

特にストレートネックのように生理的湾曲が消失している首は、重力とのバランスが悪いため、かかとからの介達外力が強く伝わり変形しやすいのです。ここまでは若い人にも多く見られます。

40歳以降の女性では、ここにヘバーデン結節が転移したり、または首から先に発症したりしたことが頚椎症の正体、隠れていた本当の原因と考えているのです。

これを「首へバーデン」と名付け、医療事故が繰り返されないよう強く警告しているのです。

具体的な治療法としては**「自分でできる未病改善の三原則」の首編**として、第一の原則「足裏のバランス」を整え、第二の原則「免震・血行」を促し、そして第三の原則「固定」としては、かかとからの衝撃・ねじれと頭の重さが頚椎で衝突するのを防ぐため、エア式やクッション部材の首専用サポーターで首を支えます。

自分でできる未病改善の３原則【首編】

第３の原則（固定）

かかとからの「衝撃・ねじれ」と頭の重さが頸椎で衝突するのを防ぐため、専用サポーターで首を守る。

専用首サポーターで運動可動域を残した固定で頭の重さを支えて首を守る

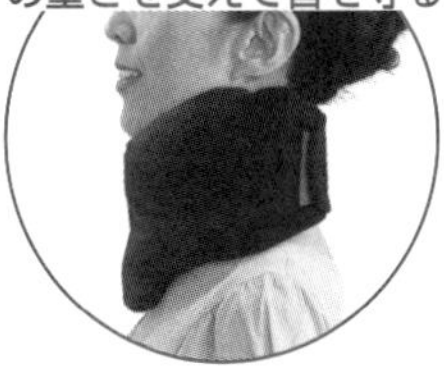

第２の原則（免震・血行）

不安定な足裏から首に繰り返される過剰な衝撃とねじれの負荷重を免震インソールで吸収無害化。

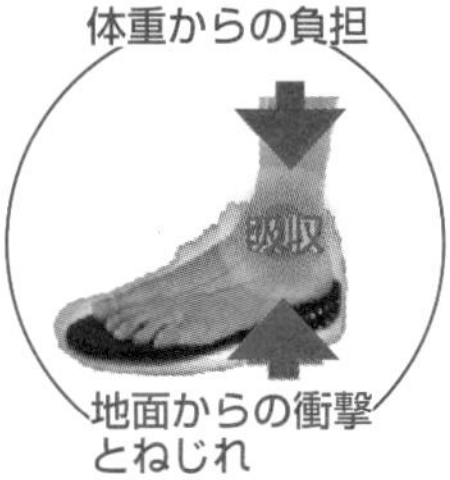

第１の原則（バランス）

体の土台「足裏」のバランスを整え、踏ん張り力を高め、正しい歩行を促す。

３本指テーピング靴下で体の土台を整える

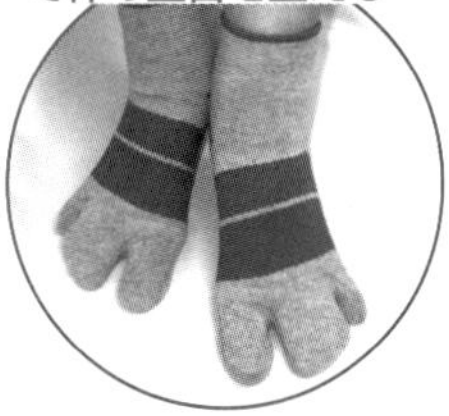

改善ポイントは「あしけんバランス立ち」で首を守ること

ひざをほん少しゆるめて立つと、かかとからの衝撃とねじれを足裏で吸収無害化でき、首を守る！

よい◎

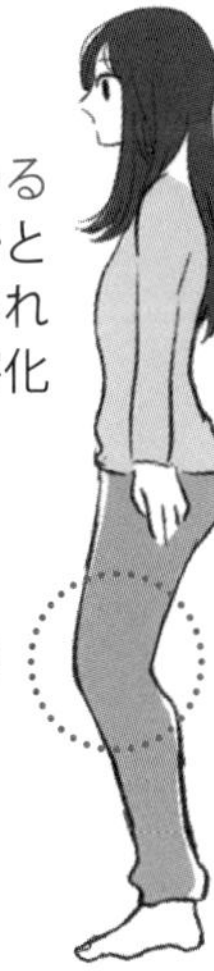

悪い足は重心のかかと寄りと「ひざの反り過ぎ」により、かかとからの衝撃とねじれが首に繰り返され、首の変形（ズレ）・不調の原因に！

悪い×

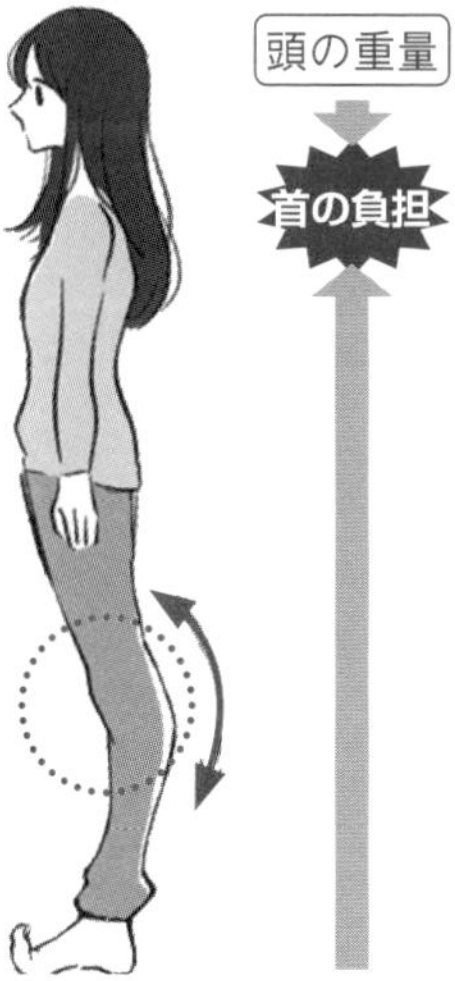

五十肩と間違いやすい「仮称：肩関節ヘバーデン」

■症状

40歳以降の女性に多い肩関節の痛み。医療機関で運動療法やリハビリをした後から寝ていても突然痛みを感じたり、次第に腕や肩を動かすだけでも激痛がするようになり、一カ月間くらいは痛みで眠れない、また一睡もできない日もあります。

激しい痛みが和らいだ後も肩を動かす際の激痛は続き、特に肩を上げる時など引っかかり、腕や肩に力が入らないなどの状態が一～二年以上続く場合もあります。

最初は五十肩と思い整形外科でX線などの画像検査で「腱板断裂」や「石灰《せっかい》沈着《ちんちゃく》性《せい》腱板炎《けんばんえん》」と診断され、五十肩ではない肩の痛みを初めて知る人が多くいます。「腱板断裂」や「石灰沈着性腱板炎」の後療法の依頼で転療してきた人たちを調べると90％以上に、①手のヘバーデン結節や②「CM関節ヘバーデン」、③ひどい外反母趾「足ヘバーデン」のいずれかが見られます。

原因不明とされていますが、ヘバーデン結節（変形性関節症）の全身性から推測すると肩に転移、または肩から発症した「肩関節ヘバーデン」を疑う必要があると考えています（以後「肩関節ヘバーデン」と称する）。なぜなら治療法が異なるからです。

●こんな肩の痛みはありませんか？●

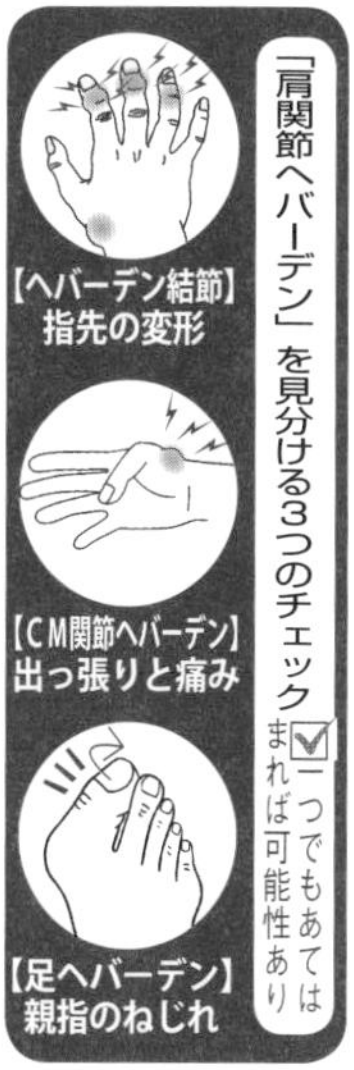
「肩関節ヘバーデン」を見分ける3つのチェック☑一つでもあてはまれば可能性あり
【ヘバーデン結節】指先の変形
【CM関節へバーデン】出っ張りと痛み
【足へバーデン】親指のねじれ

➡詳細は P32 参照

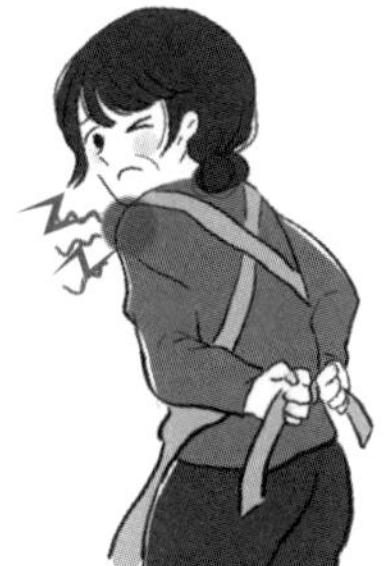
手を後ろに回せない

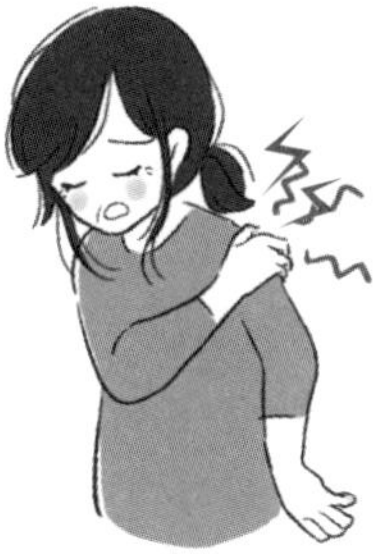
ジッとしていても痛い

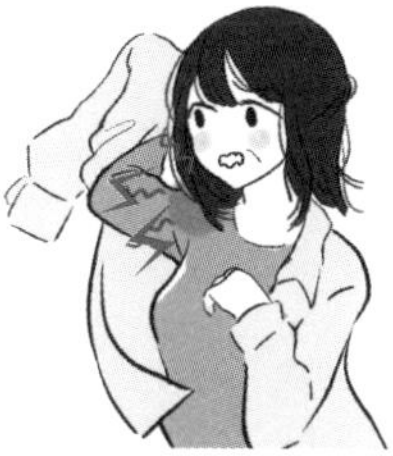
洋服に手を通す時も痛い

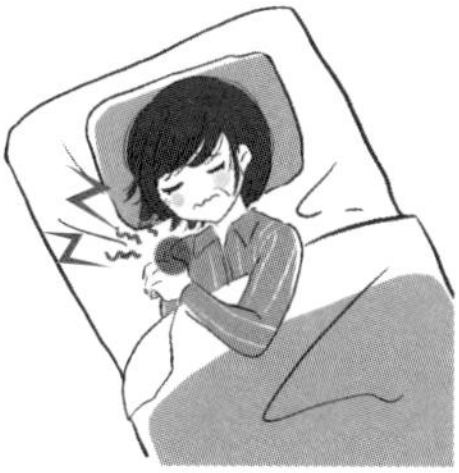
激痛で眠れない

運動療法を行うことによってかえって悪化させてしまい、**中には二年以上も痛みで苦しむ人がいる**からです。

■原因

ヘバーデン結節の転移を前提として判断した場合、ヘバーデン結節は腱（スジ）の付着部に炎症や変形を起こしやすいという特徴があります。

肩のバランスを保ち動かす主な筋肉が「棘上筋《きょくじょうきん》」と「棘下筋《きょくかきん》」です。猫背や側弯症、また肩が前に入っているような人は姿勢も悪く、肩のバランスも悪くなって、棘上筋と棘下筋が疲労し、その付着部近くの腱板に炎症が起こります。そこにヘバーデン結節が転移したり、また先に肩から発症した結果、強い炎症が起こったと考えています。

肩関節に沈着した石灰成分は徐々に硬くなっていきます。体内の自己免疫機能はこれを異物と認識し、その異物を吸収しようとする際に炎症物質が放出され、この膠原病体質に免疫が過剰反応し、関節包や滑液包により強い炎症が起こり、激痛が生じると推測しています。

これが一年以上続く肩の痛みです。

ヘバーデン結節と高齢者に多い「腱板断裂」や「石灰沈着性腱板炎」とが一致する場合は「肩関節へバーデン」と呼び、医師への転療を指示しています。

五十肩や四十肩と呼ばれる一般的な「肩関節周囲炎」と「関節リウマチ」やその他の病気で発症する肩の痛みとを間違えないよう、区別することの重要さを訴えています。

具体的な治療法としては、第一の原則「足裏のバランス」を整え、第二の原則「全身の血行促進」を行います。第三の原則「固定」としては、自分で行う場合は**何よりも**「腕をつる」ことで（⬇次頁参照）、肩部にかかる負担を軽減させます。そして痛みが著しい時には、肩関節を包帯で固定する場合があります。

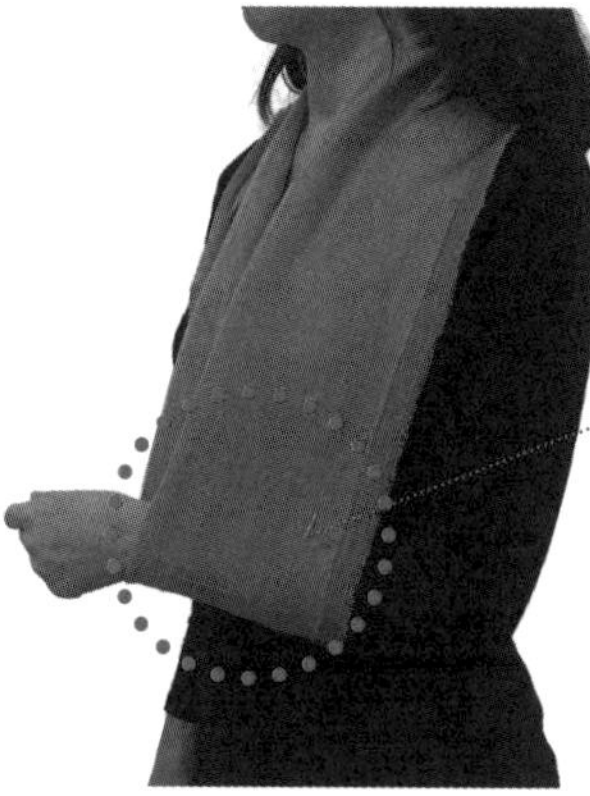

●「腕をつる」ことで腕の重さが
肩部に集中する負荷を軽減する

腕をつるポイント

スカーフを輪にして常に首にかけ、手を使わない時はその都度、輪にしたスカーフに腕を引っかけるだけで、腕の重さの負荷をかなり軽減でき、回復が早くなる。

普段、腕の重さは気づきませんが、姿勢が悪いとかなりの負担となり、腱板の付着部を緊張・疲労させます。

腕をつることによって肩関節に反復される重力の負担度（破壊力）より安静度（治癒力）が上回る状態にします。

これにより、自然治癒力（自己治癒力）が最大限に発揮されるため肩部の環境条件を整えることができます。

石灰沈着性腱板炎の急性期（炎症期）の場合は腕をつっておくと一～二週間くらいで激しい痛みは消失してきますが、**慢性化を防いだり他の疾患との鑑別が必要なので、早めに医師の診断を受けることを優先しなければなりません。**

第5章

「足ヘバーデン」は世界共通と叫ぶ！

ひどい外反母趾「足へバーデン」は人類共通の悩み！

「足へバーデン」は裸足で歩く人たちを始め、アメリカ、ヨーロッパの人たちの中にも一定数いて、人類共通の問題なのです。そして、もうひとつ「足へバーデン」のある人の多くが、原因のはっきりしない痛みや変形性の損傷で悩んでいることも世界共通でした。

しかし、世界中で「足と健康との関係」が知られていません。そのため、適切な治療がなされないまま年々悪化させてしまう状態です。日本も含めて数えきれないくらいの患者さんが世界中に存在しています。私は叫ばずして真実を社会に周知できるはずがない、黙っていれば真実は広がらないと考えています。

「ヘバーデン結節は転移する」を統計的に追究

そもそもヘバーデン結節は全身に症状を起こすと報告されているのです。それにもかかわらず「手だけのもの」と思い込まされています。足やひざ・腰などにおいても「歳のせい」「老化」「使い過ぎ」「太り過ぎ」などが原因となって「変形性関節症（炎）」が起こると誤った判断や診断がなされています。

これにより、誤った治療（固定をしない治療）がなされてしまい、多くの人、いやほとんどの人が治らず慢性化や悪化させてしまい、不利益を被っているのです。

この誤った診断と誤った治療法を正さなければなりません。

なぜなら多くの場合、ヘバーデン結節の転移にもかかわらず、単なる「変形性関節症」と誤診され、固定の重要さが理解されず重症化させてしまい、健康寿命を短くしているからです。

当然、「関節リウマチ」や病原菌による「脊椎カリエス」、初期の「線維筋痛症《せんいきんつうしょう》」などとの区別も必要です。「転移」という表現は癌以外馴染みがなく、適切でないことは十分承知しています。

誤解や抵抗があると思いますが、これまで50年間に渡りその関連性を追求し、各方面で統計的な見地からも、関連性を「転移」と表現することで指摘してきました。

その結果から、転移し、複数の関節に「変形性関節症（炎）」を起こすという事実を知ること、また手以外から始まる例も多くあることの重要性を考えた場合、最もわかりやすく伝える手段として「ヘバーデン結節は転移する」と繰り返し表現しているのです。このほうがよりことの重大さに理解を深めていただけると思うのです。

「ヘバーデン結節は転移する」という経過は次の通りです。

①最初一本の指から始まり、一年くらいの間にほかの指や反対側の第一関節にも突然変形が起こってきます。次々に変形が移り、十年～十五年で全部の指が変形する人もいます。これを「うつる」や「発症」ではなく「転移」と表現したほうが伝わりやすいのではと思っています。

②また長年ヘバーデン結節を発症している人の多くに、手の親指の付け根にあるＣＭ関節（母指手根中手関節）が出っ張って痛むなど亜脱臼を伴っている割合は常に70％以上あります。この関係も「転移」と表現し、説明したほうがわかりやすいと思っています。

③さらに足を見ると、悪化した変形のひどい外反母趾「足へバーデン」もあり、明らかに一般的な外反母趾とは変形した形や角度、症状、進行の経過が大きく異なっています。手の「ヘバーデン結節」と変形のひどい外反母趾「足へバーデン」とが一致する割合も常に90％近くあります。この関係を転移と説明したほうがよりわかりやすいと思います。

④ヘバーデン結節や「足へバーデン」を発症した人の多くに、一般的な変形性ひざ関節症とは

明らかに異なり、重症化するひどい変形性ひざ関節症「ひざへバーデン」が見られたり、このほかすでに足関節や股関節、腰部、背部、頚部、肩関節にも原因を特定できない痛みや変形を合併していて、関節の破壊、疲労骨折など骨の異常を医師から告げられている人も90％近くの割合で一致します。常に90％前後で一致するということは統計的な見地からであっても再現性に匹敵すると考えています。

⑤ へバーデン結節を発症している人の多くに複数の関節が同時に痛む慢性症状を訴える割合も高い頻度で一致します。**また、逆に手よりも先にひざや腰などの関節にへバーデン結節が発症し、そこから他の関節にも転移**し、原因不明の「変形性関節症（炎）」と誤診されている場合もあり、その後、手にも発症し、初めてへバーデン結節との関連性が疑われる場合もあります。

これらのことから推測しても、全身に発症することとの関連性は極めて高いので、今は「転移する」という仮説を立て警告することを優先すべきと考えています。

へバーデン結節の原因と転移するメカニズムは？

へバーデン結節の原因と転移するメカニズムは不明です。遺伝性や家族性、体質も考えられますが、確認されていません。痛みを伴う炎症期（急性期）と、痛みを伴わないで慢性的に進行する場合とがあります。

個人的には、①まず膠原病体質（自己免疫疾患）に女性ホルモン（エストロゲン）の受容体（抗体）が反応することで炎症を起こすという説が有力だと考えています。

②次に、炎症物質がリンパ球や抗体を連続的に刺激することで、「免疫が過剰反応」し、さらに強い炎症「変形性関節症（炎）」を起こすと考えています。

③結果として、強い炎症物質が血液に乗って身体を移動し、遠く離れた足にも炎症を起こし、変形のひどい外反母趾「足へバーデン」を起こします。

その中でも特に「重力とのバランス」が悪く、すり減って弱くなっている軟骨を異物（外敵）と捉えて、その部位の関節を新たに攻撃することによって更なる炎症を起こしたり、またすり減って弱くなっている軟骨自体も炎症物質や抗体を呼び込んでしまうことも考えられています。

これが次々と全身のバランスの悪い関節に広がっていくと考えています。変形性関節症（炎）の重症化の程度は「膠原病体質」と「免疫力」との戦い、その力関係できまり、この免疫過剰反応が時間経過につれ痛みや腫れ・変形・骨破壊（疲労骨折）を起こしてしまうとも考えています。

ですからへバーデン結節やその転移も含め、「変形性関節症（炎）」の程度がそれぞれの人によって異なっているのではないかと考えられています。

手のヘバーデン結節が遠く離れた足やひざ、股関節、腰部、背部、頚部、さらには肩関節にも発症しているという事実を直視した時「転移」と説明したほうが伝わりやすいと考えています。

一般的には「加齢」「老化」「遺伝性」「家族性」「指の使い過ぎ」「職業的要因」と説明されることが多いようですが、これは大きな誤診につながり、治療法にも間違いが生じやすくなります。その結果として要介護者を増やすことになり、健康寿命も短くなってしまいます。

ですから、全身性を「転移」と表現することで多くの人にヘバーデン結節の真実やその実態を知っていただき、早めに自然治癒力を最大限に発揮させる重力とのバランス医療「Gバランス医療」（全体的・トータル的治療法）を用いた「足健療法《あしけん》」で足から未病改善の対策をとってもらいたいのです。

やっと本当の原因がわかった、今までの疑問が解けた

ヘバーデン結節と診断された人たちであっても、手の第一関節（DIP関節）だけに発症するものと思い込んでいるのではないでしょうか。

そもそもの誤りは、手だけのものという先入観にとらわれていることです。手だけのことなら、この本の重要性は低いでしょう。もう一度、自分の体をよく観察してください。

①手の「ヘバーデン結節」と、②「CM関節へバーデン」と、③足に転移し年々悪化するひどい外反母趾「足へバーデン」、この三つが多くの場合、一致にしていることを確認することができるでしょう（⬇「〝転移〟を見分ける3つのチェックポイント」P32参照）。

この三つが一致する人、またはこのどれかひとつでもある人はすでに原因のハッキリしないさまざまな足の痛みの他に、①「足関節の腫れや痛み」②「ひざの腫れや水、そして変形」③「股関節の変形や痛み」④「腰の分離症・すべり症・ヘルニア・狭窄症」⑤「脊椎圧迫骨折（いつのまにか骨折）・側弯・猫背・身長の五センチ前後の短縮」⑥「首の異常（頚椎症）に伴う自律神経失調やうつ状態」⑦「肩関節の痛み」などがあり、これらのどれかか、または複数の関節が同時に痛む症状を併発しているはずです。

ヘバーデン結節とこれらの痛みや損傷との関係性が約90%という高い割合で一致するのです。**この事実を「転移」という言葉に置き換えて説明するとほとんどの患者さんは、「やっと本当のことがわかった」「今までの疑問が解けてよかった」「初めて納得することができた」と安堵します。**

さらに、もう一つ重要なことがあるのです。ヘバーデン結節は手より先に足やひざ、腰などから発症し、その後、手に転移する場合も多くあるのです。どこから発症するのかがわからないのが現状です。これが今まで変形性関節症（炎）の実態をわかりにくくしていたのだと思います。

重要なので繰り返し説明します。転移するという表現は癌以外馴染みがなく適切ではないかもしれませんが、現実は複数の関節に拡がり、それぞれ慢性的な痛みを同時に訴えています。このことから転移すると置き換えて説明したり表現することで、多くの人に警告できると思うのです。もし医療関係者で転移と表現することを理解や納得できない場合は、仮説として捉えていただきたいのです。**そのうえで複数の関節が同時に痛んだり、すでに損傷を起こしていることの再現性を追及していただきたいのです。**統計的な見地からであっても、常に90％以上の割合でこの関係性が一致するなら、それはひとつの立証となると考えられます。**その立証こそが伝統医療の革命や「未病学」の確立となるという強い信念を持っています。**

伝統医療の関係者はこの新しい考え「未病学」をもって判断して施術をしていくという行為が多くの人を未病のうちに改善し、健康寿命の延伸を図ると共に要介護者を減らすことにつながるのです。それを現実化するための行動こそが社会貢献になると考えます。

●へバーデン結節が隠れた原因で未病から要介護者になった実例

①最初は足関節の軽い腫れや痛みから始まり、そして何年も治らないで悪化、歩行困難へ

②最初はひざの軽い痛みで、未病状態から次第に腫れや水が溜まるなどから始まり、最終的にひどい変形性膝関節症（ひざへバーデン）へと悪化、人工関節へ

③最初は歩き始めだけ股関節が痛み、未病状態になり、年々次第に悪化、人工骨頭へ

④最初は腰痛が起きたり、治ったりの未病状態で数年後、腰椎分離症・狭窄症と診断されて以降、年々悪化、車イス・要介護へ

⑤最初は悪い姿勢から始まり、脊椎圧迫骨折（いつの間にか骨折）・ひどい側弯症・猫背・身長が約10センチ短縮、年々悪化、重症化へ

⑥最初は肩こり・首こり・頭痛・めまい・不眠などの未病状態からはじまり、10年後に首の異常に伴う自律神経失調やうつ状態が起こり、年々悪化、生活の質が低下し人生の希望を失う

足から始まるへバーデン結節は見落とされている

へバーデン結節は手ばかりでなく、最初に足から始まる場合もあるのですが、これが見落とされているのです。先入観から手にだけに起こるものと思い込んでいる人が多いのです。

手の第一関節（ＤＩＰ関節）の変形は認められず、足だけがひどく曲がった外反母趾「足へバーデン」になっている人も多くいるのです。

足から始まる場合もあるのですが、これが見落とされているのです。

特に、男性の場合は足から始まる場合が多く見られます。また、小中学生の女子にも同じよう

に足から始まり、30度くらい曲がってひどい外反母趾になっている場合もみられます。
男性のひどい外反母趾や小中学生のひどい外反母趾を、足から始まる「足へバーデン（外反カサハラ結節）」とは誰も考えてはいないと思うのです。また、背骨が曲がる側弯症も合併しています。（これが真実なので注視していただきたいのです）。

男性や子どもにも女性ホルモンがあり、これに膠原病（自己免疫疾患）が関係し、足から始まる「足へバーデン」が起こっていると考えられているのですが、理解できない人もいるので、これもひとつの仮説として訴え続けているのです。

この関係を50年以上の長期で追究してきた結果、最初は手の第一関節に異常はなく、「足へバーデン」と思われる変形から始まり、その後10年以上の間が空いてから捻挫などで再び来院してきた時、改めて手を見ると、へバーデン結節やＣＭ関節症が認められることも多々ありました。

子どもにおいても30年ぶりに改めてその関係性を見ると、へバーデン結節も発症している場合がほとんどでした。またひどい外反母趾「足へバーデン」と、その関連性の調査では、10年以上たってから再来院してきた時、いまだ手のへバーデン結節は認められないものの、すでに原因不明のひどい変形性ひざ関節症（ひざへバーデン）や腰椎分離症・狭窄症を発症していたり、脊椎の圧迫骨折（いつのまにか骨折）で身長が8センチくらい縮んだという人や、首に異常（頚椎症）が起こり、首や肩がパンパンに張っているという訴えと共に、頭痛・めまい・不眠を伴う自律神経失調・うつ状態と診断されている人も多く見られました。

これらの症例を総合的に考えると、へバーデン結節は複数の関節に起こっている。手以外の関節、特に「重力とのバランス」の悪い関節から始まり、そして重力とのバランスの悪い関節に転移し、原因不明の「変形性関節症（炎）」を起こしているという仮説を立てることができました。

手の場合はいつも見ているので、気づきやすく人目も気になるので、すぐへバーデン結節と特定できるのですが、足の場合はこのような情報もなく、誤った先入観から見落とされているのです。

男性の「足へバーデン」は特に見落とされている

男性にも一割くらいの割合でへバーデン結節が見られるのですが、これに気づかず見落とされている場合がほとんどなのです。なぜなら、**男性の場合は外観的に見て手の第一関節（ＤＩＰ関節）の痛みや変形より先に、足やひざ、腰の治らない痛みや変形となって発症している場合が多いからです。**何年か過ぎた後から手の第一関節の変形がわずかに起こる場合もあります。

足やひざ、腰の痛みで医療機関に行ってもへバーデン結節の関連症状と診断されず、一般的な「変形性関節症（炎）」と診断され、すぐリハビリに回されるだけで、固定をしない治療になって

男性の「足へバーデン」は、手の第１関節の痛みや変形よりも、足・ひざ・腰から発症している場合が多くみられる

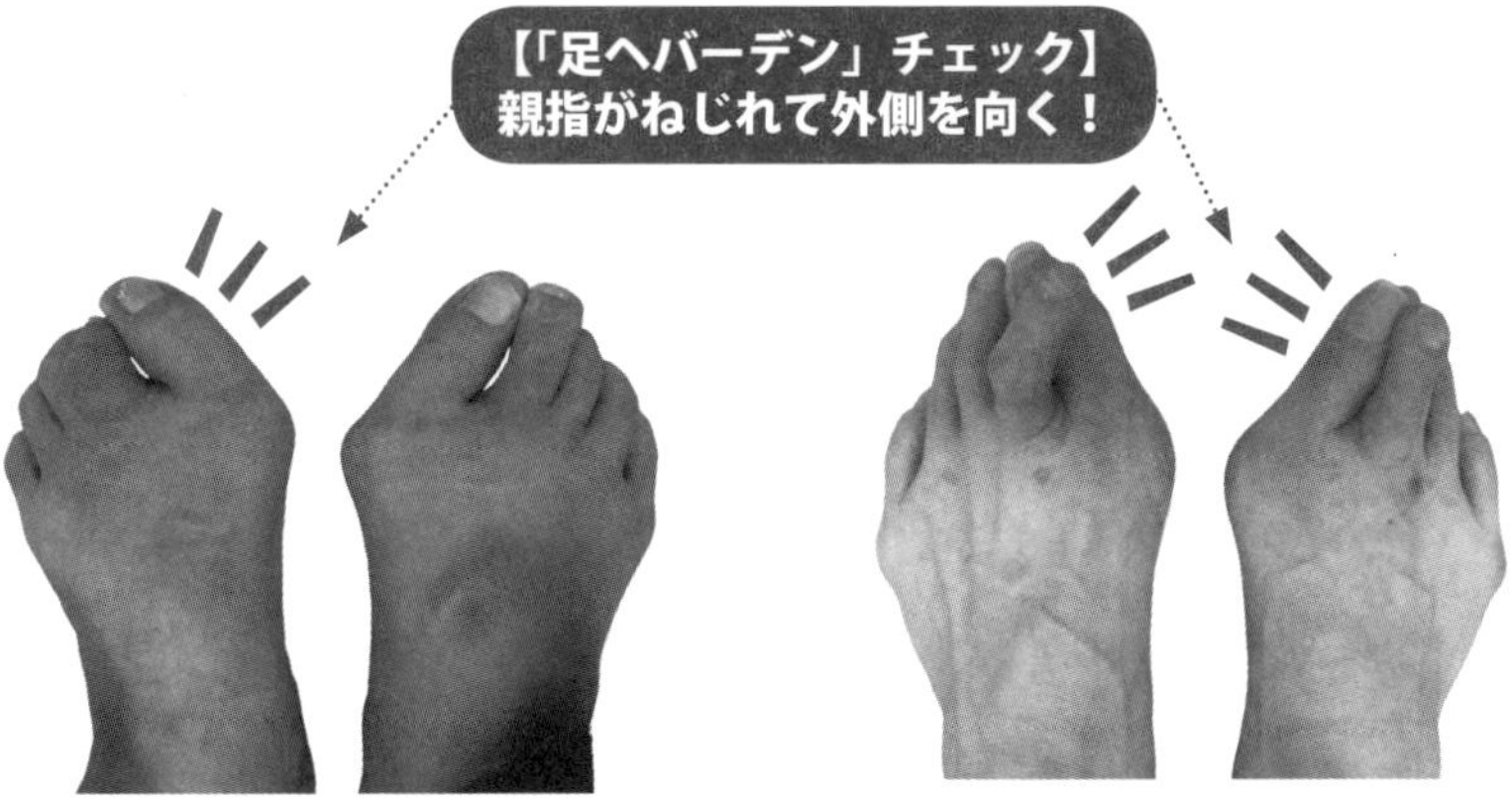
【「足へバーデン」チェック】
親指がねじれて外側を向く！

５０代男性
ひどい外反母趾「足へバーデン」
片足がひどく変形

５６歳男性
ひどい外反母趾「足へバーデン」

います。

この「固定をしない治療」、これがなかなか治らない理由になっているのです。たとえ薬物やリハビリで腫れが治まったとしても、固定がなされていないため、ひどい変形が残ってしまうのです。

また、その変形が後遺症となってさらに慢性痛が長年続き、次第に悪化・重症化させてしまいます。

これは最初の診断に問題があるのです。原因を「すり減り」「歳のせい」「老化」「歩きすぎ」「太りすぎ」または原因不明の一般的な痛みと決めつけ、これらの症状に対しては、固定をしないという誤った先入観に洗脳されているのです。

ですから「へバーデン結節が本当の原

因」「転移したことが隠れた原因」と説明されることがないのです。

ゆえに、男性の多くが「適切な治療」が受けられず、結果として慢性痛が何年も続き、特にひざや腰が変形し何年も治らないということになり、肉体的にも精神的にも大きな不利益を被っています。

「適切な治療」とは歩ける90％の「サラシ包帯固定」のことであり、重力の負担度（破壊力）より安静度（治癒力）が上回る固定をすることです。これにより、骨の変形や破壊度を最小限に食い止めたうえで自然治癒力（自己治癒力）を最大限に発揮させるための環境条件を整えることなのです。

その結果、恒常性と共に、ヘバーデン結節に対する免疫力も高まると考えているのです。

男性も女性も日常生活に支障が少なく、しかも重力の負担（負荷重）を90％軽減した「サラシ包帯固定」で痛みや腫れ・骨の変形・疲労骨折・骨破壊をできるだけ早期に防ぎ、損傷を最小限に食い止めるのと同時に、すでに変形してしまった骨を約30％修復させるのです。

これが医学的に立証されている「過剰仮骨の吸収と付加骨の添加」という原理・原則なのです。

これこそ治癒までの最短距離なのですが、実際には、これがなされていないのです。

この一番重要な固定がなされないため、気づかないうちにさらに他のバランスの悪い関節に転移し、複数の関節が同時に痛んだり、すでに変形などの骨損傷を起している場合も多いのです。

原因のはっきりしている骨折や事故による新鮮な損傷に対する固定学はすでに確立されていて、日本中・世界中どこでも適切な固定を中心とした標準的な治療が受けられ良好に治癒に至っています。

しかしこれとは反対に、へバーデン結節による原因不明の痛みの場合や、負傷の瞬間を特定できない痛みや損傷に対する固定学はいまだ確立されていないため、固定を中心とする適切な標準治療がなされないのです。そのため男性も治らない痛みや変形で悩んでいるのです。

「足へバーデン」は関節リウマチと異なるが共に固定が最優先

へバーデン結節は関節リウマチとは異なりますが、関節リウマチより約50倍多いと推測します（当院の調べ）。どちらも「炎症」「変形」「軟骨破壊」「骨損傷」などの全身症状や経過がとてもよく似ています。

全身的に見た場合は関節リウマチほどひどくならない場合がほとんどですが、「足へバーデン」や年々悪化する変形性ひざ関節症「ひざへバーデン」においては関節リウマチと同じように、ひどく変形した症状を呈する人も多く見られます。

関節リウマチによる関節の変形・骨破壊も膠原病のひとつで、本来守るべき免疫機能が誤作動して過剰となり、自分の体を攻撃してしまうといわれています、

関節リウマチに対してはすでに原因と共に最新の医療が施されていますが、**優先すべきことは「ヘバーデン結節」も「関節リウマチ」も、そのどちらも関節破壊を起こすことです。さらに関節破壊の程度は似ています。よって最初の急性期（炎症期）に固定しておくことがとても重要なことなのです。**

固定により重力の負担を軽減するということは炎症を早期に食い止め、それ以上の変形や関節破壊を最小限にくいとめ修復させることができるからです。

この病気そのものを治すことはできませんが、痛みはほぼ100％改善し、すでに変形した軟骨であっても長めの固定で30％くらい修復できるというメリットがあります。

その結果として、予後の経過が極めてよく、歩行にも支障がなく生活の質である健康寿命を長く保つことができるという大きなメリットがあるのです。

この事実を理解し、固定を最優先にすることがとても重要であり、必要不可欠と考えています。

本来「ヘバーデン結節」や「関節リウマチ」も病気であり、柔整師（接骨院）やその他の治療家の施術範囲ではありませんが、気づかないうちに潜在的な軟骨破壊が80％〜90％蓄積されてい

る場合が多く、この時点ではまだ痛みもなく「未病状態」なのです。

これに残りの10％〜20％のわずかな新鮮な外力が加わることによって、腫れや痛みを伴う捻挫が最初に起こります。この繰り返しから、慢性化や悪化が始まっていくのです。

ですから、接骨院の患者さんの中に、このような人が多くいるのです。

わずかな捻挫であっても、「固定をしない治療は医療ミス」、伝統医療に携わる治療家はこの真実に気づき、早期である未病のうちに改善しなければなりません。

スポーツ障害を起こす子どもと起こさない子どもとの「差」

最初は研修時代の24歳の頃、子どものスポーツ障害への疑問から始まりました。

同じ学年・同じスポーツ・同じ運動量・同じような体型にもかかわらず、スポーツ障害を起こす少年と起こさない少年とに分かれる。この「差」に疑問を持ちました。

この差を追究していくとレギュラーメンバーで運動量が多い少年よりも、補欠的な存在で運動量が少ないにもかかわらず、スポーツ障害を起こす少年が多数みられ、明らかに運動のし過ぎ（オーバーユース）だけではないことがわかり、さらにこの「差」を追究していくと外反母趾・浮き指・扁平足と共に足裏の発達不足にたどりつき、これがスポーツ障害を起こす子どもの共通点になっていたことに気づきました。

以降、足裏から負傷の瞬間を特定できないスポーツ障害を追究し、統計的見地からその再現性を繰り返すことで、「差」と隠れていた本当の原因を力学的に解明することができ、それは次第に確信へと変わっていきました。

さらに大人に対しても、原因もなくひざや腰・首などに痛みを起こす人と起こさない人との差を同じように足裏から追究していくと、外反母趾・浮き指・扁平足ともうひとつ、「足へバーデン」にたどり着き、足裏の不安定に本当の原因が隠れていることを突き止めることができました。

これが重力とのバランスを力学的に解明した「過労性構造体医学」（Ｇバランス医療）の確立の始まりです。

次に同じ施術にも関わらず、すぐよくなる人となかなか治らない人との「差」に疑問を持ちました。中には年々悪化し、人工関節や人工骨頭などの置換術をする人と簡単に治る人との差にも疑問をもち、この差を追究していくと「変形のひどい外反母趾」（足へバーデン）にたどり着きました。そうして「一般的な外反母趾」と「変形のひどい外反母趾（足へバーデン）」との差を追究していくと、ひどい外反母趾はヘバーデン結節が共通点になっていることに気づきました。

ヘバーデン結節が足に転移したり、また足から先に発症し、変形のひどい外反母趾になるという事実を統計的な見地から再現性を長年繰り返し、常に90％を超えているので、これもひとつの立証であると思うようになり、今は確信へと変わっています。

最後は主訴となる足関節、ひざ関節、股関節、腰部、背部、頚部、肩関節の痛みからヘバーデン結節との関係性も追究しました。

【患部の痛みとヘバーデン結節との関係性】（当院調査）

① 長年治らない、ひどい変形性ひざ関節症を追究していくと、約95％にヘバーデン結節や「足へバーデン」が共通点になっていた。（「関節リウマチ」は除く）

② 医療機関ですでに腰椎分離症・すべり症・ヘルニア・狭窄症と診断され、その後転療してきた人の約93％にヘバーデン結節や「足へバーデン」が共通点になっていた。

③ 医療機関で脊椎圧迫骨折、背骨が曲がる側弯症、極端な猫背などと診断され、その後転療してきた人の約96％にヘバーデン結節や「足へバーデン」が共通点になっていた。

④ 首こり・肩こり・頭痛・不眠を伴う自律神経失調、うつ状態が主訴となり、医療機関で頚椎

症と診断され、その後転療してきた人の約98％にへバーデン結節や「足へバーデン」が共通点になっていた。

⑤さまざまな足の痛みやひざ・腰・首など複数の関節が同時に痛み、医療機関で治療を受けたが改善せず、その後、転療してきた患者さんにも同じような割合でへバーデン結節や「足へバーデン」が見られるが、毎年このような調査を続けている。いずれもこの比率に近い結果が出る。

結果として、40歳以降の女性で原因不明とされる「変形性関節症（炎）」による痛みや骨の変形、関節破壊が悪化し医療機関へ行く人の90％以上に、へバーデン結節が隠れた原因になっていると結論付けられ、再現性が常に90％を超えているので、これもひとつの事実の立証と考えています。

「足へバーデン」は世界共通という仮説は確信に変わる

裸足で生活している国の人たちの足を見たい。人間本来の足を見て、日本人の足と比較したい。はたして裸足で生活している国の人たちに「外反母趾」や歩く時足指が浮いてしまう「浮き指」がいるのか？　いや、いないはず、皆よい足をしているはずと思い込んでいたので、本当のことが知りたい、自分の目で確認したいという思いが次第に強まっていきました。

●41歳から５年間行った「裸足で歩く国の良い足」①●

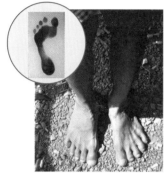

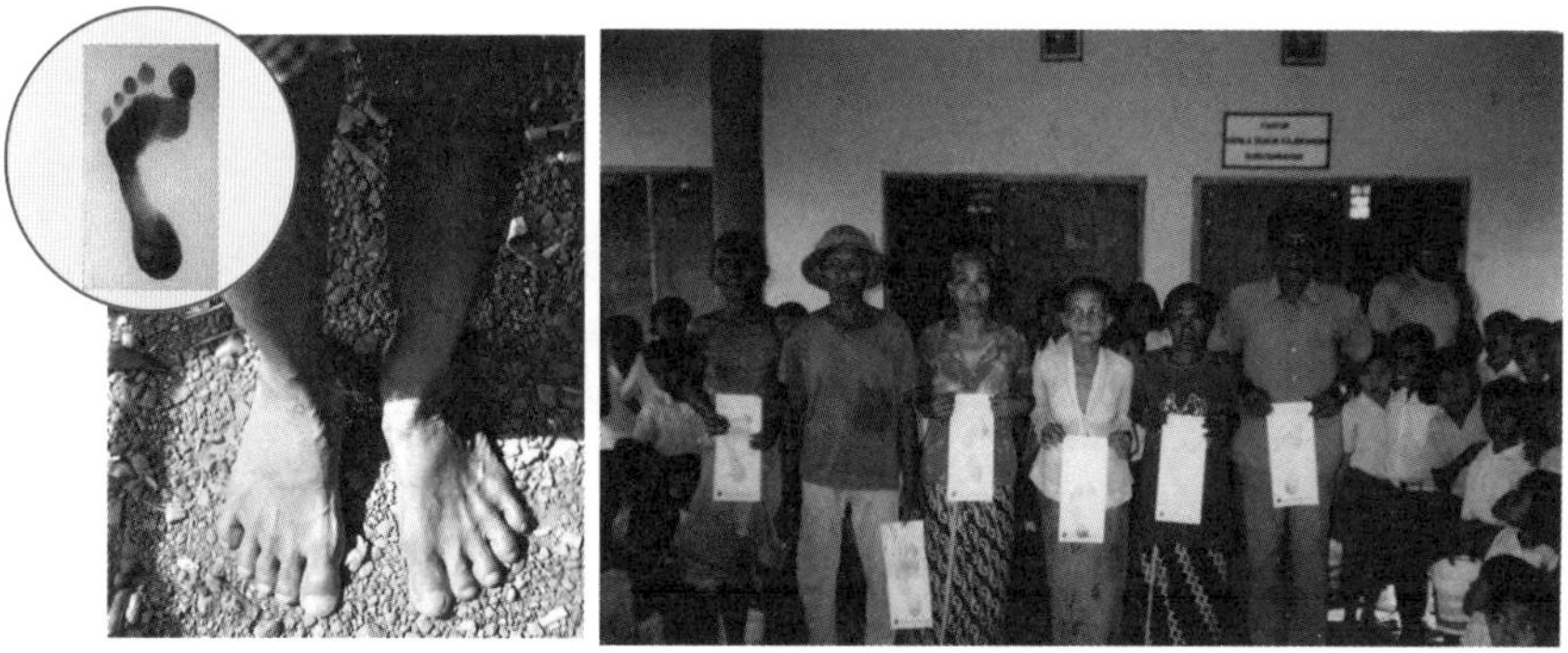

▲年齢別調査「６０代以降」
指が１本１本独立して踏ん張っている（左端）

そこで、41歳の時から五年間で年二回を目安に、インドネシア・タイ・マレーシア・フィリピン・メキシコ・アラスカ・オーストラリア（アボリジニ）の山間部や農村部に行き、主に裸足で農業や日常生活をしている人の足を調査しました。

フットプリンターを用いて、若い人から老人まで年代別に十人〜二十人くらいずつに分け、①足指の踏ん張り具合、②外反母趾や浮き指の有無、③足と姿勢との関係、④タコや魚の目の有無、そして最後に問診として⑤原因のはっきりしない肩こりや腰痛・ひざ痛の有無を調査した結果、皆、足指を使って踏ん張れる、バランスのとれた綺麗な足をしていました。

タコや魚の目などできている人もいない。足指の一本一本が独立し、それぞれが機能している。足裏全体を眺めると皮膚は分厚いものの、それなりに美

●41歳から5年間行った「裸足で歩く国の良い足」②●

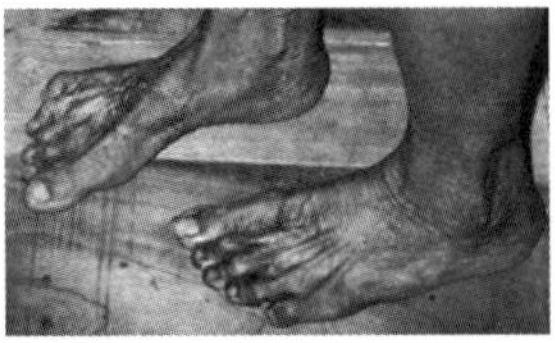

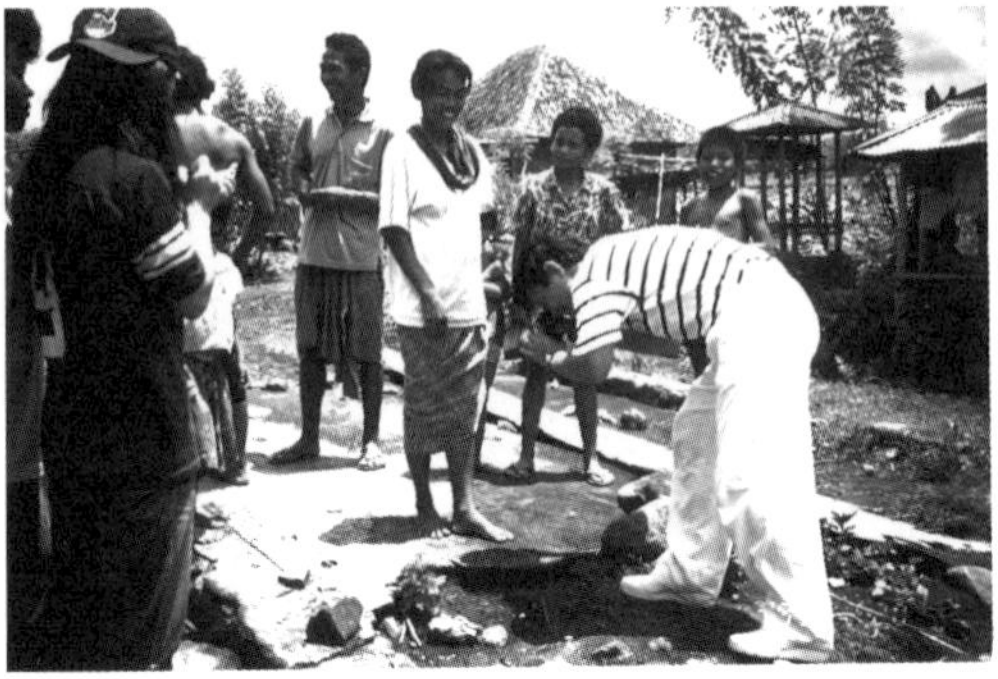

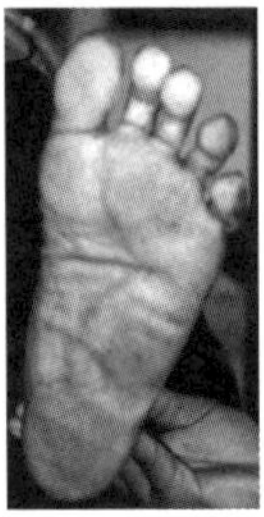

▲著者45歳の調査風景（右上）
老人でも踏ん張って力強い足（左上）。裸足で歩いていても足裏にタコなどできないきれいな足（左下）。

しいと感じられました。

当初、外反母趾や浮き指を見つけられませんでしたが、調査の最終日に50歳代と70歳代の二名の女性にひどい外反母趾を見つけることができたのです。しかし、原因がまったくわかりません。

例外では片づけられない、見て見ぬふりをすることもできない。ましてや自分をごまかすことなどもってのほか。もやもやスッキリしない気分、知りたい部分がまったくわからないまま帰国しました。

それから五年間、続けて年に一〜二回、七〜十日間の休みを取り、再びインドネシア・フィリピン・オーストラリア（アボリジニ）、さらにはメキシコ・アラスカの山間地などに行き、今度は50歳以降の女性を中心に調査を行いました。

どの国でも少数ではあるが、一定の割合で外反母趾を見つけることができるようになり、主に裸足で生活をする国の人たちの中に、いないと思い込んでいたひどい外反母趾の女性がいることがわかりました。バリ島ではファイアーダンスをする男性にも、ひどい外反母趾を見つけることができました。

しかし、この時点ではヘバーデン結節との関係性がはっきりとわからない。疑いがあってもまだ確信できるような調査成果に至っていない。焦る思いでもう少し勇気を出し、以前から気になっていた手と関連付けてを調査したところ、手の第一関節が太く変形するヘバーデン結節とひどい外反母趾「足へバーデン」とが、ここでも一致していることに気づいたのです。

そして、複数の関節も同時に痛む慢性痛も一致していました。この時、世界共通であることを実感し、**「ヘバーデン結節は足にも転移する」という仮説から確信に変わった瞬間だったのです。**

その後も日々の施術の中で、原因不明の痛みや腫れや変形をヘバーデン結節の転移から関係性を追究すればするほど、仮説が再現され、その度に確信が強まっていきました。

それからは真実を伝えたいという思い、自分でも抑えきれない思いが勝り、医療関係の分野で機会があるごとにその研究発表をしたのですが、今もってまったく受け入れられません。

わからないというより、反応がないのです。人は新しいことを恐れ、現状維持という守りに入ってしまう傾向があると考えます。

患者さんの声、その訴えを深く追求していくと自然にわかるはずなのですが、医療関係者の間では理解してもらえません。そして相変わらず反応もありません。

今となっては、患者さん自身が医療関係者より先に、手のヘバーデン結節とひどい外反母趾「足ヘバーデン」と共に複数の関節に原因のハッキリしない慢性痛が同時に起こっているということを確認し、その関係性を調べてほしいのです。多くの人が自分の症状と一致しているはずです。

近年では日本以外の先進国と言われるアメリカ・ドイツ・オーストリア・チェコ・中国などへ行き簡単な調査をしただけでも、常に90%以上の割合で一致します。

ヘバーデン結節は全身性、わかりやすくいうと「転移する」と表現して、これは世界共通の問題であることを訴え続けているのです。

この関係を知らないと診断と治療法に誤りが起こってしまう。要介護者を増やしてしまったり未病のうちに改善できず、健康寿命を延ばすという国家の方針が夢で終わってしまうと、医療関係者に訴え続けているのです。

原因もなく痛くなる人とならない人との「差」、同じ治療をして治る人と治らない人との「差」や、逆に悪化し、人工関節や人工骨頭などの置換術をする人としない人との「差」などに対し、伝統**医療の根本である足から患部や全身を重力とのバランスでトータル的に判断し、そして「足から**

未病」のうちに改善するという考え方を見失ってはいけないのです。

ですからこの「差」を追究しないのは空論であり、伝統医療の落ち度だと言っているのです。

今、社会や時代は、この真実を求めているのです。

「足へバーデン」は健康寿命を短くする

40歳以降の女性の場合、へバーデン結節があるか、ないかで健康寿命にも大きな「差」ができてしまいます。ですから、早めの適切な診断と治療が必要なのです。

いつも健康で明るい人と、いつも痛みや不調で暗い人との「差」を追究していくと、へバーデン結節の有無にたどり着きます。

たとえば、同じ60歳であってもひざや腰・首に痛みや慢性痛・変形・骨損傷があり、長年病院に通っている人と、逆に病院とは無縁の人とに分かれます。

同じスポーツをしてより健康になる人、つまり運動能力が向上する人と、逆にスポーツをすることによって痛みや不調が起こり、運動ができなくなってしまう人との「差」も、「重力とのバランス」を一番多くコントロールしている足にあるのです。「足へバーデン」があると、さらにこの「差」を拡げてしまいます。

今、最も多いのが首こり・肩こりを伴う頭痛・めまい・不眠・自律神経失調・うつ状態・眉間のしわなどで悩む人ですが、この「差」も「足へバーデン」と「首へバーデン」による頸椎症があるかないかが大きく関係しているのです。

このように「足へバーデン」があると健康寿命を短くしたり、介護を必要とする割合も高くなると推測しています。**健康寿命を短くしてしまう本病をわかりやすく説明すると、次の三つに集約できるのです。**

1 足へバーデンがあると、足・ひざ・股関節・腰部・背部・頚部・肩関節に**「負傷の瞬間を特定できない「運動機能の障害」（ロコモティブシンドローム）**を発症させる割合が高くなります。」

2 足へバーデンがあると、足裏が不安定になり、それを補うため首にゆがみが起こります。そこにへバーデン結節が転移し「首へバーデン」となり、自律神経失調・うつ状態など**「原因のはっきりしない「自律神経の障害」（ニューロパチーシンドローム）**を発症させる割合が高くなります。」（運動障害・感覚障害を除く）

3「足へバーデン」があると、足裏が不安定になり、「首へバーデン」と共に自律神経が誤作動を起こします。さらに歩行時間の短縮や運動能力が著しく低下し、**「発症に気づかない「代謝機**

能の障害（生活習慣病）」（メタボリックシンドローム）を発症させる割合が高くなります。」

このような調査から考えると、ヘバーデン結節がある人は、未病状態から始まり次第に本病となって要介護の割合も七〜八倍くらい高くなると推測しています。

伝統医療の革命「重力とのバランス医療」が必要な時代

今まで必要不可欠だった「重力とのバランス医療」（Gバランス医療＝足健療法《あしけん》）が周知されていなかったため、「差」を追究する方法（八方向の診断）がわからず、この分野の医療が一定の水準で止まり、限界に達しているように思えてならないのです。

それは多くの患者さんが今までの治療法に納得していない、期待していない、そして矛盾を感じているという現実や治らないため、患者さんが待合室にあふれているという現実です。また一方で医療関係者も何とかしなければならない、何か別の新しい健康法を模索し始めているという現実もあります。最近よく取り上げられているホリステック医療、統合医療、代替医療もそのひとつと考えています。

医療関係者が忘れていること、盲点があります。それは、私たちは絶対的重力の支配下にある地球とその中に住む人間もひとつの力学的構造体として捉えることが不可欠ということです。

①重力とのアンバランスが原因となる一般的な「変形性関節症（炎）」と

②ヘバーデン結節が隠れた原因となる「変形性関節症（炎）」があることを十分理解したうえで

③重力の負担（負荷重）を軽減する「90％の固定」を中心に治療をするのです。

この「重力とのバランス医療」の学問が不足しているため、痛みや損傷を起こす人と起こさない人との「差」がわからないのです。このために伝統医療の革命に至らないのです。

地球は重力によって成り立ち、その中に住む人間も重力とのバランスを効率的に保つことによって生かされていて、健康は重力の強弱によって決まっているのです。「重力とのバランス」とは地球の構造「自然界5次元構造の法則」を人間に当てはめた医療です。

人間は重力とのバランスを整えると自然と治るように造られているのです。

しかし、その「重力とのバランス」とは何かを明確に答えられる人は極めて少なく、ほとんどの人が知らなかった、または気づかなかったため、原因不明の痛みや変形に関する分野が一定の水準で止まり、限界に達しているのです。

地球も人間も「重力」によって生かされている。
その「重力とのバランス」とは次の３つのことである。

① 構造学的バランス
「縦」×「横」×「高さ」の構造学な「ゆがみやズレ」
② 時間学的バランス
「衝撃」×「ねじれ」の時間経過に伴う介達外力
③ 環境学的バランス
「環境」×による日常生活の中で「反復」

何回も繰り返し訴えている「重力とのバランス」とは次の三つのことであり、また「自然治癒力の三原則」を裏付けとした「足健療法《あしけん》」の基礎理論なのです。

これをわかりやすく説明すると、①「ゆがみやズレ」のある関節に、②かかとからの突き上げ「介達外力」が過剰に伝わり、③日常生活の中で「反復」された結果、原因不明とされる「変形性関節症（炎）」が起こっている、これが「重力とのバランス医療」の理論です。

これにヘバーデン結節の発症と転移を加えて判断します。損傷の程度は膠原病体質と免疫力との戦い、勝つか負けるかの力関係により、軽症で終わる人と重症化してしまう人との差も判断していきます。

そして、足から未病のうちに改善していくという考え方を身に付けるのです。

その治療法が「自然治癒力の三原則」を裏付けとし

た「足健療法《あしけん》」なのです。

これが伝統医療の革命となり、未病医療における初の学問的裏付けとなるのです。

治療法は「自然治癒力」と「恒常性」にあり

手のヘバーデン結節や足に転移した「足ヘバーデン」を治療する場合、手や足だけの部分的な治療だけでは改善しません。残念ですが、それでは対症療法で終わってしまいます。なぜなら、部分的に抑え込んだとしても約半年〜一年間くらいで他の指やバランスの悪い関節（ゆがみやズレの大きい関節）へと次々に転移して、複数の関節に「変形性関節症（炎）」を起こしてしまうからです。また、バランスの悪い関節から始まり、同じように他の関節にも広がっていきます。

これは初めて知ることであり、重要なので何回も繰り返し説明しているのです。

ヘバーデン結節の治療は手の第一関節（DIP）だけを部分的（ミクロ的）に細胞レベルで治療するのではなく、全体的（トータル的）に治療することで恒常性を高め、「膠原病体質」と「免疫力」との力関係のバランスを整え、ヘバーデン結節による「変形性関節症（炎）」そのものを抑え込むことが必要であると考えています。

これが確実に改善させる最短距離になります。その治療法こそが、「自然治癒力の三原則」を

自然治癒力の３原則

１次元構造	縦 ×（前・後）	①足裏から患部および全身を重力とのバランスで整え、自然治癒力を発揮させる
２次元構造	横 ×（左・右）	
３次元構造	高さ ×（上下）	
４次元構造	時間 ×（衝撃・ねじれ）	②足裏の免震処置と血行促進のバランスを整え、自然治癒力を発揮させる
５次元構造	環境 ×（患部環境）	③肉体と精神に及ぼす環境条件のバランスを整え、自然治癒力を発揮させる

足《あし》健《けん》療法の３原則

①第１の原則 縦 × 横 × 高さ × （構造医学）	足裏から全身のバランスを整え、「構造学的ゆがみの回復を図り」、自然治癒力を発揮させる	足裏バランステーピング法 あしけん整体 カイロプラクティック 徒手的整復術（柔道整復師） 外科的手術（医師）
②第２の原則 価値的時間 × （過労医学）	免震処置と血行促進で「過労学的損傷の回復を図り」、自然治癒力を発揮させる	足裏の免震処置 光線・電気療法 マッサージ・鍼・灸・温熱、冷却湿布 ドッグブレス呼吸法
③第３の原則 体環境 × （環境医学）	・外面からは「患部の安静固定」 ・内面からは栄養で「環境学的条件の回復」 ・精神的には「自律神経の安定」を図り、自然治癒力を発揮させる	・外面的には固定または補強（ギプス・シイネ、コルセット、包帯、サポーターなど） ・内面的には栄養療法、健康食品（サプリメント）、医師による薬物療法 ・精神的にはいやし、やすらぎ

裏付けとした「足健療法《あしけんりょうほう》」なのです。

全体的（トータル的）な治療法とは、足裏から患部や全身を「重力とのバランス」で整え、本来人間に備わっている自然治癒力を最大限に発揮させ、恒常性を高める方法です。

「自然治癒力の三原則」を用いた「足健療法《あしけんりょうほう》」を行うことで「恒常性」（あらゆる環境や状況下でも一定の生命活動を保つために働く力）を高いレベルで発揮させることができます。

「恒常性」とは運動器系、内分泌系、神経系、精神系、免疫系などが互いに影響しあい、結びつくことによって健康体を守り、安全に導いているものと考えています。

真の医療とは「自然治癒力を十分に発揮させる」こと

私が長年の治療家人生の中で、つらかった時もブレずに常に希望と共に初心に戻り、軌道修正してくれた言葉があります。

「医術者であると同時に哲学者であれ」

「哲学の中に医術を、医術の中に哲学を練りこまなければならない」

つまり医学と哲学は同じものであると、ヒポクラテスは説いているのです。ヒポクラテスとは

「医学の父」と呼ばれた、古代ギリシャ時代、約二千五百年前の医師であり、哲学者です。

もうひとつ、ヒポクラテスの言葉の中で希望と共に初心に戻してくれる言葉があります。

「人間は自ら治す力を持っている。真の医療とは、自然治癒力を十分発揮させることであり、医術者はこの自然治癒力が十分発揮される条件を整えるだけである」

という有名な言葉です。医療を志した者ならだれでも聞く言葉で、これこそが**「自然治癒力の三原則」**なのです。この三原則が十分発揮される条件は次の三つのことです。

①足裏から患部と全身を診て、重力との構造学的なゆがみ（ズレ）となるアンバランスを回復し、自然治癒力を発揮させる。
②足裏からの免震処置（介達外力の吸収無害化）で、それ以上の関節や骨の損傷を防ぐと同時に、血行促進で患部や全身の「過労学的損傷の回復」（回復時間を早める）により、自然治癒力を発揮させる。
③足裏から肉体と精神に反復される「環境学的条件の回復」を図り、自然治癒力を発揮させる。
・肉体に対する環境とは…外面からは固定、内面からは栄養
・精神に対する環境とは…癒し的行為による自律神経の安定

この三つの治療法を同時に行うことが本来の伝統医療の基礎なのです。この中のひとつをもって、すべてよくなると思い込んだり錯覚してはいけないのです。

それぞれの原因や症状によって、①〜③のどの改善法を優先するかを判断していく時代なのです。

「8方向の判断(診断)法」を啓示と共に発見

最初から地上で暮らしている我々は重力のことを当たり前のように捉え、「重力の威力、そのすごさ」を忘れ、健康、医療、未病医学(「未病学」)・予防医学に用いてこなかったのです。これが伝統医療の盲点であり、落ち度なのです。

時代の変化に適応し、新たな発想や創造の転換を図ることが健康においても必要。「未病学」の確立をもって伝統医療の革命を図る時代であると認識しています。今、私たち人類に求められるその本質とは、「重力を中心とした伝統医療」であり、それを裏付ける哲学なのです。哲学とは「真実」を追究する手段であり、「真実」は人類の未来を明るくする原動力なのです。

ニュートンは重力(万有引力)を発見しました。私は、その重力の中に「8通りのバランス」があることを啓示で知らされ、発見しました。

地球と人間の体は構造学的には同じ！

地球の構造とは

自然界の法則

１次元構造	点と線＝「縦」
２次元構造	縦に対する「横」
３次元構造	縦と横に対する「高さ」
４次元構造	縦と横と高さに対する「時間」
５次元構造	縦と横と高さと時間に対する「環境」

重力のバランスとは

自然界5次元構造の法則

１次元構造	縦 ×	①構造医学（構造学的バランス）
２次元構造	横 ×	
３次元構造	高さ ×	
４次元構造	時間 ×	②過労医学（時間学的バランス）
５次元構造	環境 ×	③環境医学（環境学的バランス）

「自然界5次元の法則」を重力とのバランスで解明していくと、未病状態を発生させる「8方向の判断」で隠れていた本当の原因を力学的に解明できます。

これに「ヘバーデン結節の全身性」を加えます。

「8方向の判断」は伝統医療、治療家の学問的裏付けになります。

原因のはっきりしない痛みや不調を解明する方法を「8方向の判断」と呼んでいます。

それに対し、原因をはっきり特定できる二つのアンバランスとなる「先天的アンバランス」と「後天的アンバランス」を加えた診断法を「10方向の診断」と呼んでいるのです。

●先天的アンバランスとは遺伝的、生まれつきのアンバランスと捉える

●後天的アンバランスとは事故・ケガ・病気によるアンバランスと捉える

これらは、「8方向の判断」をする前提となる重要な知識です。

「10方向の診断」は、主に医師や一部、柔整理論の基礎的な知識です。

「8方向の判断（診断）」で未病の見える化

8通りのアンバランス	自然界5次元構造の法則			
	縦×	1	前のアンバランス	構造医学
		2	後のアンバランス	
	横×	3	左のアンバランス	
		4	右のアンバランス	
	高さ×	5	上下のアンバランス	
	時間×	6	衝撃のアンバランス	過労医学（時間医学）
		7	ねじれのアンバランス	
	環境×	8	患部環境のアンバランス	環境医学

本病を解明する「10方向の診断」が医学の基礎

8方向の判断と10方向の診断

生まれつき・遺伝的要因		9	先天的アンバランス	①遺伝医学
自然界五次元構造の法則	一次元構造（縦）×	1	前のアンバランス	②構造医学
		2	後ろのアンバランス	
	二次元構造（横）×	3	左のアンバランス	
		4	右のアンバランス	
	三次元構造（高さ）×	5	上下のアンバランス	
	四次元構造（時間）×	6	衝撃のアンバランス	③過労医学
		7	ねじれのアンバランス	
	五次元構造（環境）×	8	患部環境のアンバランス	④環境医学
事故・ケガ・病的要因		10	後天的アンバランス	⑤臨床医学

重力

8方向の判断

10方向の診断（医師の役割）

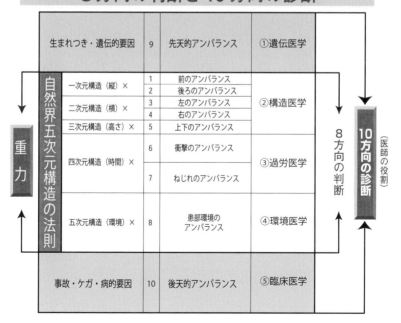

宇宙から未病を考える

重力の「威力」「そのすごさ」を認識した「重力とのバランス医療（過労性構造体医学）」が必要不可欠な時代に入ったのです。地球は重力で成り立ち、その中に住む人間も実は「重力」によって生かされているのです。結局、健康は「重力の強弱」で決まっているということです。

重力とのバランスが悪く、ゆがみやズレの大きい関節ほど重力を強く受けてしまうのです。

【未病とは】

未病とは、健康と病気を「二分論」の概念で捉えるのではなく、身心の状態は健康と病気の間を連続的に変化するものとして捉え、よくなったり悪くなったりなどこれらのすべての変化の過程を表す概念と定義づけられています。

これは国の「健康・医療戦略」に未病の考え方が重なるということで、新たに未病内容が盛り込まれたものです。

「重力とのバランス医療」（Gバランス医療）における（未病医療）では安全を期するため、さらに「当分の間様子を見ても問題がないとされる状態」と加筆しています。

【未病状態とは】

未病の対象となる本病（本当の病気）を三つに分類することで、その前段階となる「未病状態」が見えてきます。

前にも説明しているように、「重力とのバランス医療」（未病学）にへバーデン結節の転移・発症を加えた判断から本病を知ることで、その前段階となる未病とを分けることができます。

【本病】

①負傷の瞬間を特定できない、足・ひざ・腰・背部・首・肩関節などの過労性の損傷に対し、足裏の異常とへバーデン結節の転移・発症が隠れた原因となる「運動器系の障害」（ロコモティブシンドローム）

②原因のはっきりしない自律神経失調状態やうつ状態などの過労性の自律神経失調に対し、足裏と頚部の異常、それにへバーデン結節の転移・発症が隠れた原因となる「自律神経系の障害」（ニューロパチーシンドローム↓運動神経、感覚神経を除く）

③発症に気づきにくい生活習慣病（代謝症障害）などの過労性の環境条件に対し、足裏と頚部と自律神経の誤作動が隠れた原因となる「代謝系の障害」（メタボリックシンドローム）

これら本病になる前の段階を未病状態と判断します。

【未病改善とは】

「本病」とその前段階となる「未病」を追究していくと、やはり「重力とのアンバランス」にたどりつき、40歳以降ではヘバーデン結節の転移・発症を加えた判断にたどり着きます。

「ホリスティック医療」「統合医療」「代替医療」はこれまでの部分的（ミクロ的）に細胞レベルで診るのではなく、全体的（トータル的）に診ることの重要性を訴えています。

『その答えは足裏から患部や全身を重力とのバランスで診て「足から未病」のうちに改善するという「重力とのバランス医療」（未病学）』の考えなのです。

医療が変わる日、伝統医療の革命

先進医療の進歩は驚くばかりであり、年々目を見張る報告がなされ、ただ驚嘆するばかりです。

一般医療でも原因のはっきりしている、新鮮な損傷を前提とした医療においては、すでに学問や理論を裏付けとするハイレベルな医療マニュアルが確立されていて、優秀な人材を多く輩出しています。

ところがこれとは反対に、全患者の80％を占める原因不明の痛みや心身の不調、未病に対してはいまだに学問も確立されておらず、そのため理論を裏付けとする施術マニュアルも確立されていないのです。結果的に、これらの症状で悩む人が増え続け、医療機関や接骨院・治療院に詰め掛けているのです。

しかし、多くの人が症状と原因とが一致しない説明に納得できないままに、すぐにリハビリに入ったり、また気休め・癒し的な行為に終わり、それが正しいかのようにもっともらしく行われ、これに不心感をもつ人も多くなり始めているのです。

何かが間違っているのです。時代は常に変化しています。この問題の解決策が「宇宙から医療や健康、未病を考える時代」ということなのです。これも重要なことなのですが、初めて知る人も多いので繰り返し説明したいと思います。

宇宙飛行士は宇宙の無重力と地球の重力を比較して、改めて感じた重力の威力、そのすごさについて語っています。この宇宙飛行士の言葉を参考にすると、解決策や答えが出てきます。

地球は重力で成り立っています。その中に住む人間は重力とのバランスが効率的に保たれているかどうかによって健康が大きく左右されているのです。

その重力とのバランスを一番多くコントロールしているところが、人間の土台となる足裏なのです。家が傾いたら、必ず土台から見ていきます。まず最初に、この考えに気づきます。

今、その足裏に外反母趾、浮き指・扁平足、これに40歳以降は手のへバーデン結節が足に起こ

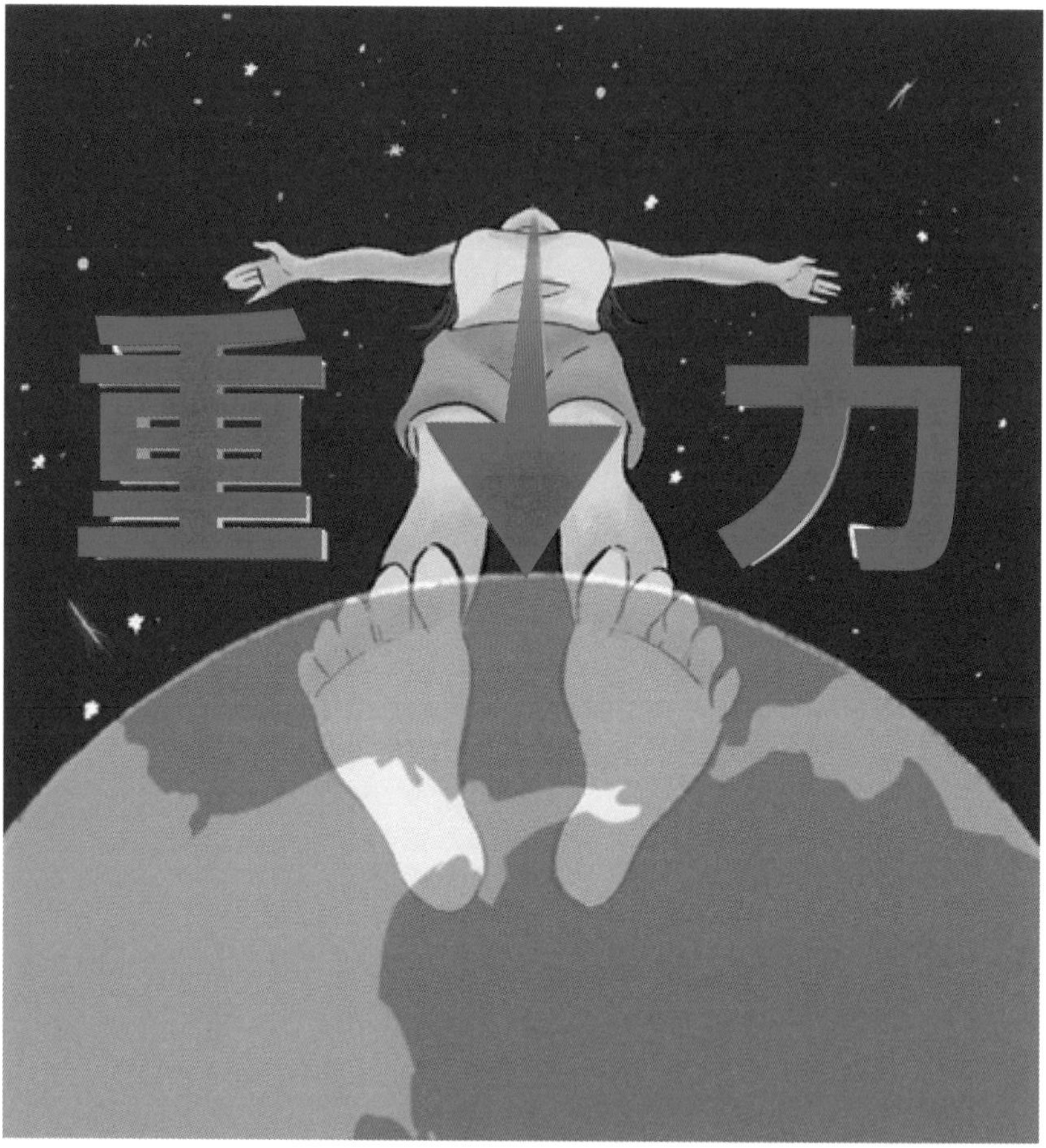

絶対的「無重力」の支配下にある「宇宙」と、絶対的「重力」の支配下にある「地球」を比較することで本当の健康法や「足から未病のうちに改善する方法」も見えてきます。すでに宇宙飛行士の間で実験も始まっています。

健康は「重力」によって左右されたり、決定づけられている場合が多いのです。

人間は「重力とのバランス」を効率的に保つことを最優先しているのです。その重力とのバランスを一番多くコントロールしているところが人間の土台となる「足裏」なのです。

ったひどい外反母趾「足へバーデン」が激増し、足裏が不安定になっています。これに比例して原因不明の痛みや心身の不調、未病も激増しているのです。

この「足と健康との関係」にも気づかなければなりません。

この問題を解決していくのが「過労性構造体医学」であり、「重力とのバランス医療」（8方向の判断（診断））なのです。さらに40歳以降の女性では、これにへバーデン結節を加えた理論が時代の変化に合った医療であり、伝統医療の革命や「未病学」の確立となるのです。ですから、この真実を知らないと治療にならないと再三言っているのです。

「伝統医療」「未病医療」「予防医療」、これに比例した「健康産業」に携わる人たちにも学問の確立が必要であり、それを裏付ける「重力とのバランス医療」の理論と共に足から未病のうちに改善するマニュアルが必要なのです。

そして、それはすでに確立されていることにも気づく必要があります。

本書にて、この「過労性構造体医学」の一部の知識を知っていただくだけであっても、医療に対する考えが変わってくると確信しています。

◉——おわりに

本書の原稿はすでに五年前に書き終わっていました。しかし、「足へバーデン」の内容は外反母趾の常識をくつがえしてしまうもので、それを理解できない一部の人からの攻撃や批判、迫害が予測され、躊躇《ちゅうちょ》していました。覚悟はしていたものの出版するかどうか、五年間迷っていました。

そういうことがないようにただ祈るだけでしたが、最終的に自分は社会に役立つ正しい道を歩いている、正しいことはなされなければいけないと思うことができました。

過去の常識や先入観、思い込みで、ひどい外反母趾「足へバーデン」の真実を、たとえ柔整師（接骨院）であっても気づいてしまった以上、見過ごすわけにはいかない、患者さんに不利益を与えてはいけないという思いが勝りました。

たとえこの小さな内容であっても社会に、また足の痛みで悩んでいる多くの人たちに伝えなければ、私の使命は意味がなくなってしまうとも感じていました。「足へバーデン」「足と健康との関係」「歩ける90％の固定」の知識が人生の幸不幸を分けるかもしれないのです。

それほど「足へバーデン」のある人にとっては深刻な問題なのです。

この内容はもうひとつ、今の時代だけではなく、はたして後世に価値ある健康情報、「足から未病のうちに改善」として残せるかどうかも私の課題でもあります。

私の真意は現代医療や伝統医療、その他の健康法を否定したり、また本書の内容だけが正しいと言っているのではないのです。知り得た真実を情報として伝えているだけなので、くれぐれも誤解のないようにしていただきたいのです。

また、「重力とのバランス医療」、この啓示を受けてからすでに30年が過ぎました。

これにより私の人生も劇的に変わりました。今は啓示の事実を言っても許される時代だと思うのです。私の中では「使命として何をすべきか」が年々強まっています。

その中の一部ではありますが、出版できたことに安堵《あんど》しつつも、長年励まし、協力・監修してくださった左記の医師の先生方、またそのスタッフの方々、さらには伝統医療の関係者に感涙をもって心よりお礼を申し上げる次第であります。また、私は研究の自由、表現の自由があることをありがたく思い、同時に社会にお役に立てることの喜びをかみしめております。

医療法人 徳志会 あさひクリニック・一般社団法人 過労性構造体医学研究会（Gバランス医療）会長　医学博士 三浦一秀 先生

ＩＭＣクリニック院長・一般社団法人 過労性構造体医学研究会 理事　医学博士 村上浩 先生

医療法人和楽会 にこにこ整形外科医院 理事長・一般社団法人 過労性構造体医学研究会　理事・沖縄県会長　伊志嶺恒洋 先生

著者記す

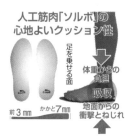

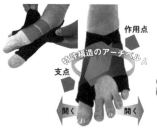

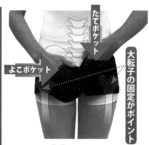

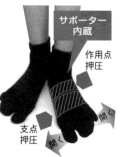

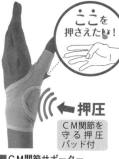

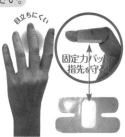

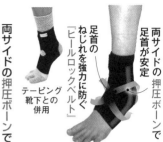

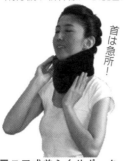

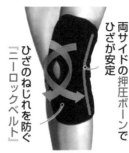

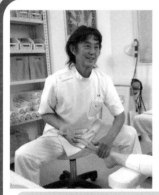

【著者紹介】

笠原 巖（かさはら いわお）

外反母趾・浮き指・へバーデン結節研究家、笠原接骨院（あしけん整体）院長、過労性構造体医学（Gバランス医療）創始者。

これまでの50年に及び初検だけで12万人以上の足をみる。外反母趾・浮き指・扁平足、「仮称：足へバーデン」などの不安定な足が引き起こす、足の痛み、ひざ痛、股関節痛、腰痛、肩こり、首こり、自律神経失調状態、うつ状態などに対し、重力とのバランスで力学的に解明し、“足から未病”を改善。その普及を目指し、全国で多くの講演やスクールを行っている。テレビ・新聞などのマスコミでも活躍中。著書は『過労性構造体医学』（医道の日本社）、『50歳からの脊柱管狭窄症は90％の固定で治る！』、『そのへバーデン結節、足やひざにも起きていませんか？』、『あなたの指先、変形していませんか？』、『自分で治す！外反母趾』（共に自由国民社）、『肩こり・腰痛は足の「浮き指」が原因だった！』、『O脚は治る！』、『ひざの痛みはサラシ一本で98％治る！』（共にさくら舎）、『首こり・肩こりを一発解消！首らくらくサポーター』など「首らくらく」シリーズ、『お母さん！子どもの足が危ない！』（共に宝島社）、『熟睡できて首こり・肩こりも解消！安眠ウエーブ枕 極上』（講談社）をはじめ累計で215万部を突破。

カサハラページ公式サイト　https://www.ashiuratengoku.co.jp/

Special Thanks
本文X線写真提供：にこにこ整形外科医院（P138・P153）
本文イラスト：白岡なつみ・清原修志・ayana・KEIGO
本文デザイン＆ＤＴＰ組版：立花リヒト
編集協力：安西信子（足裏バランス研究所）・矢野政人・中島美加
企画・プロデュース：アイブックコミュニケーションズ

40歳《よんじゅっさい》からの外反母趾《がいはんぼし》は「足《あし》へバーデン」だった！

2023年（令和5年）7月11日　初版第1刷発行

著　者　笠原 巖
発行者　石井 悟
発行所　株式会社自由国民社
　　　　東京都豊島区高田3-10-11　〒171-0033　電話03-6233-0781（代表）
造　本　ＪＫ
印刷所　新灯印刷株式会社
製本所　新風製本株式会社